Alicja Kurzius

INSULIN-RESISTENZ

natürlich behandeln

Alicja Kurzius

INSULIN-RESISTENZ

natürlich behandeln

Mit über 70 gesunden, zuckerfreien Rezepten

riva

Inhalt

»Wer keine Zeit für seine Gesundheit hat,
wird später viel Zeit für seine Krankheiten brauchen.«

Sebastian Kneipp

Geleitwort

Insulinresistenz war aller Wahrscheinlichkeit nach vor Zehntausenden von Jahren noch ein durchaus positives Selektionsmerkmal. Denn damals hatten Insulinresistenz und die damit einhergehenden Eigenheiten des Stoffwechsels sicher einen vorteilhaften Effekt, nämlich, der damals herrschenden Mangelernährung effektiv entgegenzuwirken, ja sogar die Fortpflanzung in besserer Form sicherzustellen.

Nach Wegfall der Mangelernährung schlägt die genetische Prädisposition zur Insulinresistenz jedoch heute ins Gegenteil um: Diese Veranlagung kann sich bei entsprechender Ernährung und mangelnder körperlicher Betätigung in absolut jeder Altersgruppe entfalten. Deshalb ist die Insulinresistenz zunehmend zu einem gesellschaftlich relevanten Gesundheitsproblem geworden.

Dieses für Laien formulierte Werk beleuchtet die Insulinresistenz mit der Vielfalt der mit ihr verbundenen Themen aus multidisziplinärer Sicht und klärt auf äußerst verständliche und nachvollziehbare Weise auf. Die Leserinnen und Leser bekommen einen Leitfaden an die Hand, der ihnen hilft, Prädisposition, Ursachen, ganzheitliche Ansätze der Diagnostik, Verhaltensweisen sowie therapeutische Ansätze nachzuvollziehen. Betroffene und Interessierte werden nachhaltig für das Thema Insulinresistenz sensibilisiert.

Dieses in jeder Hinsicht ausgesprochen gelungene Werk ist nicht nur informativ und ein empfehlenswerter Ratgeber – für Betroffene ist bereits die Lektüre Therapie!

Prof. Dr. Miguel Hinrichsen

Hamburg/Kassel/Bayreuth

Vorwort

Liebe Leserin, lieber Leser,

für deinen Insulinresistenz-Genesungsweg sende ich dir von Herzen viel Kraft, Ausdauer, innere Ruhe und Motivation.

Ich wünsche dir, dass du deine Gesundheit und dein Leben in die eigenen Hände nimmst und es schaffst. Ich wünsche dir Gesundheit und positives Denken, denn alles fängt bereits in unseren Köpfen an.

Denke fest daran, dass alles gut wird – denn das wird es!

Lächle viel und habe immer im Hinterkopf, dass es besser ist, vorzubeugen, als dann die Folgen zu behandeln. Bleib aktiv – das Schlimmste ist, nichts zu tun und zu resignieren.

Finde Zeit für deine Gesundheit, dann hast du mehr Zeit für dein Leben und deine Liebsten und musst die Zeit nicht mit einer Krankheit teilen.

Nur du kannst in deinem Leben etwas bewegen. Fang jetzt damit an!

Mit allerliebsten Grüßen

Alicja Kurzius

Einführung

Von Insulinresistenz (IR) und Hyperinsulinämie sind in Deutschland vermutlich mehrere Millionen Menschen betroffen, viele von ihnen, ohne es zu wissen. Da Insulinresistenz an sich keine Krankheit ist, sondern als »Zustand vor einer Krankheit« bezeichnet wird, wird sie oft nicht ernst genommen und daher auch nicht behandelt. Dies hat äußerst negative Auswirkungen auf das Befinden und die Gesundheit von Patienten. Oft (sogar massiv) übergewichtig, am Tag übermüdet, energielos und nach dem Essen bereit für einen Mittagsschlaf – das sind noch die harmlosesten möglichen Symptome, die Menschen mit Insulinresistenz tagtäglich begleiten. Viele Betroffene klagen auch über Unruhe und Zittrigkeit bis hin zu Panik und Angstzuständen.

Lange wurde die Insulinresistenz nicht als bedeutendes Problem angesehen – eher ihre Folge, die Erkrankung an Diabetes Typ 2. Hat man noch recht gute Blutzuckerwerte, die nicht auf Diabetes Typ 2 hindeuten, wird man als gesund diagnostiziert; von Insulinresistenz oder einer möglichen Behandlung ist nicht die Rede. Bis heute berichten Patienten davon, dass Ärzte sie nicht ernst nehmen und Insulinresistenz und Hyperinsulinämie als Modeerscheinung betrachten. Vielen Hilfesuchenden wird gesagt, sie würden ja nichts gegen ihren Zustand tun und sich nicht ausreichend bemühen, etwas zu ändern – was nicht stimmt! Viele wissen einfach nicht, worauf es bei Insulinresistenz und Hyperinsulinämie ankommt. Trotz aller Bemühungen verschlechtern sich ihre Werte immer mehr, und sie nehmen trotz restriktiver Diät oftmals immer weiter zu.

Zum Glück ändert sich das, und immer mehr Spezialisten und Ärzte erkennen, dass eine Insulinresistenz nicht ohne Folgen bleibt und unbehandelt ein großes Risiko für Patienten darstellen kann. Folgen wie Diabetes Typ 2, Herz-Kreislauf-Erkrankungen und Fettleibigkeit können zu vielen anderen Problemen führen. So sind beispielsweise schwerwiegende hormonelle Probleme bei Mann und Frau (die oft massive Schwierigkeiten in der Familienplanung darstellen können) nicht zu unterschätzen und sollten dementsprechend ernst genommen werden.

Insulinresistenz und Hyperinsulinämie werden allmählich zur globalen Epidemie des 21. Jahrhunderts. Durch unseren Lebensstil sind immer mehr Kinder, Erwachsene und ältere Menschen betroffen. Die Folge sind weitere gesundheitliche und psychische Erkrankungen, die heute auch in Deutschland zunehmend diagnostiziert werden.

Die Problematik der Insulinresistenz besteht nicht darin, dass sie schwierig zu behandeln ist, sondern darin, dass sie oft nicht als ernstes Problem anerkannt wird. Genau das wollen wir ändern!

Dieses Buch ist Teil des Projekts »Insulinresistenz – der Weg zur Genesung«, das ich, Alicja Kurzius, im Jahr 2016 ins Leben gerufen habe.

Zusammen mit Ärzten, der Ernährungswissenschaftlerin Alina Moritz, Ernährungsberatern der polnischen Insulinresistenz-Stiftung, Biologen, Sportlern und weiteren IR-Spezialisten leisten wir Aufklärungsarbeit zu diesem Thema in Deutschland. Viele Patienten haben ihre Insulinresistenz-Symptome mit unserer Hilfe langfristig in den Griff bekommen und freuen sich über ihr neues, gesundes Leben.

In diesem Ratgeber erfährst du, was Insulinresistenz eigentlich ist, wie sie diagnostiziert wird und welche Behandlungsgrundsätze es gibt, um den Zustand der Insulinresistenz erfolgreich und vor allem langfristig zu beheben. Du lernst dabei auch, was bei der Ernährungsumstellung zu beachten ist, welche Sportarten empfohlen werden und ob eine Medikation immer notwendig ist.

Das in diesem Buch beschriebene Konzept zur IR-konformen Ernährung wurde von Betroffenen für Betroffene in Zusammenarbeit mit Ernährungsberatern und einer Biologin entwickelt. Es basiert auf wissenschaftlichen Studien, die nach bestem Wissen und Gewissen ausgewertet wurden, und auf persönlichen Erfahrungen. Es handelt sich um eine Empfehlung für Patienten mit Insulinresistenz und Hyperinsulinämie. Weitere gesundheitliche Umstände und individuelle Gegebenheiten wurden hier nicht berücksichtigt. Die Anwendung dieses Konzepts setzt eigenverantwortliches Handeln voraus und ersetzt nicht den Besuch bei einem Arzt oder Ernährungsberater. Wir können nur Hilfestellungen bieten, im Einzelfall müssen Details mit dem behandelnden Arzt besprochen werden. Wir übernehmen keine Verantwortung für Folgen, die aufgrund fehlender ärztlicher Betreuung auftreten.

Du musst deinen Zustand nicht akzeptieren, hinnehmen oder resignieren. Nur du kannst etwas verändern – also beginne jetzt und gib alles, nur nicht auf!

In diesem Buch findest du neben meinen eigenen Texten auch Beiträge meiner Gastautorinnen und -autoren. Wer sie sind und was sie genau beruflich machen, kannst du am Buchende nachlesen. In manchen Kapiteln können sich deshalb die Inhalte wiederholen. Dies kann aber für die Vertiefung nützlich sein, und vielleicht wird so das ein oder andere auch verständlicher für dich.

Außerdem erhältst du an verschiedenen Stellen psychologische Motivationstipps von Nina-Rabea Wurzbach. Diese haben wir

»Motivationskicks« genannt. Sie sollen dir helfen, mit deinem Zustand besser umzugehen, und dich auf dem Weg in ein neues, geändertes Leben motivieren.

MOTIVATIONSKICK

Emotionen lassen sich im ganzen Körper lokalisieren. Der Body-Scan sieht ein gedankliches Abscannen des Körpers vor. Scanne deinen Körper und spüre den Bereich auf, der sich am wohlsten fühlt. Nun stelle dir vor, dass diese Zellen, die sich wohlfühlen, die umliegenden Strukturen mit ihrem Wohlbefinden anstecken. Wie breitet sich das Wohlbefinden aus? Strömend, pulsierend oder in Wellen? Führe diese Imagination so lange durch, bis sich dein ganzer Körper wohlig und gut anfühlt. Besonders geeignet ist die Übung bei chronischen Schmerzen, weil der Fokus auf das Wohlbefinden umgelenkt wird.

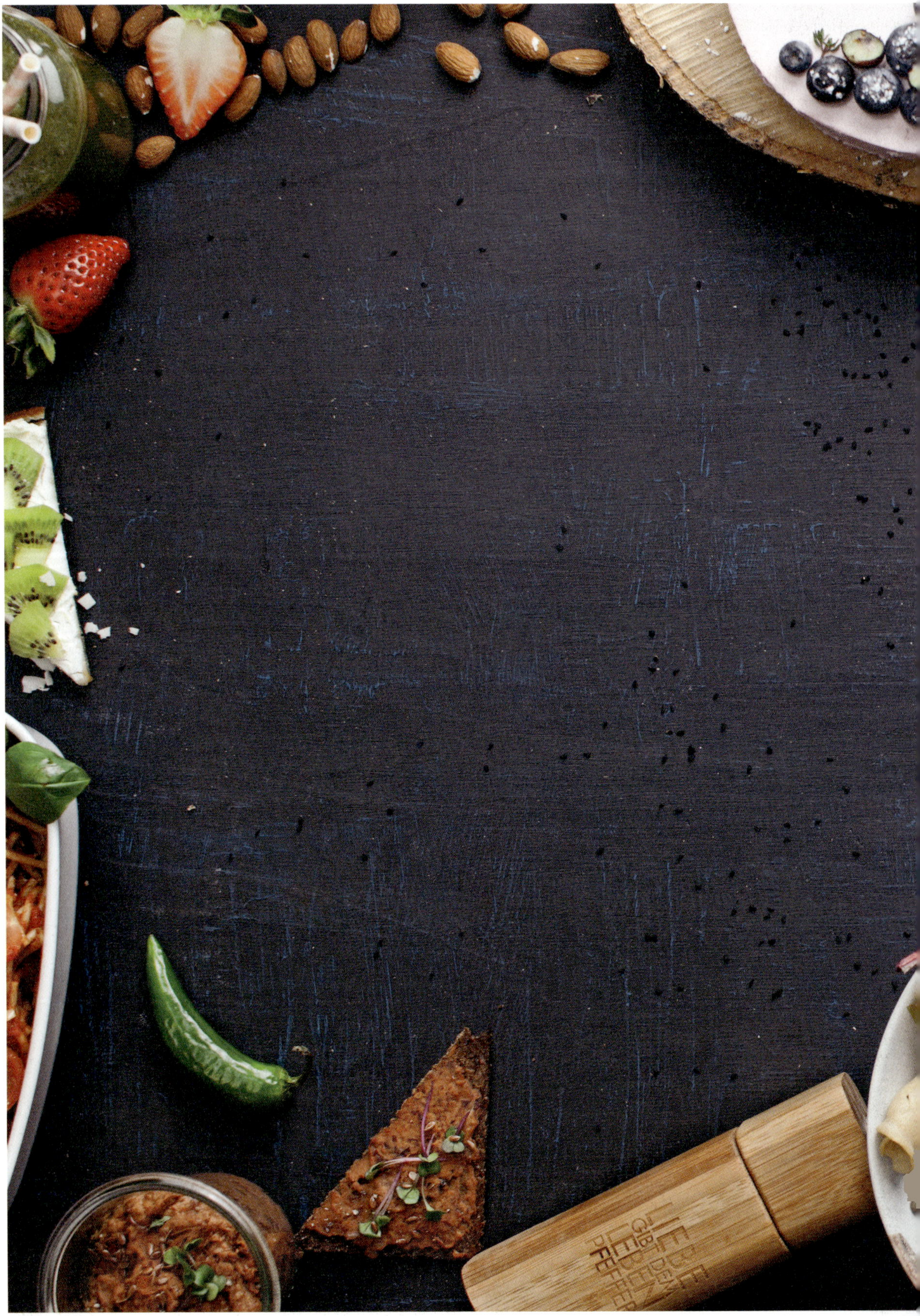

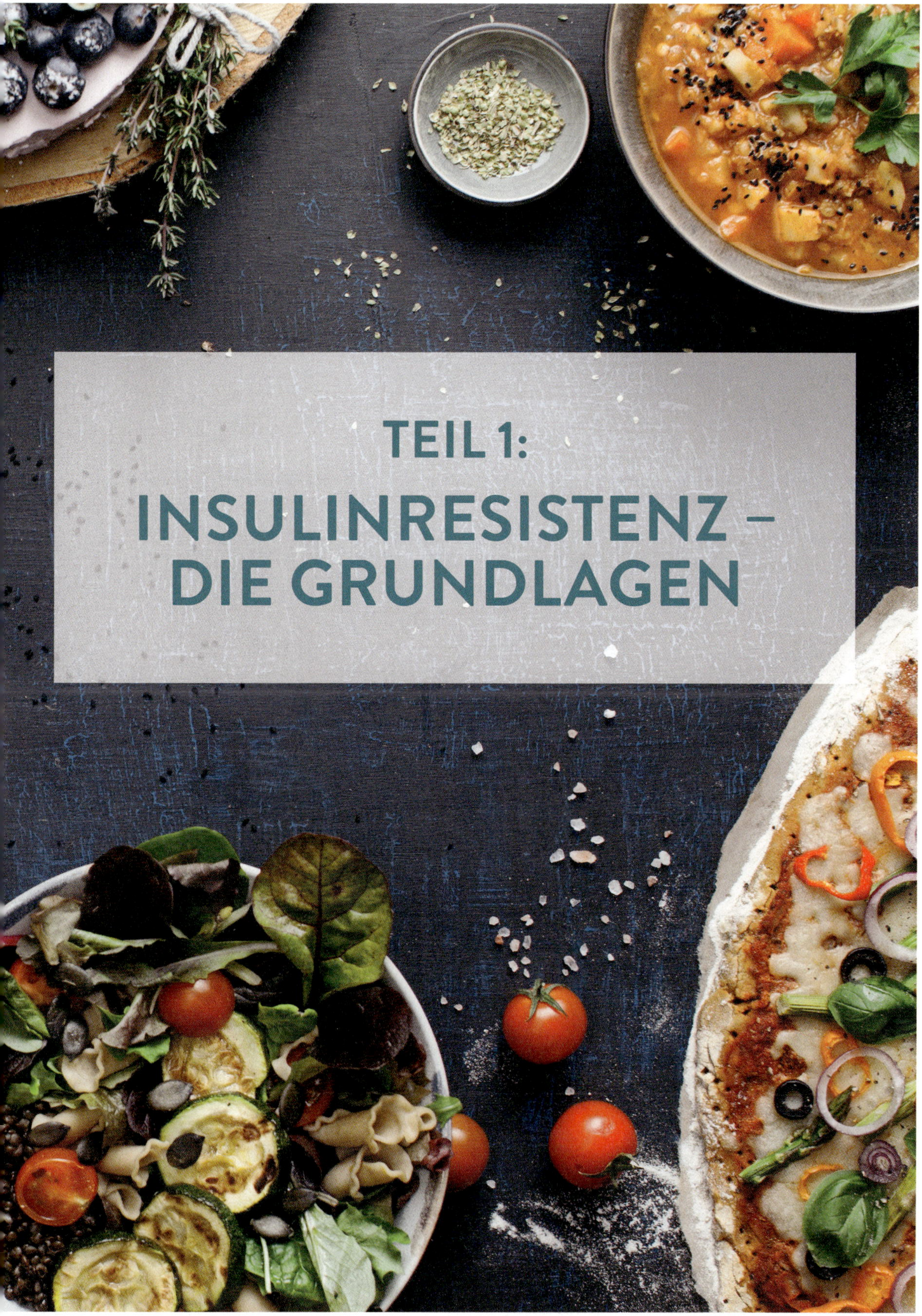

TEIL 1:

INSULINRESISTENZ – DIE GRUNDLAGEN

Insulin, Insulinresistenz und Hyperinsulinämie: Begriffserläuterung

Insulin ist ein Peptidhormon, welches in den Beta-Zellen der Bauchspeicheldrüse produziert wird. Durch Bindung an den Insulinrezeptor verschiedener Zelltypen reguliert es unter anderem die Aufnahme von Glukose aus dem Blut. Obwohl Insulin viele verschiedene Effekte hat, wird der Begriff vorwiegend in Bezug auf die Glukoseaufnahme verwendet (Reaven, 2004).

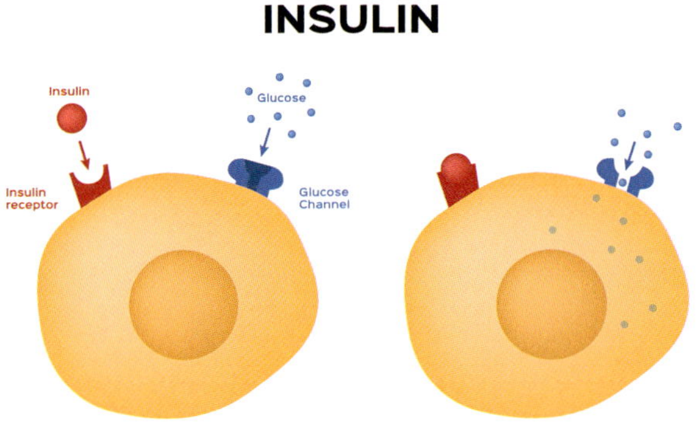

Insulinresistenz (IR) beschreibt einen pathologischen Zustand, der sich durch eine verringerte Insulinempfindlichkeit (Resistenz) der Zellen (unter anderem Muskel-, Leber-, Fettzellen) bei »normalen« oder erhöhten Blutzuckerwerten im Serum manifestiert. Das bedeutet, dass die Zellen gestört auf das Insulin reagieren (Wang, 2014). Behandelt man die Insulinresistenz und die dabei oft diagnostizierte Hyperinsulinämie nicht, führt dies zu einer dauerhaften Überproduktion von Insulin und kann so bestimmte Erkrankungen und Störungen wie Diabetes Typ 2 zur Folge haben. Die Verringerung der Empfindlichkeit der Zellen gegenüber Insulin wird anfänglich durch Hyperinsulinämie kompensiert, weshalb bei einigen Patienten über mehrere Jahre keine Entwicklung von Diabetes Typ 2 auftritt.

Hyperinsulinämie bezeichnet den Zustand einer erhöhten Konzentration von Insulin im Blut. Pathologisch wird dies unter anderem dann, wenn die Insulinwerte nicht richtig abfallen können, was zu gesundheitlichen Problemen führen kann. Hyperinsulinämie ist unter anderem verantwortlich für Übergewicht, Fettleber und Störungen bei der Funktion der Eierstöcke, da sie besonders bei Frauen mit Übergewicht zu einer erhöhten Produktion von Androgenen führt. Ebenso ist sie für gestörtes Cholesterin-Management und eine gestörte Regulierung des Blutdrucks verantwortlich. Hyperinsulinämie gehört oft zur Insulinresistenz, da sie vor allem nach einer Mahlzeit eine erhöhte Ausschüttung von Insulin hervorruft, also eine postprandiale Hyperinsulinämie.

Ursachen und Symptome der Insulinresistenz

Genetische Veranlagung und Umweltfaktoren

Eine genaue Ursache für die Insulinresistenz ist noch nicht bekannt. Wahrscheinlich entsteht sie durch das Zusammenspiel verschiedener Faktoren. Meist besteht eine genetische Veranlagung, welche zu den unterschiedlichsten »Fehlern« im Insulinstoffwechsel führen kann. Diese Fehler können Einfluss auf Mechanismen haben, die vor der Bindung des Insulins an den Rezeptor stattfinden (Prärezeptormechanismen), sie können den Rezeptor und das Insulin an sich verändern und so die Bindung und die Funktion einschränken (Rezeptormechanismen), oder sie stören Abläufe in der Zelle, die nach der Rezeptorbindung stattfinden (Postrezeptormechanismen) (Moller und Flier, 1991).

Neben diesen genetischen Faktoren können für die Entstehung der Insulinresistenz auch unterschiedliche Umweltfaktoren verantwortlich sein. Dazu gehören unter anderem:

- Ernährung
  - Zucker- und weißmehlhaltige Lebensmittel
  - Getränke mit Zucker
  - Transfettsäuren (gesättigte Fette)
  - Fast Food
  - Ernährung, die auf einem hohen glykämischen Index basiert
  - Essstörungen und unregelmäßige Esszeiten
  - Radikale Diäten, zu wenig, aber auch zu viel Essen (Binge-Eating, Bulimie, Esssucht)
- Übergewicht und Fettleibigkeit, vor allem im Taillen-Bauch-Bereich
- Bewegungsmangel
- Suchtmittelkonsum
- Stress
- Schlafmangel
- Manche Medikamente (Hormontabletten/Pille)
- Alterungsprozesse

Je höher das Lebensalter, desto größer wird das Risiko, an Insulinresistenz und Diabetes mellitus zu erkranken. Die Wirkung von abdominaler Fettleibigkeit (»Bauchfett«) ist noch nicht genau nachgewiesen, nach heutigem Forschungsstand könnte sie jedoch etwas mit einer chronischen Entzündung im Bauchfettgewebe zu tun haben.

Eine Insulinresistenz, die durch Umweltfaktoren entsteht, hat ihren Ursprung nicht selten schon in der Schwangerschaft und im frühen Kindesalter. Bereits während der Schwangerschaft werden das Kind und sein Metabolismus »programmiert«. Je gesünder die Mutter während der Schwangerschaft isst, desto besser ist der Start für das Kind, wenn es um das Risiko der Fettleibigkeit geht, die ja mit einer Insulinresistenz zusammenhängen kann. Heute weisen immer mehr Fachartikel darauf hin, dass die Ernährung der Mutter während der Schwangerschaft und das Geburtsgewicht nicht bedeutungslos sind, wenn es um die Entstehung der Insulinresistenz, des Metabolischen Syndroms und der Hypoplasie geht. Hypoplasie meint die Unterentwicklung von Pankreasinseln, auch Langerhans-Inseln genannt, die unter anderem für die Kohlenhydratstoffwechselregulierung verantwortlich sind.

Die Umweltfaktoren sind also durchaus entscheidend. Die zahlreichen Studien dazu sind alarmierend und zeigen, dass die Zahl von Kindern mit Gewichtsproblemen von Jahr zu Jahr ansteigt. Auch erhöht sich die Zahl von Kindern und Jugendlichen, die viel zu viel Zucker und zu wenig Gemüse zu sich nehmen und sich nicht ausreichen bewegen, in hohem Maße. Die Folge davon ist dann nicht selten eine Fettleibigkeit, die zu Insulinresistenz, immer häufiger auch zu Diabetes Typ 2 und anderen Erkrankungen führen kann, deren Folgen auch tödlich sein können.

Wir Erwachsenen tragen ganz eindeutig die Verantwortung für eventuelle spätere gesundheitliche Probleme unserer Kinder!

Komplexe Symptome

Wie wir sehen, sind die Ursachen einer Insulinresistenz vielfältig und komplex. Genauso vielfältig ist auch das Krankheitsbild. Symptome und Schweregrad sind bei den Patienten individuell unterschiedlich, weshalb eine Insulinresistenz oft nicht sofort erkannt wird.

Wenn es dann zu einer Insulinresistenz kommt, erkennen viele Betroffene dies nicht sofort. Insulinresistenz zeigt am Anfang nur selten ihre Anzeichen. Nach einer bestimmten Zeit – vor allem, wenn der Zustand schon vorgeschritten ist – kommt es dann aber zu den typischen Symptomen, die den Alltag erschweren. Diese sind nicht selten gekoppelt mit Symptomen, die durch Folgeerkrankungen zustande kommen.

Folgende Symptome können auf eine Insulinresistenz hindeuten:

- Erhöhte Schläfrigkeit nach einer (vor allem kohlenhydratreichen) Mahlzeit
- Häufig Heißhunger nach einer Mahlzeit, dann oft große Lust auf Süßes/Fressattacken
- Probleme mit Gewichtsabnahme trotz Ernährungsumstellung/Diät
- Allgemeine Müdigkeit oder Antriebslosigkeit

- Konzentrationsschwierigkeiten
- Kopfschmerzen (»schwerer Kopf«)
- Migräne
- Gelenkschmerzen
- Unterzuckerung
- Unterzuckerungsähnliche Symptomatik (Zittern, Unruhe, Angst), auch wenn der Blutzucker im »Normbereich« ist

Diese Symptome können auch bei Normalgewichtigen auftreten. Eine Insulinresistenz ist, entgegen der allgemeinen Annahme, nicht immer mit Übergewicht assoziiert (Deutsche Diabeteshilfe online, 2019).

Eine Insulinresistenz sollte also in jedem Fall behandelt werden, vor allem, um schwerwiegende Folgeerkrankungen zu verhindern und letztendlich die Lebenserwartung zu steigern. Eine nicht erkannte und nicht behandelte IR kann die Betroffenen in ihrem normalen Tagesablauf durch die auftretenden Symptome stark beeinträchtigen. Daher kann durch die Behandlung beziehungsweise die Umstellung des Lebensstils viel an Lebensqualität zurückgewonnen und gefördert werden.

Insulinresistenz verständlich erklärt

Gastbeitrag von Anika Dreier

Die meisten, die dieses Buch gekauft haben, werden das kennen: Man hat allerlei Symptome, die man nicht zuordnen kann, Gewichtsprobleme, Stimmungsschwankungen und anderes. Man rennt von Arzt zu Arzt, wird meistens nicht ernst genommen oder im besten Fall an Fachärzte verwiesen. Leider ist es nach meiner Erfahrung wirklich Glückssache, ob man einen Arzt findet, der sich mit dem Thema »Insulinresistenz« auskennt. Selbst wenn man dann die Diagnose bekommen hat, können einem die wenigsten Mediziner wirklich weiterhelfen. Insulinresistenz wird oft nicht als Erkrankung ernst genommen oder in Bezug zu gewissen Symptomen gestellt, sodass die Betroffenen oft jahrelang verzweifelt im Dunkeln tappen. So ging es auch mir. Als Biologin hatte ich allerdings schon immer den Drang, Dinge zu recherchieren und mich zu informieren, besonders wenn ich etwas nicht genau verstanden habe. Was war nochmal genau Insulin? Was bedeutet denn nun eigentlich Insulinresistenz, und was macht das mit mir? Ich hoffe, ich kann dem einen oder anderen mit dieser kleinen Zusammenfassung ein wenig dabei helfen, die Grundlagen und bestimmte Zusammenhänge besser zu verstehen.

Insulin ist ein Peptidhormon und wird von den Beta-Zellen der Bauchspeicheldrüse produziert. Diese Beta-Zellen kommen in rundlichen Ansammlungen vor und werden aufgrund ihres Aussehens und nach ihrem Entdecker Paul Langerhans auch »Langerhans-Inseln« genannt (Sachs, 2005). Schon 1889 fanden deutsche Wissenschaftler heraus, dass eine Substanz aus der Bauchspeicheldrüse für die Regulation des Stoffwechsels verantwortlich ist. 1909 wurde diese Substanz von einem belgischen Wissenschaftler namens Jean de Meyer auf den Namen »Insulin« getauft (Wilcox 2005). 1921 zeigten die Forscher Banting und McLeod in ersten Versuchen, dass Insulin an der Regulation des Blutzuckerspiegels beteiligt ist, wofür sie 1923 sogar den Nobelpreis bekamen (Bliss, 1993).

Steigt der Blutzuckerspiegel, zum Beispiel durch unsere Nahrung, dringen Glukosemoleküle in die Beta-Zellen ein und werden dort abgebaut. Dies hat verschiedene biochemische Prozesse zur Folge, die am Ende dazu führen, dass Insulin, welches sich in kleinen Vesikeln in den Beta-Zellen befindet, ausgeschüttet wird. Als Hormon wirkt das Insulin nach dem »Schlüssel-Schloss-Prinzip« und braucht ein passendes Partnermolekül, an das es binden kann, um seine Funktion zu erfüllen. Diesen Partner stellen die Insulinrezeptoren dar. Sie kommen auf fast allen Zellen in unterschiedlicher Zahl und Ausführung vor und bilden die »Andockstelle« für das Insulin.

Hat ein Insulinmolekül seinen Rezeptor auf einer Zelle gefunden, bindet es sich daran und startet dadurch die unterschiedlichsten Prozesse im Zellinneren. Diese Zellstoffwechselvorgänge hängen unter anderem vom Zelltyp und von vielen zusätzlichen Faktoren ab und lassen sich hier nicht alle im Detail erklären. Grob gesagt kann man sich das Ganze wie eine riesige, verzweigte Dominokette vorstellen. Das Insulin gibt den Startschuss und setzt bestimmte Bereiche dieser Dominokette in Gang. Andere Bereiche benötigen zusätzlich zum Insulin noch andere Faktoren und Voraussetzungen.

Eine Reaktion der Zelle auf das Insulin ist beispielsweise die Glukoseaufnahme aus dem Blut. Über Transportproteine in der Zellwand wird die Glukose in die Zelle »geschleust« und dort verstoffwechselt. Dies senkt den Blutzuckerspiegel, und je nach Zellart entstehen dabei unterschiedliche Komponenten für weitere Stoffwechselvorgänge. Muskelzellen beispielsweise bilden beim Abbau von Glukose wichtige Bausteine für den Zellaufbau. Fettzellen nehmen ebenfalls Glukose aus dem Blut auf. Sie reagieren aber auf das Insulin zusätzlich mit dem Anlegen und dem Aufbau von Depotfett.

Um zu verstehen, was bei der Insulinresistenz passiert, stellen wir uns die Insulinrezeptoren auf den Zellen wie kleine Glocken vor, die im Normalfall anfangen zu klingeln, sobald das Insulin an den jeweiligen Rezeptor bindet. Das Klingeln ist das Signal für die Zelle, Glukose aufzunehmen und ihre alltäglichen Stoffwechselvorgänge in Gang zu setzen. Bei der Insulinresistenz funktioniert dieses Signal nicht mehr vernünftig. Der Blutzuckerspiegel bleibt erhöht, die Beta-Zellen produzieren also immer weiter Insulin, denn sie hören erst damit auf, sobald sich der Blutzuckerspiegel wieder normalisiert. Immer mehr Insulin sammelt sich im Blut an. Diesen Zustand nennt man dann Hyperinsulinämie (»hyper« kommt aus dem Griechischen und bedeutet so viel wie »drüber« oder »oberhalb«). Trotz des starken Insulinsignals, also trotz lauten »Glockenklingelns«, reagieren die Zellen nur in abgeschwächter Form oder mit großer Verzögerung.

Warum das so ist, ist noch nicht abschließend erforscht; der genaue Mechanismus ist bisher nicht bekannt. Allein in der oben beschriebenen und einfach klingenden Reaktionskette (Insulinausschüttung → Rezeptorbindung → Glukoseaufnahme) gibt es schon sehr viele potenzielle Fehlerquellen, die zu einer Insulinresistenz führen können. Alle Komponenten, die für die Insulinaktivität benötigt werden, werden durch verschiedene Gene reguliert. Hier können zum Beispiel Mutationen auftreten, die diese Regulation an den unterschiedlichsten Stellen stört. Sie können die »Baupläne« des Insulins und des Insulinrezeptors verändern, sodass diese beiden Komponenten nicht mehr richtig zueinander passen und so die Signalkette in der Zelle beeinflussen. Allein für den Rezeptor wurden bisher 21 verschiedene Mutationen entdeckt, die Auswirkungen auf seine Struktur und seine Funktionalität haben (Moller & Flier, 1991). Die Liste der möglichen Gendefekte ist also lang. Zusätzlich zum Rezeptor können sie beispielsweise die Glukosetransportproteine beeinträchtigen (Bell et al., 1990) oder Defekte in Enzymen auslösen, die an den Signalketten in der Zelle beteiligt sind.

Eine große Rolle bei der Entstehung der Insulinresistenz scheint außerdem die Tatsache zu spielen, dass die Zellen bei einem erhöhten Insulinspiegel die Anzahl ihrer Insulinrezeptoren verringern (Bar et al., 1979; Gavon et al., 1974). Das »Glockenklingeln« wird dadurch entsprechend leiser, die Reaktion der Zelle wird abgeschwächt.

Dass man den genauen Mechanismus der Insulinresistenz noch nicht kennt, obwohl sich die Forschung schon lange mit diesem Thema beschäftigt, spricht für die hohe Komplexität des Netzwerks, das die einzelnen Vorgänge im Körper und in Zellen miteinander verbindet. Daher gibt es nicht »den einen« Grund, der zu einer Insulinresistenz führt. Wahrscheinlicher ist es das Zusammenspiel mehrerer Faktoren, die jeweils zu unterschiedlichen Fehlfunktionen führen.

Allein die Anzahl der Insulinrezeptoren und der Transportproteine auf und in den Zellen wird eben nicht nur durch Insulin beeinflusst, sondern ist außerdem abhängig von anderen Hormonen, der Ernährungsweise und der täglichen Bewegung (Bar et al., 1979; Gavon et al., 1974). Alles ist miteinander verbunden und bedingt sich teilweise gegenseitig. Verschiedene physiologische Zustände des Körpers können eine Insulinresistenz auslösen, da die unterschiedlichsten chemischen Stoffe und Hormone ausgeschüttet werden.

Ein Beispiel für einen »Ausnahmezustand« des Körpers ist die Pubertät. Während dieser Phase finden im Körper die unterschiedlichsten metabolischen Veränderungen statt. Sexual- und Wachstumshormone wie Somatropin, Östrogen oder Testosteron werden vermehrt produziert, der Blutdruck und Muskel- sowie Fettmasse verändern sich. Jugendliche in der Pubertät zeigen immer eine verminderte Insulinsensitivität und entwickeln eine relative Insulinresistenz. Sind sie ansonsten gesund, ist dieser Zustand reversibel und normalisiert sich im Laufe der Zeit, sodass mit Austritt aus der Pubertät keine Insulinresistenz mehr vorhanden ist. Allerdings ist die Pubertät eine kritische Phase, in der das Risiko erhöht ist, dass metabolisch gesunde Jugendliche ein ungesundes Übergewicht entwickeln. Ist dies der Fall, bleibt die Insulinresistenz bestehen und erhöht die Risiken für kardiometabolische Folgeerkrankungen.

Ein ähnlicher Zustand ist die Schwangerschaft. Durch Hormone wie Cortisol, Laktogen und Progesteron tritt während dieser Zeit ebenfalls immer eine Insulinresistenz auf, auch wenn die Schwangerschaft ansonsten normal verläuft (Kelsey & Zeitler, 2016; Seely & Solomon, 2003).

Langzeitstress und Schlafmangel können eine Insulinresistenz auslösen. Hierbei werden Hormone wie zum Beispiel Cortisol ausgeschüttet, die die Zahl der Glukosetransportproteine verringern. Zusätzlich haben diese Hormone eine indirekte Wirkung, denn sie fördern die Umwandlung von Proteinen in Glukose und dessen Speicherform Glykogen, was zu einer Erhöhung des Blutzuckerspiegels führt. Dieser Effekt rührt daher, dass die ursprüngliche Aufgabe dieser Hormone die Mobilisierung von Energie in einer Gefahrensituation war (»Fight-or-Flight«-Situation) (Moller & Flier, 1991; van den Berghe, 2004; Marette, 2002).

Eine verkürzte Schlafdauer führt zusätzlich zu einer erhöhten Produktion des Hormons Ghrelin, welches das Hungergefühl steigert, und einer verringerten Konzentration an Leptin, welches appetitzügelnd wirkt (Spiegel et al., 2004).

Lange Hungerphasen oder Fasten können die blutzuckersenkende Wirkung des Insulins beeinträchtigen, da während dieser Phase ebenfalls die Anzahl der Glukosetransportproteine zurückgeht und ihre Aktivität verringert wird (Kahn & Flier, 1990).

In seltenen Fällen kann eine Autoimmunstörung zu einer Insulinresistenz führen. Die B-Zellen des Immunsystems bilden das sogenannte Immunglobulin G (IgG). Dieser Stoff hat normalerweise die Aufgabe, Krankheitserreger wie Bakterien oder Viren zu markieren, damit diese durch das Abwehrsystem bekämpft werden können. Es kann jedoch passieren, dass sich dieses IgG spontan an den Insulinrezeptor bindet und diesen blockiert. Zusätzlich führt dies dazu, dass die Rezeptoren abgebaut werden, sie werden sozusagen vom IgG »aufgebraucht« und sind für das Insulin nicht mehr nutzbar (Flier et al., 1979).

Ein Faktor, den wahrscheinlich die meisten von uns kennen, ist Übergewicht. Ein erhöhter Anteil an Fettgewebe, besonders im Bauchbereich, wurde schon 1956 mit Diabetes in Verbindung gebracht. Die Wahrscheinlichkeit, eine Insulinresistenz zu entwickeln, erhöht sich, je höher der Body-Mass-Index, der Bauchumfang und die Waist-to-hip-Ratio sind (Aronne & Segal, 2002). Gefährlich ist auch das sogenannte Viszeralfett, welches sich im Bauchraum um die Organe herum und in der Leber ablagert und auch bei nicht übergewichtigen Menschen vorkommt. Diese Art von Fettgewebe unterscheidet sich vom »normalen« Unterhautfettgewebe, da es metabolisch aktiver ist und Zytokine und Hormone produziert, die eine Insulinresistenz auslösen und begünstigen können (Giorgino et al., 2005; Krauss & Siri, 2004).

Als Betroffener gerät man leider oft in eine Art Teufelskreis. Vielleicht hat man eine Vorbelastung, die man vererbt bekommen hat. Durch einen ungesunden Lebensstil begünstigt man zusätzlich die Entstehung der Insulinresistenz. Hat sich diese dann erst einmal entwickelt, bekommt man zum Beispiel Gewichtsprobleme. Durch das erhöhte Insulin wird mehr Fettgewebe aufgebaut. Diese Reaktion der Fettzellen ist aus evolutionärer Sicht sogar sehr sinnvoll. So geht beispielsweise die überschüssige Energie aus einer großen Mahlzeit (die es ja zum Beispiel bei unseren Vorfahren in der Steinzeit nicht so oft gab) nicht verloren, sondern wird in Form von Fett gespeichert und dann bei Bedarf aus den angelegten Polstern wieder geholt. Wir leben allerdings heutzutage mit einem Überangebot an Zucker und schnell verwertbaren Kohlenhydraten, sodass wir diesen Mechanismus eigentlich nicht mehr brauchen. Unser Körper legt aber immer weiter Speicher an, und wir vernachlässigen oft den zweiten Teil, nämlich diese Speicher wieder zu benutzen.

Wie man sieht, führen viele Wege zur Insulinresistenz. Die vielen Stellschrauben und Wechselwirkungen machen das Netzwerk an Stoffwechselvorgängen zwar einerseits kompliziert und schwer verständlich, andererseits bieten sie aber auch viele Punkte, an denen man ansetzen kann, um die Insulinresistenz in den Griff zu bekommen. Zum Beispiel ist die Anzahl der Insulinrezeptoren eben nicht nur bedingt durch den Insulinspiegel, sie wird ebenfalls beeinflusst durch die Ernährungsweise und das Ausmaß der körperlichen Aktivität (Bar et al., 1979; Gavon et al., 1974). Tägliche Bewegung und Sport verbessern so die Insulinsensitivität, da sich damit die Anzahl an Rezeptoren erhöht und die Zellen wieder effizienter auf das Insulin reagieren können. Schon kurzzeitig mehr Bewegung erhöht außerdem die Aktivität der Glukosetransportproteine. Baut man dauerhaft mehr Sport und Aktivität in seinen Alltag ein, führt dies sogar dazu, dass die Zelle mehr dieser Transportproteine bildet. Beides trägt zur Stabilisierung des Blutzucker- und Insulinspiegels bei und verringert die negativen Folgen (Dohm, 2002).

Diagnose der Insulinresistenz

Am häufigsten wird die Insulinresistenz von einem Endokrinologen, Diabetologen sowie bei Frauen durch einen Gynäkologen oder Reproduktionsmediziner im Rahmen einer Kinderwunschbehandlung diagnostiziert. Aber auch Hausärzte und andere Spezialisten können sie diagnostizieren beziehungsweise einen Verdacht auf Insulinresistenz äußern.

Um die exakte Diagnose einer IR zu erstellen, sind einige Laboruntersuchungen notwendig. Hierbei wird Blut aus der Vene abgenommen und der Insulinspiegel untersucht, nicht selten zusammen mit anderen Werten wie dem Blutzuckerspiegel.

Im Folgenden geben wir zunächst eine Übersicht über verschiedene Methoden, mit denen das Ausmaß der Insulinresistenz gemessen werden kann (Häring et al., 2001). Dabei ist zwischen direkten und indirekten Methoden der Diagnose zu unterscheiden. Direkte Messmethoden sind solche, bei denen der Glukose- oder Insulinwert in Echtzeit gemessen wird, beispielsweise nachdem Insulin venös gespritzt wurde, wie dies beim Insulinsuppressionstest oder beim Clamp-Test der Fall ist. So werden die Werte regelmäßig überprüft, und der Zustand der Patienten wird währenddessen überwacht. Die indirekten Methoden sind mathematisch/rechnerische Messmodelle, bei denen die Werte auch zu einem späteren Zeitpunkt berechnet werden können.

Die einzelnen Methoden werden in den folgenden Kapiteln genauer vorgestellt:

Direkte Methoden

- Hyperinsulinämischer euglykämischer Clamp-Test = Goldstandard zur Messung der Insulinsensitivität
- Insulintoleranztest
- C-Peptid-Suppressionstest/Insulinsuppressionstest

Indirekte Methoden

- Oraler Glukosetoleranztest (oGTT) mit gleichzeitiger Insulinbestimmung
- Intravenöser Glukosetoleranztest (IVGTT)
- Minimal-Model-Analyse nach einer intravenösen Glukosetoleranztestung (FSI-VGTT, nach Bergman)
- Insulinkonzentration im Plasma
- Homeostasis Model Assessment (HOMA-Index)
- Quantitativer Insulin-Sensitivitäts-Check-Index (QUICKI)
- Insulinsensitivitätsindex nach Matsuda (ISI nach Matsuda oder Matsuda-Index)

Der HOMA-Index wird in Deutschland sehr oft, wenn nicht am häufigsten, angewendet, um IR zu diagnostizieren. Er kann schnell und unkompliziert durchgeführt werden. Wenn jedoch ausschließlich HOMA-Parameter bestimmt werden und das Ergebnis beispielsweise unter 2 liegt – womit laut den meisten Labornormen/Ärzten keine Insulinresistenz vorhanden ist, weil »unwahrscheinlich« –, der Patient aber gesundheitliche Probleme hat, die Symptome auf IR oder Hyperinsulinämie hindeuten, sollten weitere Untersuchungen vorgenommen werden, beispielsweise der orale Glukosetoleranztest (oGTT) mit gleichzeitiger Insulinbestimmung. Eine postprandiale Hyperinsulinämie kann auch nämlich auftreten, wenn der HOMA-Index unter 2 liegt, was in Deutschland sehr oft durch Unwissen den Ausschluss von Insulinresistenz und damit von Hyperinsulinämie zur Folge hat. Betroffene haben dann oft sehr stark erhöhte Insulinwerte nach Belastung (oGTT/Mahlzeiten), die ohne diesen Test nicht diagnostiziert werden können, und auch die HOMA-Normwerte verschieben sich. Viele Ärzte diagnostizieren mittlerweile IR auch bei HOMA-Werten von über 1,5, vor allem dann, wenn das Insulin nach Belastung nicht richtig abfallen kann.

Erweiterter oraler Glukosetoleranztest (oGTT)

Oft wird bei Verdacht auf Insulinresistenz ein erweiterter oraler Glukosetoleranztest (oGTT) durchgeführt, wobei – zusätzlich zum Blutzucker (einfacher oGTT) – das Insulin nach Belastung mitbestimmt wird (i. d. R. drei Proben). Mit dem einfachen oGTT wird auch auf Glukosetoleranzstörung und Diabetes Typ 2 untersucht. Der erweiterte Test gibt anhand der Insulinwerte zusätzlich Auskunft über eine mögliche Hyperinsulinämie nach Belastung. Eine Insulinresistenz kann auch ohne eine starke Hyperinsulinämie nach Belastung, also nach den Mahlzeiten, diagnostiziert werden und umgekehrt. Manche Patienten haben zum Beispiel dreistellige Insulinwerte nach Belastung (Hyperinsulinämie) bei einem guten HOMA-Wert.

Oft folgt ein oGTT, bei dem fünf Insulinwerte bestimmt werden, um den Insulinsensitivitätsindex (ISI) nach Matsuda zu ermitteln, der ebenfalls ein Maß für die genaue Diagnostik der IR ist.

Vorbereitung

Vor der Glukose- und Insulinuntersuchung sollte man eine eventuelle Metformineinnahme drei Tage vor dem Termin absetzen; manche Ärzte empfehlen bis zu sieben Tage. Der Arzt kann aber auch ausdrücklich eine weitere Einnahme ohne Pause verordnen, zum Beispiel dann, wenn kontrolliert werden soll, wie sich die Medikamente auf den aktuellen Zustand auswirken. Hier ist eine vorherige Nachfrage beim behandelnden Arzt sinnvoll, um die richtigen Ergebnisse zu erhalten. Vor der Untersuchung sollte auch das Essverhalten nicht geändert werden, vor allem dann, wenn es um die Aufnahme von Kohlenhydraten geht. Restriktive Diäten und Verzicht auf Kohlenhydrate werden das Ergebnis unter Umständen verfälschen. Etwa drei Tage vor dem Test sollte man keine alkohol- und koffeinhaltigen Getränke mehr zu sich nehmen sowie das Rauchen am besten ganz vermeiden.

Um den Belastungstest zu machen, wird eine Glukoselösung benötigt. Diese Lösung belastet natürlich auch die Bauchspeicheldrüse, die bei uns Betroffenen sowieso schon belastet ist. Aus diesem Grund sollte man den Test nicht zu oft machen, um das Ergebnis nicht zur verfälschen. Wie oft dieser Test gemacht werden soll, entscheidet allerdings der Arzt.

Vor dem oGTT sollte man acht bis zwölf Stunden nichts mehr essen und keine Medikamente nehmen (Ausnahmen vorher mit dem Arzt abklären), um exakte Ergebnisse zu erhalten. Bei Neigung zu Niedrig- oder Unterzucker muss dies mit dem Arzt besprochen und gegebenenfalls während des Tests überwacht werden. Bevor die Glukoselösung oral verabreicht wird, wird der Blutzucker einmal kontrolliert.

Um den Stoffwechsel also nicht übermäßig zu belasten, ist es wichtig, sich auf den oGTT gut vorzubereiten und die Hinweise des Arztes zur korrekten Durchführung genau zu befolgen.

Durchführung
Der Glukosesirup beziehungsweise die Glukoselösung sollte, wenn die Werte stimmen – wenn also keine Unterzuckerung oder stark erhöhter Blutzucker vorliegt – innerhalb von fünf Minuten nach Bestimmung des Nüchtern-Blutzuckers ausgetrunken werden.

Die gesamte Untersuchung dauert üblicherweise zwei bis drei Stunden, in Einzelfällen auch länger. Während des Tests sollte der Patient ruhig im Warteraum sitzen und den Anweisungen des Untersuchungspersonals und des Arztes folgen. Zu viel Bewegung kann auch hier die Ergebnisse verfälschen, man sollte also keinesfalls spazieren gehen.

Wird die Glukoselösung nicht vertragen oder kommt es sogar zum Erbrechen, muss der Test zu einem späteren Zeitpunkt wiederholt werden. Auch ein bestehender Infekt oder die Einnahme von Antibiotika sind kontraindiziert, der Test sollte dann verschoben werden.

Normwerte für die Untersuchung
Blutwerte nüchtern (mg/dl):

Norm: 70–99 mg/dl
Glukoseintoleranz: 100–125 mg/dl
Diabetes: > 125 mg/dl

Blutwerte nach ein und zwei Stunden (mg/dl):
Norm: < 140 mg/dl
Prädiabetes: 140–200 mg/dl
Diabetes: > 200 mg/dl

Erweiterter oGTT mit Insulinbelastungstest

Mit diesem Test kann genauer untersucht werden, wie sich Glukose und Insulin nach der Belastung (also nach der Aufnahme von zucker- oder kohlenhydratreichem Essen) verhalten. So können zum Beispiel eine postprandiale Hyperinsulinämie, Hypoglykämie oder Hyperglykämie diagnostiziert werden. Diese Erscheinungen treten oft bei IR auf, und dieser Test ist für eine genaue Diagnostik sehr zu empfehlen. Gute Ernährungsberater brauchen diese Werte, um die richtige Ernährungsform zu finden und an den jeweiligen Patienten anzupassen (zum Beispiel für die Anzahl der empfohlenen Mahlzeiten pro Tag und deren Abstand).

Oft können auch bei recht guten Nüchternwerten schlechte Werte nach Belastung auftreten, woraufhin nicht selten entsprechende Medikamente verschrieben werden. Ein erweiterter oGTT ist daher hier von großer Bedeutung für die richtige Behandlung.

Normen für Insulinwerte nach Belastung
Problematisch ist es, wenn es um die Normen der Insulinwerte nach der Belastung geht. Diese sind nicht anwendbar auf alle Patienten. Oft muss der Arzt selbst entscheiden, ob und in welchem Maße die Werte erhöht sind und wo die Ursache dafür liegt.

Folgende Normen empfiehlt die Polnische Insulinresistenz-Stiftung (sie können jedoch je nach Land/Arzt/Labor variieren):

- < 10 mU/ml nüchtern
- < 50 mU/ml nach 1 Stunde
- < 30 mU/ml nach 2 Stunden
- < 10 mU/ml nach 3 Stunden

Typische Labornorm für Insulin in Deutschland:
- 3–25 mU/ml (nüchtern)

Hier kann aber schon ein Insulinwert, der nüchtern höher als 10 mU/ml ist, auf eine Insulinresistenz hindeuten. Da der HOMA-Wert dann oft über 2 angezeigt wird, ist es wichtig, dass ein Nüchterninsulinwert unter 10 angestrebt wird.

Insulinnormen bei oGTT, abhängig vom individuellen BMI:

- BMI < 25 Insulin nüchtern 2–12 mU/ml, nach 2 Stunden 5–60 mU/ml
- BMI 25–30 Insulin nüchtern 3–15 mU/ml, nach 2 Stunden 6–91 mU/ml
- BMI > 30 Insulin nüchtern 4–22 mU/ml, nach 2 Stunden 12–114 mU/ml

Homeostasis Model Assessment (HOMA-Index)

Oft wird das Ausmaß der Insulinresistenz mithilfe des Homeostasis Model Assessment (HOMA-Index) bestimmt, der die Nüchterninsulinwerte und Blutzuckerwerte misst.

Einordnung des HOMA-Index
Eine IR kann bereits bei Werten HOMA-IR > 0,91 (+/- 0,38) diagnostiziert werden. In manchen Quellen gelten für den HOMA-

Index Referenzwerte von > 1,0, > 1,5 oder > 2, wie es in Deutschland üblich ist.

Bei Kindern ist dieser Wert variabel und kann höher als bei Erwachsenen sein, vor allem in der Zeit der Pubertät, in der sich die Sensibilität der Zelle auf Insulin verändert.

Der HOMA-Index zeigt vor der Pubertät in der Regel bei Mädchen Werte um 2,22 und bei Jungen um 2,67 an, während der Pubertät bei Mädchen 3,82 und bei Jungen sogar 5,22. Dieser Zustand ist bei Jugendlichen nicht pathologisch, die Werte senken sich mit der Zeit und pendeln sich im oben genannten Normbereich ein. Sollte es bei Kindern allerdings zu typischen Symptomen kommen, sollte man einen Spezialisten aufsuchen. Dieser kann dann diagnostizieren, ob es sich um einen pathologischen Zustand handelt.

Quantitativer Insulin-Sensitivitäts-Check-Index (QUICKI)

Bestehen trotz unauffälligen HOMAs entsprechende Symptome, so sollten weitere Anhaltspunkte geprüft werden, um abzuklären, ob eine Insulinresistenz vorliegen kann. Dies geschieht zum Beispiel anhand des Quantitativen Insulin-Sensitivitäts-Checks (QUICKI).

Formel
1/log Insulin nüchtern (μU/ml) + log Glukose nüchtern (mmol/l oder mg/dl)

Bei Werten < 0,34 spricht man von einer IR, und auch bei einem HOMA-Wert von kleiner als 2 kann man diese dann nicht völlig ausschließen. Einen HOMA- und QUICKI-Rechner findest du auf unserer Internetseite www.insulinresistenz.club/homa.

Interpretation von IR-spezifischen Blutwerten

Die Interpretation von Blutzuckerwerten ist abhängig von den gängigen Normwerten, diese sind bei manchen Labors überhöht (oft gilt die Norm 5–2). Wenn es um Nüchtern-Blutwerte des Insulins geht, kann schon ein Wert über 10–12 auf eine Insulinresistenz hinweisen.

Wenn es um die Insulinbelastung durch Glukose geht, sind die Werte nicht näher beschrieben. Es sollten im besten Fall aber alle Werte im einstelligen Bereich liegen, drei Stellen weisen auf eine starke Hyperinsulinämie nach Belastung hin. Alle zweistelligen Ergebnisse beurteilt der Arzt individuell. Hier spielt das Lebensalter eine wichtige Rolle, denn ältere Menschen haben oft höhere Normalwerte als junge Menschen. Für die genauere Diagnostik werden statistische Werte sowie der BMI mit in die Bewertung einbezogen.

Die Interpretation eines erweiterten oGTT (Glukose und Insulin) ist nicht einfach, und man sollte damit rechnen, dass es zu Fehlern kommen kann. Daher ist es am besten, diesen Test bei einem Arzt zu machen, der damit viel Erfahrung hat. Ein Diabetologe ist hier wahrscheinlich dienlicher als ein Gynäkologe. Aber auch da gibt es Ausnahmen.

Wenn der Glukosewert (Blutabnahme aus der Vene) zweimal die Normwerte übersteigt (höher als 125 mg/dl) und der Glukosewert nach zwei Stunden höher ist als 200 mg, der Langzeitblutzuckerwert über 6,0 und der HOMA-Index bei über 5 liegt, spricht man im Allgemeinen von Diabetes Typ 2. Doch auch hier werden alle Faktoren und Dispositionen des Patienten vom Arzt im Gesamtbild betrachtet, sodass diese Diagnose nicht zwingend sein muss.

Prädiabetes, der oft fälschlich (nicht alle Patienten haben erhöhte Blutzuckerwerte) als Insulinresistenz bezeichnet wird, wird oft diagnostiziert, wenn der Glukosewert nüchtern (Blutabnahme aus der Vene) zwischen 100 und 124 mg und nach zwei Stunden zwischen 160 und 199 mg liegt. Zudem liegt der HOMA-Index zwischen 1,9 und 4,9.

Wann und wie oft verschiedene Untersuchungen wiederholt werden, entscheidet der behandelnde Arzt. Oft werden die Werte nach einem halben oder einem Jahr kontrolliert, je nach Symptomatik und zusätzlichen Diagnosen.

Bei der Behandlung der Schilddrüse sollte man die Werte TSH, fT3 und fT4 einmal pro Monat oder nach vier bis sechs Wochen wiederholen, wenn die Medikamente angepasst wurden. Bei Menschen, die keine übermäßigen Probleme mit der Schilddrüse haben, reicht es einmal pro Jahr. Die restlichen Kontrolluntersuchungen sollte der Arzt an die individuellen Bedürfnisse anpassen.

Empfehlenswerte zusätzliche Untersuchungen

Die Notwendigkeit zusätzlicher Laboruntersuchungen muss individuell entschieden werden. Man sollte sich als Betroffener in erster Linie einen kompetenten Arzt suchen, der seine Patienten ernst nimmt und sich individuell auf sie einstellt. Dieser wird genau wissen, welche Untersuchungen über die Bestimmung des Glukose- und Insulinwerts hinaus wichtig sein könnten. Oft werden beziehungsweise sollten bei IR noch folgende Werte untersucht werden: Blutbild allgemein, Urin, glykiertes Hämoglobin (HbA1c), C-Peptid, Vitamin D, B 12, Ferritin, Selen, Zink, Kreatinin, Lipidprofil, Leber- und Nierenfunktion, Cortisol, Bilirubin, CRP, TSH, fT3, fT4 (bei Problemen mit der Schilddrüse erfolgen zusätzlich noch aTPO, aTG und eine Ultraschalluntersuchung), Blutdruck und eventuell Gewicht, sofern dieses außerhalb des Normbereichs liegt.

Bei einer hormonellen Problematik und unerfülltem Kinderwunsch sollte man einen Endokrinologen in der Reproduktionsmedizin aufsuchen, dort werden zum Beispiel die Werte männlicher Hormone und andere spezifische Werte untersucht und entsprechend ausgewertet.

Blutzuckermessgeräte

Blutzuckermessgeräte messen nur den Blutzucker und dienen nicht zur IR-Diagnostik. Den Insulinwert bestimmen sie nicht, und dieser ist bei der Diagnostizierung ein wichtiger Aspekt. Man kann diese Messgeräte zur allgemeinen Kontrolle des Blutzuckerwerts benutzen, vor allem, wenn man bekannte Probleme mit dem Blutzuckerstoffwechsel hat. Sie können hilfreich sein, um eventuelle Blutzuckerschwankungen (d. h. niedrige bzw. hohe Blutzuckerwerte) zu erkennen und zu vermeiden. Damit geben sie Betroffenen etwas Sicherheit, auch bei der Erstellung eines Sportstundenplans sowie eines Ernährungsplans.

Blutzuckermessgeräte können auch dabei helfen, den Langzeitblutzucker (HbA1c) im Auge zu behalten, eventuell in Verbindung mit einer Smartphone-App oder entsprechender Software, die bei manchen Messgeräten mitgeliefert wird. Allerdings muss dabei bedacht werden, dass IR-Patienten oft noch normale Blutzuckerwerte haben.

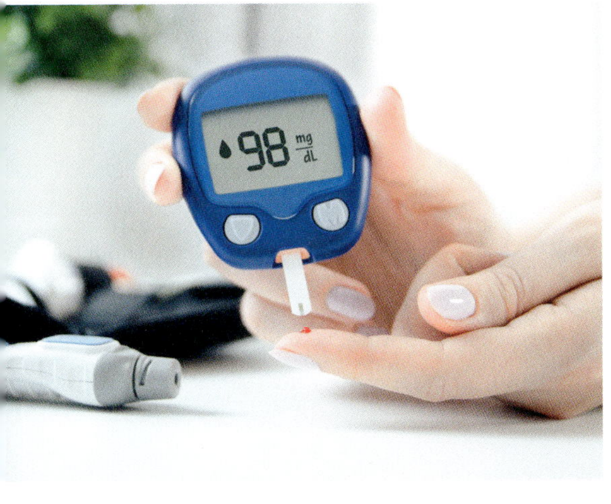

Blutzuckermessgeräte messen nicht immer ganz genau. Wer auf die entsprechenden Werte aus gesundheitlichen Gründen (Hyper- oder Hypoglykämie) angewiesen ist, sollte sich beim Kauf oder auch bei der Aushändigung in der Apotheke besonders gut informieren.

Patienten können bei einer Blutuntersuchung von der Vene beispielsweise zur gleichen Zeit eine Probe vom Finger nehmen und dann die Werte miteinander vergleichen. So wird für weitere Messungen eine Differenz ermittelt, und die Genauigkeit des Geräts lässt sich so feststellen. Damit entfällt die Sorge, wenn ein Ergebnis einmal etwas zu hoch ausfallen sollte.

Mit Insulinresistenz verbundene Erkrankungen

Es gibt verschiedene Erkrankungen und pathologische Gesundheitszustände, die mit Insulinresistenz und Hyperinsulinämie in Verbindung stehen und/oder bei denen ein Zusammenhang mit IR vermutet wird. Die folgende Liste nennt die wichtigsten:

- Nichtalkoholische Fettleber (Engin, 2017)
- Dunkle Verfärbungen der Haut (Acanthosis nigricans) (Kutlubay et al., 2015)
- Hyper- und Hypoglykämie
- Unterzuckerungsähnliche Symptomatik, zum Beispiel oft bei postprandialer Hyperinsulinämie und/oder in Verbindung mit Stress (Zittern, Benommenheit, Unruhe, Angst oder Panikgefühl), auch wenn der Blutzucker in diesem Moment nicht unter 75 fällt, sondern im Grenzbereich bleibt
- Adipositas (Fettleibigkeit), besonders im Bauchbereich (Wilcox, 2005)
- Schlafapnoe (Almendros & Garcia-Rio, 2017)
- Depression (Lyra e Silva et al., 2019)
- Alzheimer-Demenz (Dineley et al., 2014)
- Diabetes Typ 2 (Wilcox, 2005)
- Polyzystisches Ovarialsyndrom (PCOS) und Hyperandrogenämie (Überschuss männlicher Geschlechtshormone bei der Frau) (Meier, 2018)
- Hashimoto-Thyreoiditis (Radetti, 2014)
- Krebs (Garg, 2014)
- Sterilität (Sakumoto et al., 2010)
- Metabolisches Syndrom (Gluvic, 2017)

Eine Insulinresistenz ist sehr oft mit Übergewicht assoziiert. Daher wird im Folgenden nochmals genau erklärt, wie Übergewicht diagnostiziert wird, welche Messmethoden verwendet werden und was genau der Unterschied ist, wenn wir über Diabetes und Insulinresistenz sprechen. Ist es dasselbe? Was bedeutet Metabolisches Syndrom, und welche Diabetesformen gibt es? All dies sind Fragen, die sich Patienten oft stellen. Hier also einige Antworten, die dir helfen können, alles besser zu ordnen und zu verstehen.

Übergewicht und Adipositas

Zu den Umweltfaktoren bei einer IR, die ja auch selbst eine Insulinresistenz auslösen können, gehören unter anderem eine falsche Ernährung und Bewegungsmangel. Deshalb haben sehr viele Betroffene Probleme mit ihrem Körpergewicht. Übergewicht steigert das Risiko, an Insulinresistenz zu erkranken; umgekehrt ist es aber bei manchen IR-Betroffenen so, dass die Insulinresistenz erst die Gewichtszunahme steigert.

Überprüfung des Gewichts bei Insulinresistenz

Der Body-Mass-Index (BMI) ist eine Methode, die bei IR hilfreich sein kann, aber nicht unbedingt muss. Für sich alleine ist der BMI nicht immer aussagekräftig, denn je nach Knochendichte, Muskulatur und Schwere können die Werte erheblich variieren und/oder verfälscht sein. Eine weitere Möglichkeit ist die Bestimmung der Waist-to-Hip-Ratio (WHR). Beide Methoden sind hilfreich, um erste mögliche Anzeichen einer Insulinresistenz zu erkennen, reichen aber nicht aus.

Body-Mass-Index (BMI)

BMI-Formel: Körpergewicht in kg/Körpergröße in m^2

Beispiel für 167 cm Körpergröße und 62 kg Gewicht: BMI = 62 / (1,67 * 1,67) = 22,3

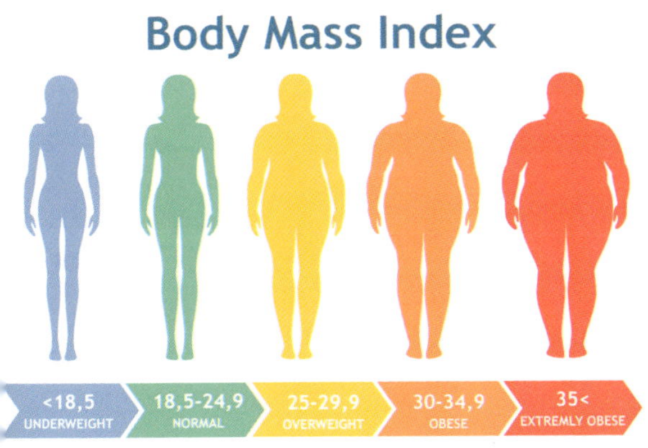

Gewichtsklassifikationen:

- Normalgewicht: BMI 19–24,9
- Übergewicht: BMI 25–29,9
- Adipositas/Fettsucht Grad I: BMI 30–34,9
- Adipositas/Fettsucht Grad II: BMI 35–39,9
- Adipositas/Fettsucht Grad III: BMI ≥ 40

Waist-to-Hip-Ratio (WHR)

WHR-Formel: Taillenumfang (in cm) / Hüftumfang (in cm)

Ein erhöhtes Risiko besteht bei Frauen bei einer WHR > 0,85 oder bei einem Taillenumfang von größer als 88 cm, bei Männern bei einer WHR > 1,0 oder bei einem Taillenumfang von größer als 102 cm. Frauen sollten zur Risikominimierung einen Wert unter 0,85 und Männer einen Wert unter 1 anstreben. Bauchfett (viszerales Gewebe) gehört zu den erheblichen Risikofaktoren für die Erkrankung an Insulinresistenz, am Metabolischen Syndrom und an koronaren Herzkrankheiten.

Es gibt aber auch Menschen, die zwar nicht übergewichtig, aber trotzdem von den typischen metabolischen Störungen betroffen sind, die eine Bauchfettproblematik haben (engl. »Metabolically Obese Normal Weight«, kurz NONW). Mit anderen Worten: Diese Personen haben ebenso ein erhöhtes Auftreten von Fettgewebe in der Bauchregion. In diesem Fall sammelt sich Fett um die inneren Organe, und diese Fettschicht stört den Stoffwechsel. Hier spricht man von »Übergewicht von innen«. Ob dies der Fall ist, muss durch spezielle Untersuchungsmethoden herausgefunden werden.

Metabolisches Syndrom

Der Begriff »Metabolisches Syndrom« bezeichnet eine Kombination aus verschiedenen gesundheitlichen Risikofaktoren, die zu einem Diabetes Typ 2 oder zu Arteriosklerose (Gefäßverstopfung) führen können.

Nach Consensus Definition IFD and AHA/NHLB14 (American Heart Association/National Heart, Lung, and Blood Institute) aus dem Jahr 2009 müssen die Betroffenen für eine klare Diagnose des Metabolischen Syndroms mindestens drei der folgenden fünf Anzeichen aufweisen (Bauchfett + zwei oder mehr weitere):

1. Bauchfett: Taillenumfang bei Männern ≥ 94 cm, bei Frauen ≥ 80 cm
2. Triglyceride: ≥ 150 mg/dl oder Dyslipidämie-Therapie
3. Cholesterin: HDL < 40 mg/dl Männer, < 50 mg/dl Frauen, oder Dyslipidämie-Therapie
4. Blutdruck: ≥ 130/85 mmHg oder Blutdrucktherapie
5. Glykämie: nüchtern ≥ 100 mg/dl oder Diabetes-Typ 2-Therapie.

Seit Kurzem zählt man auch die Insulinresistenz zu diesen Anzeichen.

Patienten, die von Insulinresistenz betroffen sind, leiden oft auch an Hyper- oder Hypoglykämie. Von Hyper- oder Hypoglykämie sind eher Patienten mit Diabetes betroffen, von Hypoglykämie allein eher Patienten mit Insulinresistenz. Hypoglykämie meint einen erniedrigten Blutzuckerwert (niedriger als 65 mg/dl), Hyperglykämie dagegen stellt einen erhöhten Blutzuckerwert dar (höher als 125 mg nüchtern und über 200 mg nach einer Mahlzeit).

Bei einer Hypoglykämie können folgende Symptome auftreten: Schwindel, Schweißausbrüche, Herzrasen, Hunger, innere Unruhe, Panik, Atemnot, Händezittern, Kopfschmerzen, Seh- und Wahrnehmungsstörungen, Konzentrations- und Gedächtnisprobleme, Schwierigkeiten mit dem Sprechen, Übelkeit, Erbrechen, Reizbarkeit, Nervosität, Blässe bei starker Hypoglykämie (Unterzuckerung unter 50 mg/dl), Zittern, Krämpfe und Koma (das zum Tode führen kann).

Nicht alle diese Symptome treten immer zusammen auf, es können auch nur vereinzelte Symptome auftreten. Zudem fangen sie zunächst meist langsam und schrittweise an, zum Beispiel mit Hunger oder Schwindel oder leichten Konzentrationsproblemen. Nicht alle von Insulinresistenz Betroffenen haben hypoglykämische Anfälle; darüber hinaus können solche Anfälle auch oft mit Gewichtsabnahme und Ernährungsumstellung reduziert oder ganz ausgeschlossen werden.

Bei Diabetes mellitus ist eine Hyperglykämie aufgrund einer gestörten Produktion oder Funktion des in der Bauchspeicheldrüse beziehungsweise in den Beta-Zellen ausgeschütteten Insulins charakteristisch. Die dauerhafte Hyperglykämie kann Funktionsstörungen und/oder eine Insuffizienz verschiedener Organe und Systeme in unserem Körper verursachen. Oft betroffen sind die Augen, die Nieren, das Nerven- oder Herz-Kreislauf-System.

Diabetes mellitus (Blutzuckerkrankheit)

Blutzuckererkrankungen (Diabetes mellitus) gehören in Deutschland zu den häufigsten Diagnosen. Unbehandelt können sie zu Herz-Kreislauf-Erkrankungen, Schlaganfall, Durchblutungsstörungen in den Beinen sowie einer Schädigung der Netzhaut und der Nieren führen. Bei Diabetes wird zwischen Typ-1- und Typ-2-Diabetes, Schwangerschaftsdiabetes und anderen Formen unterschieden. Die ersten drei Typen werden im Folgenden näher beschrieben.

Diabetes Typ 1

Diabetes des Typs 1 ist eine autoimmunologische Erkrankung des Zuckerstoffwechsels, bei der das körpereigene Immunsystem die Funktion der Zellen der Bauchspeicheldrüse angreift und durch körpereigene Antikörper die insulinproduzierenden Zellen zerstört. Davon betroffen sind Personen jeden Alters, denn dieser Typ ist durch genetische Faktoren bedingt. Ausgelöst wird diese Erkrankung dann nicht selten durch Umweltfaktoren (falsche Ernährung, Bewegungsmangel). Betroffene müssen Insulin spritzen, um den Blutzuckerspiegel zu senken.

Diabetes Typ 2

Diabetes des Typs 2 wird durch Insulinresistenz und Hyperinsulinämie ausgelöst, meistens erst im Erwachsenenalter. Leider erkranken mittlerweile auch immer mehr jüngere Menschen daran. Die Ursachen hier können auch genetische Faktoren sein, wobei der Typ-2-Diabetes sehr oft durch Umweltfaktoren ausgelöst wird. Dieser Diabetes-Typ manifestiert sich in erhöhten Blutzuckerwerten. Betroffene nehmen unter anderem blutzuckersenkende Medikamente, in besonders schweren Fällen wird auch Insulin gespritzt.

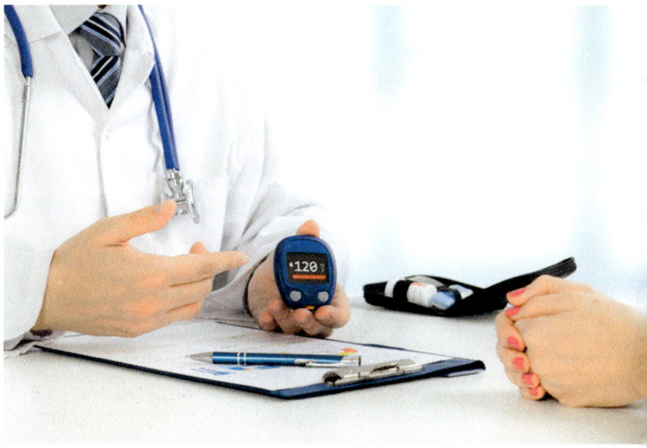

Schwangerschaftsdiabetes

Eine Form des Diabetes, auch Gestationsdiabetes genannt, manifestiert sich bei Frauen in der Schwangerschaft in erhöhten Blutzuckerwerten. Der Grund dafür sind Hormone, die in der Schwangerschaft vermehrt ausgeschüttet werden und als Antagonisten des Insulins wirken. Somit hemmen sie auch die Insulinwirkung, also die Senkung des Blutzuckers. Die Folge ist eine Erhöhung der Blutzuckerwerte bei Schwangeren und damit ein

Schwangerschaftsdiabetes. Dies kann für Frau und Baby zahlreiche negative Folgen haben.

Schwangere sollten deshalb sehr auf ihre Ernährung achten. Dies reicht in den meisten Fällen, um die Blutzuckerwerte innerhalb der Norm zu halten. Sollte dies nicht gelingen und bleiben die Werte trotz konformer Ernährung zu hoch, bekommen Patientinnen Insulin per Injektion verordnet, um die Blutzuckerstörung zu regulieren. Sehr oft verbessert sich der Zustand nach der Schwangerschaft, und der Diabetes verschwindet ohne Folgen. Etwa sechs Monate nach der Schwangerschaft sollten die Blutzuckerwerte überprüft werden. Der Gestationsdiabetes kann auch Auslöser für eine Insulinresistenz sein.

Diabetes Typ 2 und Insulinresistenz

Diabetes Typ 2 ist häufig die Folge einer Insulinresistenz. Jedoch erkranken bei Weitem nicht alle IR-Betroffenen auch an Diabetes. Die richtige Behandlung der IR und die Umstellung von Lebens- und Ernährungsgewohnheiten kann dieses Risiko auf ein Minimum eingrenzen oder sogar beseitigen. Eine Insulinresistenz hat also nicht automatisch einen Diabetes zur Folge!

Je schneller IR-Betroffene an ihrer Gesundheit arbeiten, desto kleiner ist das Risiko, immer kränker zu werden – selbst wenn wir die genetische Prädisposition dazu haben. Denn auch bei einer solchen Prädisposition wird oft ein Trigger gebraucht, um das fragliche Gen zu aktivieren. Bei Insulinresistenz können solche Trigger Umweltfaktoren sein, ungesunde Ernährung, zu wenig Bewegung, Stress oder Rauchen. Auch die seelische Verfassung spielt eine Rolle, da sie eventuell das Risiko erhöht, Süchte zu entwickeln, die ihrerseits ein Triggerfaktor für Insulinresistenz sein können, zum Beispiel Zuckersucht oder Alkoholsucht. Bei anderen Süchten setzt nach erfolgreicher Bekämpfung ebenfalls teilweise ein erhöhter Kohlenhydratbedarf ein, der beobachtet werden sollte.

Oft wird der Zustand der IR mit Diabetes Typ 2 verglichen oder sogar verwechselt, nicht selten auch durch Spezialisten. Eine Insulinresistenz ist aber keinesfalls schon Diabetes Typ 2! Insulinresistenz bezeichnet einen Zustand, der – wie bereits erwähnt – oft vor einer Erkrankung an Diabetes Typ 2 eintritt beziehungsweise zu Diabetes führen kann. Diabetes an sich ist jedoch eine davon unabhängige Krankheit mit teilweise völlig anderem Krankheitsbild.

Noch genauer: Bei der Insulinresistenz befindet sich der Glukosewert (Blutzuckerwert) oft im Normbereich oder ist leicht erhöht, der Insulinwert aber ist zu hoch, das Verhältnis der beiden Werte zueinander ist also gestört. Bei Diabetes hingegen ist der Glukosewert hoch und der Insulinwert entweder zu niedrig, normal oder ebenfalls erhöht (je nach Diabetes-Typ). Änderungen in der Lebensweise helfen bei beiden Problemen: Auch Patienten mit Diabetes Typ 2 profitieren maßgeblich von einer IR-konformen Ernährung.

MOTIVATIONSKICK

Was auch immer du an Zielen formulierst: Es müssen unbedingt deine eigenen Ziele sein! Das bedeutet, dass dich die Ziele anderer Menschen nicht weiterbringen – es sei denn, du kannst dich damit identifizieren. Sonst ist der Frust vorprogrammiert. Formuliere realistische Ziele und setze dir ein Datum, bis zu dem du sie erreicht haben willst. Definiere genau, was dein Ziel ist – es muss messbar und klar festgelegt sein.

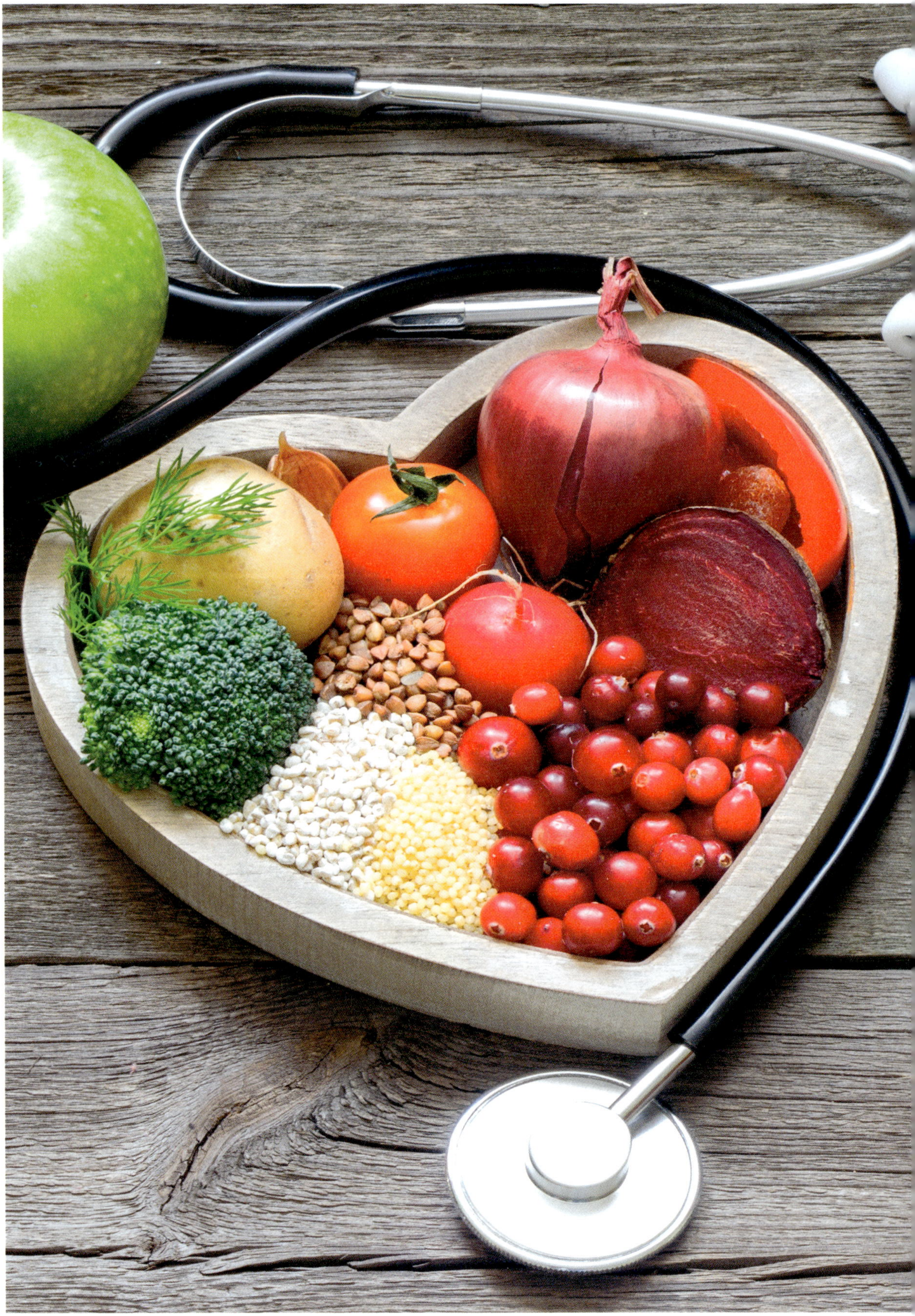

TEIL 2:
BEHANDLUNG DER INSULINRESISTENZ

Allgemeine Überlegungen

Unterschiedliche Ursachen erfordern individuelle Konzepte

Da der Begriff der Insulinresistenz keine eindeutige Erkrankung, sondern einen pathologischen Zustand meint, variieren die Werte bei den Betroffenen, und zwar mit teilweise erheblicher Spannweite. Diese Differenz ist, wie bereits oben erläutert, in hohem Maße auf die unterschiedlichen Ursachen zurückzuführen, die eine Insulinresistenz und eine Hyperinsulinämie haben können.

Liegt der Grund für die IR im erworbenen Faktor (falsche Ernährung, keine körperliche Aktivität, Alkohol, viel Stress, Übergewicht), dann ist IR ein Zustand, den man relativ einfach ändern kann. Hat die IR hingegen genetische Ursachen und gibt es zusätzlich weitere gesundheitliche Probleme wie zum Beispiel PCO-Syndrom oder Hashimoto-Thyreoiditis, kann es passieren, dass die Behandlung schwieriger ist und länger dauert. Dies heißt jedoch nicht, dass es dann nicht möglich ist, die Insulinresistenz zu besiegen.

So unterschiedlich wie die Gründe für eine Insulinresistenz, so unterschiedlich sind auch die Behandlungsempfehlungen und -ansätze. Je nach Kombination der Erkrankungen, die zusätzlich zur Insulinresistenz vorliegen, unterscheiden sich die Empfehlungen von Ärzten und Ernährungsberatern. Erschwerend kommt hinzu, dass es in Deutschland noch keine Richtlinien beispielsweise zur Ernährung bei Insulinresistenz gibt. Das ist sehr schade, denn das heißt, dass die Patienten selbst recherchieren müssen und unterschiedliche Informationen finden, welche nur verunsichern und oft auch ein Grund für die Misserfolge in der Behandlung sind. Diesem Missstand möchten wir mit diesem Buch abhelfen.

Oft hören Betroffene lediglich, sie sollten ihr »Gewicht reduzieren«, und manchmal passiert es, dass sich die Werte trotz Gewichtsabnahme nicht verbessern. Solche allgemeinen Empfehlungen sind nicht immer die besten. Das Ganze wird dadurch erschwert, dass wir alle anders sind, und vor allem hat das Übergewicht verschiedene Ursachen, ebenso wie die IR ganz unterschiedliche Ursachen haben kann.

Folglich kann auch ein und dieselbe Methode bei unterschiedlichen Personen völlig andere Ergebnisse hervorrufen. So können beispielsweise Personen mit Essstörungen durch restriktive Ernährungsformen dazu getriggert werden, nichts mehr oder aber sehr viel zu essen, also noch mehr in die Essstörungen zu rutschen, was die Insulinresistenz am Ende nur noch verschlechtern kann. Deswegen ist es wichtig, dass die jeweiligen Behandlungsmethoden individuell an die Patienten angepasst werden – vor allem in Eigeninitiative und mit Unterstützung eines kompetenten Arztes sowie eines IR-Ernährungsspezialisten und nicht selten eines Psychologen, dessen Anweisungen und Ratschläge man vertrauensvoll befolgen kann.

Im Idealfall erstellen die Spezialisten zusammen mit dem Patienten eine genaue Anamnese, um für die Beschwerden mögliche Gründe zu erkennen und vom Betroffenen möglichst viel über Gewohnheiten, eventuelle Ängste und Probleme zu erfahren. Das ist nötig und hilfreich, um die richtige Behandlungsmethode auszuwählen, besonders wenn es um Ernährungsberatung und Medikation geht.

In unseren Selbsthilfegruppen gilt deswegen:

Was dir hilft, kann bei anderen schlimme Folgen haben.

Es gibt also keine allgemeingültige Lösung für alle, nur Lösungsvorschläge und -ansätze, die durch Spezialisten an jeden Betroffenen individuell angepasst werden sollten. Dies gilt für viele Erkrankungen, ganz besonders jedoch für die Insulinresistenz, denn hier kommt es häufig zu bestimmten Erkrankungskombinationen und auslösenden Faktoren. Der Zustand der Insulinresistenz sollte dabei dauerhaft behandelt werden und nicht nur für einen gewissen Zeitraum. Begleiterkrankungen sollten dabei unbedingt berücksichtigt und gegebenenfalls mit behandelt werden.

Behandeln können eine IR alle Spezialisten, die sie auch diagnostizieren können und wollen. Leider haben aber nur bestimmte Spezialisten die Möglichkeit, Patienten eine geeignete medikamentöse Therapie anzubieten, falls erforderlich. Spezialisten müssen und sollten in diesem Fall zusammenarbeiten, um die Patienten richtig und vor allem dauerhaft zu behandeln. Die wichtigste Basis ist ein guter Hausarzt, der zuhören kann und zusammen mit dem Patienten in enger Zusammenarbeit mit den Spezialisten die richtigen Entscheidungen trifft. Der Hausarzt ist deshalb so wichtig, weil er erste Anzeichen erkennen und die Betroffenen dann überweisen sollte. Ein Ansatz wäre zum Beispiel zuerst die Überweisung an einen Diabetologen oder Endokrinologen und dann weiter zu einem Spezialisten für Ernährungsberatung.

Wenn Patienten Glück haben und die gewählten Spezialisten »IR-kompetent« sind, können sie das Genesungsziel sehr schnell erreichen. Die Erfahrung zeigt jedoch leider, dass viele Betroffene keine ausreichende fachliche Unterstützung erhalten und die Therapie deshalb oft nicht die erhofften Ergebnisse bringt.

Ob und wie schnell wir den Zustand der Insulinresistenz mit der Umstellung unserer

Gewohnheiten verbessern können, sodass die entsprechenden Werte wieder im Normbereich sind und der Zustand in die Remission tritt, ist von den individuellen Ursachen unserer Insulinresistenz abhängig.

In den meisten Fällen lässt sich der Zustand der Insulinresistenz in einem solchen Maße verbessern, dass die Werte keine Insulinresistenz mehr ausweisen.

Zentrale Behandlungsgrundsätze

Um dir bei all dieser Unterschiedlichkeit und dem großen Spektrum an Ursachen und empfohlenen Behandlungsmethoden die Orientierung zu erleichtern, stellen wir im Folgenden die zentralen Konzepte zur Behandlung der Insulinresistenz vor, die im Übrigen identisch ist mit der Behandlung von Hyperinsulinämie.

Zum natürlichen Behandlungskonzept der Insulinresistenz gehören folgende vier Behandlungsgrundsätze:

- Ernährung
- Körperliche Aktivität
- Stressbewältigung
- Gute Schlafhygiene

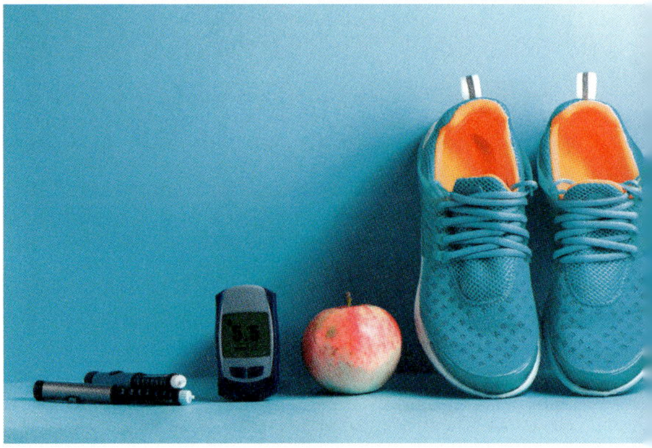

Sollten diese natürlichen Konzepte nicht zum erwünschten Ergebnis führen, besteht noch die Möglichkeit einer medikamentösen Therapie.

Diese natürlichen Konzepte sowie der medikamentöse Ansatz werden im Folgenden ausführlich vorgestellt.

MOTIVATIONSKICK

Dass psychische Zustände die Körperhaltung beeinflussen, ist kein Geheimnis. Aber dass Körperhaltung und Mimik ihrerseits die Stimmung und den emotionalen Zustand verbessern, ist Gegenstand neuester Forschung und nennt sich Embodiment. Versuche, dir deine Körperhaltung bewusster zu machen und diese gegebenenfalls anzupassen.

Ernährung

Das Thema Ernährung bei Insulinresistenz ist ein sehr weites Feld, denn es gibt nicht die richtige Ernährungsform. Jeder Betroffene ist anders und reagiert anders auf die Umstellung seiner Ernährung. Begleiterkrankungen können eine besondere Ernährung notwendig machen, was es zusätzlich erschwert, eine einheitliche Empfehlung für Betroffene auszusprechen.

Insulinresistenzkonforme Umstellung des Lebensstils

Eine Ernährung, die an Insulinresistenz und postprandiale Hyperinsulinämie angepasst und dafür geeignet ist, bezeichnen wir als konform beziehungsweise hier: IR-konform. Sie basiert auf einem niedrigen und sporadisch mittleren glykämischen Index und einer kleineren glykämischen Last.

Mahlzeiten mit hohem glykämischen Index führen zu einer höheren Insulinausschüttung als Mahlzeiten mit niedrigem glykämischen Index. Erreichen wir aufgrund unserer Ernährungsweise häufiger oder sogar dauerhaft einen hohen glykämischen Index, kann der dadurch erhöhte Insulinwert zu einer Insulinresistenz führen. Diese wiederum zieht ebenfalls erhöhte Insulinwerte nach sich, da die Zellen durch die geringere Sensitivität erst bei sehr hohen Insulinwerten reagieren. So gerät man in einen Teufelskreis, der die Bauchspeicheldrüse dauerhaft unter Stress setzt, die insulinproduzierenden Beta-Zellen schädigt und zu Diabetes Typ 2 führen kann (Ludwig, 2002).

Eine gesunde und gut bilanzierte, IR-konforme Vollernährung ist bei der Insulinresistenzbehandlung das A und O! Sie ist oft auch die erste Maßnahme, die den Patienten empfohlen wird.

»Eine vollwertige Ernährung ist die Basis für bedarfsgerechtes, gesundheitsförderndes Essen und Trinken. Sie kann dazu beitragen, Wachstum, Entwicklung und Leistungsfähigkeit sowie die Gesundheit des Menschen ein Leben lang zu fördern bzw. zu erhalten. Vor dem Hintergrund der Häufigkeit von Übergewicht und ernährungsmitbedingten Krankheiten in Deutschland ist die Aufklärung über eine bedarfsgerechte, ausgewogene und gesunderhaltende Ernährung daher von besonderer Bedeutung« (www.dge.de).

Entsprechend können von einer IR-konformen und damit gesunden, vollwertigen Ernährung neben IR-Betroffenen selbst auch alle

Menschen profitieren, die sich gesund und »clean« ernähren möchten. Besonders geeignet kann diese Ernährungsform außerdem sein für Patienten mit:

- Diabetes Typ 2
- Schwangerschaftsdiabetes
- Autoimmunerkrankungen der Schilddrüse (Hashimoto-Thyreoiditis oder Morbus Basedow)
- PCO-Syndrom
- Kinderwunsch bei Männern und Frauen
- Metabolischem Syndrom
- Blutdruckproblemen (Aufgrund von Übergewicht)
- Blutzuckerproblemen (Hypo- und Hyperglykämie)
- Übergewicht und/oder hohen Blutzucker- und Insulinwerten (siehe hierzu auch Kap. 4)

Es gibt zwar nicht die Ernährung bei Insulinresistenz, aber es gibt Ernährungsformen, die hinreichend untersucht worden sind und äußerst positive Effekte für die Gesundheit von Patienten mit Insulinresistenz mit sich bringen.

Zu diesen Ernährungsformen gehören:

- DASH-Diät (»Dietary Approaches to Stop Hypertension«, also Ernährungsform gegen Bluthochdruck, eine salz- und zuckerarme Diät)
- Mittelmeerdiät (Ernährungsform mit viel Gemüse, Obst, Fisch, Fleisch, Hülsenfrüchten und Milchprodukten)
- Ernährung, die auf einem niedrigen glykämischen Index basiert

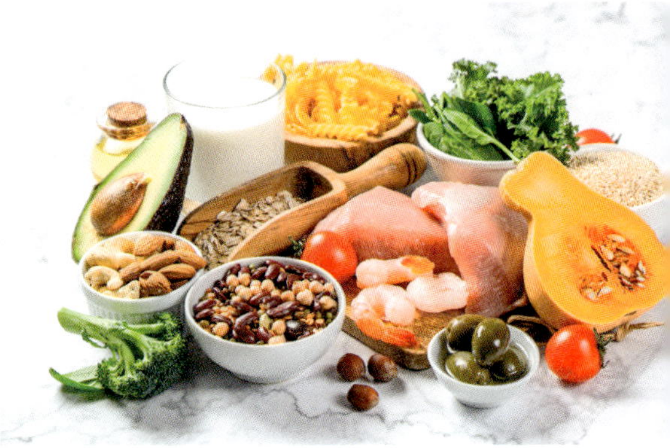

Letztere Ernährungsform wird von Insulinresistenzpatienten in immer mehr Ländern Europas mit positiven Auswirkungen angewendet, und genau diese Ernährung empfehle ich persönlich Menschen, die von Insulinresistenz und Hyperinsulinämie betroffen sind. Eine ausführliche Erläuterung zum glykämischen Index findest du im nächsten Abschnitt.

Glykämischer Index und glykämische Last

Der glykämische Index (kurz Glyx oder GI) ist das Maß für den Anstieg des Blutzuckers nach dem Essen. Je langsamer der Blutzuckerspiegel steigt, desto länger hält das Sättigungsgefühl an, und es entsteht eine »ruhige« Steigerung, also ein langsamer Anstieg des Blutzuckerspiegels und somit eine langsamere Ausschüttung von Insulin (Ludwig, 2002; Jenkins et al., 1981). Der GI berücksichtigt nur die Kohlenhydrate, da Eiweiße und Fette an sich einen niedrigen GI haben.

Einteilung nach glykämischem Index

Welche Produkte genau empfohlen werden, zeigen die Tabellen für glykämischen Index und glykämische Last, die im Netz und als Apps für mobile Geräte verfügbar sind. Diese Klassifikationen teilen die Produkte ein in Lebensmittel mit:

- GI niedrig: < 55
- GI mittel: 55–70
- GI hoch: > 70 (Atkinson et al., 2008)

Beispiele für Lebensmittel mit einem GI bis 50 sind:

- Avocado: GI 10
- Naturreis: GI 50
- Brokkoli: GI 15
- Gurke: GI 15
- Cashewkerne: GI 25
- Erdnüsse: GI 15
- Paprika: GI 15
- Dinkel-Vollkorn: GI 45

Sind nun alle Lebensmittel mit einem niedrigen GI automatisch auch IR-konform? Nein! Ein niedriger GI allein macht das Lebensmittel nicht IR-konform. Ein für uns viel wichtigerer Aspekt ist die glykämische Last (GL). Diese spiegelt den ausgelösten Insulinbedarf wider (Brand-Miller et al., 2003) und berechnet sich aus dem glykämischen Index und dem Anteil an Kohlenhydraten in dem jeweiligen Lebensmittel. Wir sollten daher immer beide Werte beachten und möglichst gering halten (Schwingshackl et al., 2015). Manchmal ist diese Einteilung jedoch etwas komplizierter.

So ist der GI von Wassermelone mit 72 beispielsweise höher als der von Weißbrot. Das Brot enthält allerdings mehr Kohlenhydrate (49 g) und hat somit eine höhere glykämische Last. Da die Wassermelone kaum Kohlenhydrate enthält (8 g), hat sie nur einen GL-Wert von 4 und ist somit für IR-Patienten in kleinen Mengen und gut kombiniert geeignet.

Einteilung nach glykämischer Last

- GL niedrig: 0–10
- GL mittel: 11–19
- GL hoch: ≥ 20

Einteilung der glykämischen Last für den ganzen Tag (Summe der GL aller Speisen)

- GL niedrig: ≤ 69
- GL mittel: 70–119
- GL hoch: ≥ 120 (Wolever et al., 2003)

Patienten mit Insulinresistenz und Hyperinsulinämie sollten ungesunde und stark verarbeitete Lebensmittelprodukte mit zugesetztem Zucker vermeiden. Es kann vorkommen, dass ein Produkt einen recht kleinen GI hat, aber ungesunde Zutaten. Hier ist auch immer etwas gesunder Menschenverstand gefragt. Eine Insulinresistenz- und Hyperinsulinämie-konforme Ernährungsweise ist in erster Linie vollwertig, ausgewogen und möglichst arm an industriell stark verarbeiteten Lebensmitteln.

Produkte mit einem hohen GI sollten möglichst vermieden werden, vor allem dann, wenn sich die Werte noch nicht stabilisiert haben (Stabilisierungsphase)! Wichtig sind auch die

Kohlenhydratmengen und die GL, ebenso wie die Kombination von Produkten.

Hilfreich zur Orientierung für eine IR-konforme Ernährung sind für viele Betroffene Tabellen und Apps. Eine solche App empfehlen wir vor allem denen, die noch am Anfang stehen, und zwar »Glykämische Last, Index: Slow-Carb-Diät wirkt!« für iOS und Android von www.creamsoft.com/de. Mit dieser App können nicht nur der GI und die GL von Produkten überprüft werden, sondern man kann auch ein Ernährungstagebuch führen, die Kohlenhydratmenge verfolgen und den Ballaststoffgehalt berechnen. Der Entwickler Rafał Płatek steht ständig mit mir in Verbindung und ist offen für Ideen, um die App noch besser und attraktiver zu gestalten. Vielen hilft diese App am Anfang dabei, zum Beispiel Mahlzeiten zu planen, richtig einzukaufen und zu kochen.

Es gibt viele Internetquellen für die GI- und GL-Angaben. Die Werte von untersuchten Lebensmittelprodukten sind aber oft unterschiedlich. Hier ist es wichtig, sich auf eine Quelle zu konzentrieren und die glaubwürdigste auszuwählen. Zu solchen Quellen gehört unter anderem die größte Sammlung von auf GI untersuchten Lebensmitteln, die durch das Team von Professor Jennie Brand-Miller von der Universität Sydney erstellt wurde (www.glycemicindex.com). Auf meiner Webseite www.insulinresistenz.club/download biete ich ebenfalls kostenlose Listen und Hilfen für die konformen Produkte.

Bei allen verfügbaren Listen gilt jedoch die Grundregel, immer die Zutatenliste zu lesen und Zuckernamen zu kennen. Industriellen Zucker zu meiden, ist generell ein sehr wichtiger Gesichtspunkt. Zucker stimuliert in unserem Gehirn das Belohnungs- beziehungsweise Suchtzentrum und hat zur Folge, dass Opioide und Dopamin ausgeschüttet werden. Ähnlich verhält sich das Gehirn bei der Einnahme harter Drogen wie Heroin und Kokain (Lennerz & Lennerz, 2018). In Tierversuchen mit Ratten wurde sogar festgestellt, dass diese Entzugserscheinungen entwickeln, wenn sie keinen Zugang mehr zu Zucker bekommen (Avena et al., 2008).

Daten aus Tierversuchen lassen sich natürlich nicht immer 1:1 auf den Menschen übertragen, aber jeder, der schon einmal versucht hat, auf Zucker zu verzichten, wird ähnliche Muster an sich selbst entdeckt haben. Sicherlich haben harte Drogen eine viel stärkere Wirkung auf das Gehirn, aber es sollte einem schon zu denken geben, dass ein Produkt wie Zucker, das wir tagtäglich zu uns nehmen, einen ähnlichen Effekt hat.

Abgesehen vom Suchteffekt ist übermäßiger Zuckerkonsum ein zentraler Faktor bei der Entstehung und Begünstigung einer Insulinresistenz. Durch den erhöhten Zuckergehalt im Blut wird ständig Insulin ausgeschüttet. Dieser Zustand in Kombination mit generell schlechter Ernährungsweise und wenig Bewegung kann auf Dauer zu einer verringerten Insulinsensitivität führen (Bar et al., 2008; Gavin et al. 2008).

Eine konforme Ernährung für Patienten mit Insulinresistenz und/oder Hyperinsulinämie sollte also generell den Blutzuckerspiegel stabilisieren und somit die Insulinausschüttung verringern beziehungsweise große Schwankungen verhindern.

Dein IR-Teller

Wie die ideale prozentuale Verteilung auf unserem Teller aussehen sollte, stellt folgende Grafik dar.

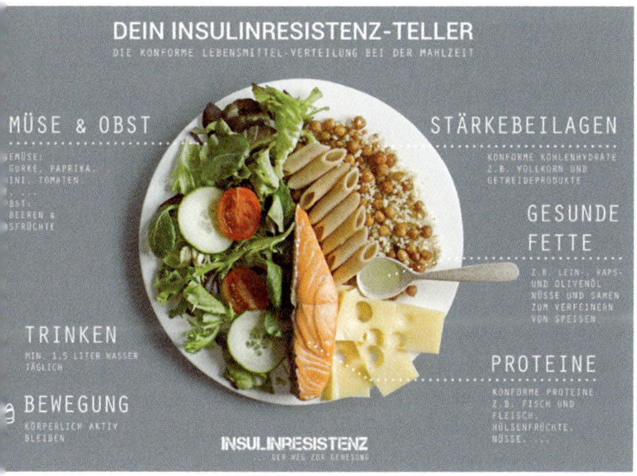
DEIN INSULINRESISTENZ-TELLER
DIE KONFORME LEBENSMITTEL-VERTEILUNG BEI DER MAHLZEIT
MÜSE & OBST
STÄRKEBEILAGEN
KONFORME KOHLENHYDRATE Z.B. VOLLKORN UND GETREIDEPRODUKTE
GESUNDE FETTE
Z.B. LEIN-, RAPS- UND OLIVENÖL NÜSSE UND SAMEN ZUM VERFEINERN VON SPEISEN
TRINKEN
MIN. 1.5 LITER WASSER TÄGLICH
BEWEGUNG
KÖRPERLICH AKTIV BLEIBEN
PROTEINE
KONFORME PROTEINE Z.B. FISCH UND FLEISCH, HÜLSENFRÜCHTE, NÜSSE, ...
INSULINRESISTENZ

Die prozentuale Verteilung einer Mahlzeit. Ein Beispiel: 50 % auf unserem Teller können aus Gemüse und Produkten mit niedrigem glykämischen Index bestehen, 30 % aus komplexen Kohlenhydraten, Getreide oder stärkehaltigen Lebensmitteln wie zum Beispiel Süßkartoffeln oder Linsen, dazu 15 % Eiweiß und Fett mit etwa 5 % und mehr, je nach individuellem Bedarf.

Allgemein empfehlen wir in unserem Konzept nicht weniger als etwa 130 g Kohlenhydrate beziehungsweise 2–4 g pro 1 kg Körpergewicht pro Tag, je nach Lebensstil, Alter, Gewicht und körperlicher Aktivität. Die Kohlenhydrate sollten täglich etwa 30 % unseres Bedarfs an Energie (kcal) abdecken. Diese Menge wird jedoch individuell je nach Situation eigens angepasst – am besten durch einen kompetenten Ernährungsberater. Ein individuell angepasstes Beispiel könnte zum Beispiel folgendermaßen aussehen: Bei einer Frau (34 Jahre alt, 167 cm groß, 93,8 kg schwer, mit einem Grundumsatz von 1450 kcal mit Broca-Index-Anpassung) sollte die Ernährung zu ca. 25% (100–120g) aus Proteinen bestehen, zu ca. 35% (65–75g) aus Fetten und zu ca. 40% (160–180g) aus Kohlenhydraten.

Da die Insulinresistenz einer lebenslangen Ernährungsumstellung bedarf, werden Ernährungsformen oder Diäten mit weniger als 130 g Kohlenhydraten pro Tag nur in extrem seltenen Fällen (bei zusätzlichen Erkrankungen wie zum Beispiel bei bestimmten Formen der Epilepsie) empfohlen.

Restriktive Diäten und ihre Folgen

Restriktive Diäten bringen zwar schnelle Erfolge und oft auch eine zeitweilige Verbesserung der Insulinresistenz, doch häufig folgt schon bald der Jojo-Effekt. Die Folgen solcher Diäten sind ein stärkerer Insulinausstoß, postprandiale Hyperglykämie, ein gestörter Kohlenhydratstoffwechsel, die Steigerung des Körpergewichts bis hin zu Unverträglichkeiten aufgrund des Verschwindens von Darmzotten.

Tatsächlich kann der unbegründete Verzicht auf Kohlenhydrate sogar langfristig die

Glukosetoleranz senken! Dann reagiert der Körper nach Aufnahme von Kohlenhydraten stärker als zuvor. Der Zustand verschlechtert sich drastisch und kann die Rückkehr zu einer gesunden Ernährungsform schwieriger machen als noch zu Anfang der Umstellung. Außerdem kann ein solcher unbegründeter Verzicht zu Mangelerscheinungen führen (vor allem bei Ballaststoffen und Vitaminen), zu einer Verschlechterung der Schilddrüsenfunktion (Umwandlung von T4 zu T3) und anderen Beschwerden wie zum Beispiel zur drastischen Verschlechterung von Symptomen. Internationale ernährungswissenschaftliche Organisationen raten deutlich von solchen Ernährungsformen ab!

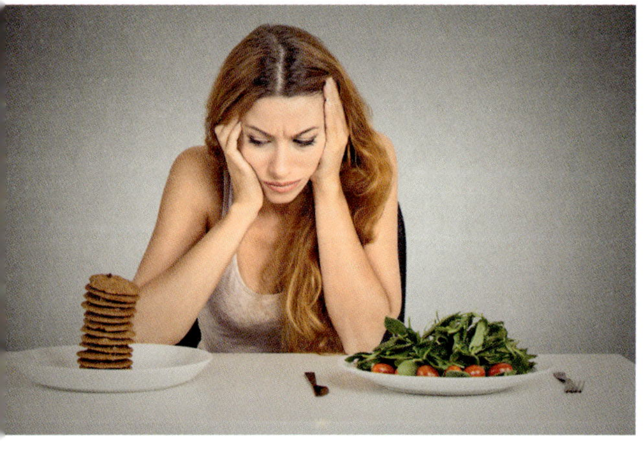

Viele Patienten in unseren Selbsthilfegruppen haben solche Ernährungsformen hinter sich und berichten Negatives. Ich selbst habe eine solche Diät vor Jahren gemacht und rund 20 kg abgenommen. Mit dem darauffolgenden Jojo-Effekt haben jedoch meine Probleme mit der Insulinresistenz angefangen. Ähnliches berichten auch viele andere Betroffene. Daraus kann man also folgern, dass genau solche Ernährungsformen eine Insulinresistenz begünstigen können.

Eine gesunde, wertvolle und ausgewogene Ernährung, die auf einem niedrigen GI und GL basiert, reicht in den meisten Fällen aus, um dauerhaft die Werte zu verbessern und, wenn nötig, abzunehmen. Eine zu geringe Zufuhr von Kohlenhydraten kann die Schilddrüsenfunktion schwächen, vor allem bei Frauen, bei denen das Hormonsystem extrem sensibel ist. Einmal dysreguliert, kann es Monate bis Jahre dauern, bis die Schilddrüse wieder optimal arbeitet.

Da es nicht »die Ernährungsform« gibt und jeder Betroffene anders ist, sollte man den eigenen Körper in dieser Hinsicht kennen, verstehen lernen und auf ihn hören.

Regelmäßig und ausgewogen essen

Empfohlen sind drei bis fünf Mahlzeiten am Tag; diese Empfehlung ist allerdings sehr individuell. Tendenziell wird eher zu fünf Mahlzeiten und einer drei- bis vierstündigen Pause zwischen den Mahlzeiten geraten. Dies gilt vor allem für Betroffene, die an Hypoglykämie leiden. Um eine zusätzliche Insulinausschüttung zu vermeiden, sollte zwischen den Mahlzeiten möglichst nur Wasser getrunken werden und Getränke, die keinen zu großen Einfluss auf die Glykämie haben (zum Beispiel schwarzer Kaffee oder ungesüßte Kräutertees).

Die Ernährung bei IR sollte stets gut ausgewogen sein, das heißt, man sollte möglichst immer gut bilanzierte Mahlzeiten essen. Das hilft auch dabei, die glykämische Reaktion zu senken beziehungsweise deren Auswirkungen einzudämmen. Kohlenhydrate sollten immer in Begleitung von Gemüse und anderen Produkten mit niedrigem GI gegessen werden.

Mahlzeiten, die nur auf Fett und Eiweiß basieren, können für Personen mit postprandialer Hyperglykämie gefährlich werden. Es gibt Ausnahmen, die in diesem Fall mit einem Ernährungsberater und dem behandelnden Arzt besprochen werden sollten. Bei der IR-konformen Ernährung sollten die Regeln der Blutzuckerstabilisierung eingehalten werden, wie in diesem Buch beschrieben.

In der Stabilisierungsphase (also zu Beginn der Ernährungsumstellung und solange die Werte sich noch nicht verbessert haben) sollte möglichst auf Zucker, Süßungsmittel und stark verarbeitete Lebensmittel sowie Transfette verzichtet werden. Diese sollten nur als absolute Ausnahmen zum Speiseplan gehören. Es kann passieren, dass es beim Verzehr dieser Produkte nicht zur gewünschten Verbesserung der Werte kommt.

In Krisensituationen und am Anfang der Ernährungsumstellung in der Entwöhnungsphase ist es ratsam, IR-konforme Ausnahmen zu machen und dabei solche Süßungsmittel zu nutzen, die »sicher« sind und keinen Einfluss auf die Insulinausschüttung haben. Hier werden unter anderem Xylitol, Erythritol und reines Stevia empfohlen.

Der Verzehr von Süßstoffen kann allerdings den Heißhunger fördern, da diese dieselben Geschmacksrezeptoren aktivieren wie Zucker und somit noch mehr Lust auf süße Lebensmittel machen. Jeder Betroffene sollte für sich entscheiden, wann und wie oft er sie benutzt.

Weitere Faktoren, die Lebensmittel IR-konform machen und bei der Blutzuckerstabilisierung helfen

Die Berücksichtigung des glykämischen Index ist am Anfang der Ernährungsumstellung für viele Betroffene hilfreich, weil er klare Richtlinien und Grenzen vorgibt.

Wer eine Insulinresistenzdiagnose bekommt und sich die ersten Informationen zur richtigen Ernährung einholt, ist häufig erschrocken. Oft hat man die Befürchtung, auf einmal gar nichts mehr von seiner gewohnten Kost essen zu können. Das stimmt natürlich nicht. Es gibt viele Lebensmittel, die wir ohne schlechtes Gewissen verzehren können. Nur verzichten wir auf stark verarbeitete Produkte, die oft der Grund für die Insulinresistenz sind. An diesem Punkt setzen sich Betroffene meist zum ersten Mal wirklich mit ihrer Ernährung auseinander. Sie informieren sich, was genau in industriell hergestellten Lebensmitteln enthalten ist, und lernen, unter welchen zahlreichen Namen Zucker in Lebensmitteln auftaucht.

Viele Betroffene verlieren an dieser Stelle den Überblick. Dann werden oft gesunde Produkte aufgrund ihres glykämischen Index völlig vom Speiseplan gestrichen. Karotten, Kartoffeln oder Bananen werden verteufelt, doch das muss gar nicht sein!

Eine Ernährung, die auf einem niedrigen glykämischen Index basiert, ist nicht alles!

Wenn man sich nur am GI orientieren würde, könnte man auch viele ungesunde Dinge essen, sogar Süßigkeiten mit Zucker, die genug Fett beinhalten. Hier ist es wichtig, sich mit der glykämischen Last zu befassen und oft auch einfach dem gesunden Menschenverstand zu folgen.

Da die GL die Menge des Lebensmittels einbezieht, ist es nur wichtig, die verzehrten Mengen im Auge zu behalten. Der Richtwert ist immer 100 g. Man kann natürlich auch die GL der gesamten Speise berechnen. Wenn diese Zahl stimmt, können wir theoretisch alles essen, worauf wir Lust haben.

Es ist jedoch umständlich, für alle Speisen die GL zu errechnen. Deswegen gibt es Lebensmittelgruppen, die einfach von vornherein als »sicher« für IR-Betroffene bezeichnet werden, ohne dass die exakte GL ausgerechnet werden muss – nämlich gesunde, wenig bis gar nicht industriell verarbeitete frische Lebensmitteln mit niedrigem GI und damit alle Sorten Gemüse und Obst sowie Vollkorngetreideprodukte und tierische Produkte, die wir selbst zubereiten.

Wir können alle empfohlenen Produkte essen, auch wenn diese nicht immer einen niedrigen, sondern auch einmal einen mittleren GI haben – solange wir ein paar wichtige Punkte beachten!

Die Reihenfolge, in der bestimmte Nahrungsmittelgruppen zu sich genommen werden, kann einen Einfluss auf den Blutzucker und die Insulinausschüttung haben. Isst man proteinhaltige Lebensmittel und Gemüse vor den kohlenhydratreichen Lebensmitteln, hat dies geringere Glukose- und Insulinlevel im Blut zur Folge (Shukla et al., 2015).

Struktur und Gehalt von Stärke und Kohlenhydraten im Lebensmittel haben einen Einfluss auf den Blutzuckerspiegel und die Insulinausschüttung. Vollkorngetreide enthält gegenüber raffiniertem Getreide und Weißmehl zusätzliche Ballaststoffe. Diese können nur langsam verdaut werden und lassen daher den Blutzuckerspiegel nicht so schnell ansteigen. Zusätzlich führt dies zu einem länger anhaltenden Sättigungsgefühl (Marventano et al., 2017; Nilsson et al., 2008; Rosen et al., 2011). Die sogenannte resistente Stärke hat einen ähnlichen Effekt. Sie verhält sich ähnlich wie Ballaststoffe und wird erst im Dickdarm durch Fermentation abgebaut. Es gibt verschiedene Arten von resistenter Stärke. Teilweise kommt sie in Vollkornprodukten und Hülsenfrüchten vor, teilweise entsteht sie durch unterschiedliche Verarbeitungsprozesse. Lässt man beispielsweise gekochte Kartoffeln über Nacht im Kühlschrank, wird die darin enthaltene Stärke in resistente Stärke umgewandelt und hat so eine geringere Insulinausschüttung zur Folge (Ghodke & Ananthanarayan, 2008; Bodinham et al., 2014).

Die Stärke wird unter anderem auch durch Garprozesse wie Kochen, Braten oder Backen verändert. Durch Wasseraufnahme und Erhitzen wird sie schneller verdaubar, führt so zu einem stärkeren Blutzuckeranstieg, und der GI des jeweiligen Lebensmittels steigt an. Den gleichen Effekt hat auch eine starke Verarbeitung, wie zum Beispiel das Pürieren oder die Herstellung von Puffreis, gepufftem Getreide oder Flakes (Adedayo et al., 2018). IR-Patienten sollten daher die Garzeiten so gering wie möglich halten und stark verarbeitete Lebensmittel meiden.

Kohlenhydratreiche Lebensmittel sollten mit fett- und proteinreichen Lebensmitteln kombiniert werden. Dies führt zu einer verlangsamten Verdauung und einer geringeren Insulinausschüttung (Ludwig, 2002; Estrich et al., 1967; Welch et al., 1987). Hierbei kommt es allerdings auf das »richtige« Fett an: Ein hoher Anteil an gesättigten Fettsäuren und Transfetten, zum Beispiel aus Fleisch-, Milch- und Fertigprodukten, steht in direktem Zusammenhang mit der Insulinresistenz und sollten daher nicht zu oft konsumiert werden. Ungesättigte Fette, mit denen gut kombiniert werden kann, sind zum Beispiel in Nüssen und Samen enthalten (Lichtenstein & Schwab, 2000; Bray et al., 2002).

Hier ein paar Tipps und Tricks für das Zubereiten von Produkten und für die Mahlzeitenplanung:

- Koche »al dente«!
- Schneide nicht zu fein!
- Püriere nur ausnahmsweise (oder gar nicht)!
- Achte auf Koch- und Bratprozesse (verkoche die stärkehaltigen Lebensmittel nicht)!

- Meide Pufferprozesse, also gepuffte Produkte wie Reis, Quinoa oder Amaranth.
- Meide Produkte im Trocknungsprozess (vor allem bei Obst, iss also am besten kein getrocknetes Obst).
- Iss stärkehaltige Speisen am besten nur in Verbindung mit Fett und/oder Eiweiß!
- Iss Gemüse mit niedrigem GI bei der Mahlzeit vor den Kohlenhydraten mit höherem GI. Damit »verminderst« du die glykämische Reaktion!
- Nutze den Effekt der resistenten Stärke und lasse kohlenhydratreiche Lebensmittel wie Kartoffeln, Getreide oder Vollkornnudeln nach dem Kochen erst einmal im Kühlschrank erkalten!

Durch thermische Verarbeitung mit hohen Temperaturen unter Verwendung minimaler Wassermengen (oder ganz ohne Wasser) entsteht durch späteres Kaltstellen von Produkten (zum Beispiel über Nacht im Kühlschrank) die sogenannte resistente Stärke. Das heißt, die Stärke wird resistent gegen die Enzyme im Verdauungsprozess und passiert Magen und Dünndarm unverdaut. Sie wird so nicht zu Glukose aufgespalten. Erst danach wird sie durch bestimmte Bakterien zerlegt (Fermentierungsprozess). Durch diese Resistenz sind die Speisen kalorienarmer und sättigen deutlich länger. Die resistente Stärke hat keinen Einfluss mehr auf die Glykämie und somit auch nicht auf den Insulinausstoß! Es ist also sehr vorteilhaft für die IR-konforme Ernährung, resistente Stärke häufiger zu nutzen (auch bei konformen Kohlenhydraten).

Kohlenhydrate aus Getreide bei der IR-Ernährung – Low Carb ja oder nein?

Unter Low-Carb-Ernährung versteht man im Allgemeinen eine Ernährung, bei der der Anteil an Kohlenhydraten in einer Mahlzeit mäßig bis drastisch reduziert ist. In der Wissenschaft ist man sich nicht einig, wie genau eine Low-Carb-Ernährung definiert wird, die Definition ist aber generell immer ähnlich. Ein Beispiel wäre:

1. Sehr wenig Kohlenhydrate: < 10 % oder 20–50 g/Tag
2. Wenig Kohlenhydrate: < 26 % oder < 130 g/Tag
3. Moderate Kohlenhydrate: 26–44 %
4. Sehr kohlenhydratreich: 45 % oder mehr (Oh & Uppaluri, 2018)

Die fehlende Definition und die einzelnen Abstufungen machen den Begriff »Low-Carb-Ernährung« etwas kompliziert. Manchmal spricht man mit demselben Begriff über sehr unterschiedliche Konzepte. Häufig wird der Begriff dann verwendet, wenn auf Kohlenhydrate aus Getreide fast oder komplett verzichtet wird. Diese Ernährungsweise wird jedoch bei einer Insulinresistenz nicht empfohlen. Im Gegenteil: Eine kohlenhydrathaltige Ernährung kann die Insulinsensitivität der Zellen verbessern.

Aber Vorsicht: Der Teufel steckt auch hier im Detail. Es kommt sehr genau darauf an, welche Art von Kohlenhydraten gegessen wird (Wolever, 2000; Davy & Melby 2003). Bei einer IR-konformen Ernährung gehören Vollkorngetreide und Vollkornprodukte auf jeden Fall dazu. Da die Kohlenhydrate aus Getreide jedoch nur einen Anteil an unseren Mahlzeiten bilden, der im Vergleich zum Gemüse relativ gering sein sollte, ist unsere Ernährung streng genommen auch »low carb«, einfach weil wir weniger Kohlenhydrate essen. Da aber bei der IR-konformen Ernährung nicht weniger als 130 g Kohlenhydrate pro Tag empfohlen werden, fallen wir zum Beispiel in der oben genannten Klassifizierung eher in den Bereich »moderate Kohlenhydratmenge«. Deswegen versuchen wir, den Begriff »Low-Carb-Ernährung« nicht zu verwenden, um Menschen, die mit dem Konzept noch nicht so vertraut sind, nicht zu verunsichern und um Missverständnisse zu vermeiden.

Zusammengefasst bedeutet IR-konforme Ernährung in Hinblick auf Kohlenhydrate also:

- Baue immer einen Anteil an Kohlenhydraten in die Mahlzeit ein, achte hier aber auf die Reaktionen deines Körpers. Manche Patienten fühlen sich besser, wenn sie zum Frühstück »Eiweiß-Fett«-Mahlzeiten zu sich nehmen – das ist dann auch okay. Wichtig ist nur zu wissen, dass man bei IR nicht auf die Kohlenhydrate verzichten muss. Wenn die Mahlzeiten richtig IR-konform kombiniert sind (niedrige GL), hat man selten Probleme mit Unterzuckerung nach so einem Frühstück.
- Achte darauf, nur Vollkorngetreide und Vollkornprodukte zu benutzen. Verwende keine raffinierten Mehle oder Vollkornmischungen, in die ein Nicht-Vollkornmehl und andere unkonfome Zutaten wie zum Beispiel Zucker und Stärke oder hoch glykämische Produkte gemischt wurden. Welche Getreidesorte du benutzt, ist egal, es muss nur Vollkorngetreide sein (Dinkelmehl zum Beispiel ist nicht automatisch Dinkelvollkornmehl).
- Kombiniere die Kohlenhydrate immer IR-konform mit Protein und Fett. Eine Scheibe Vollkornbrot ohne Belag ist nicht IR-konform.
- Wir empfehlen, nicht weniger als 130 g Kohlenhydrate pro Tag zu essen (Jarosz, 2017).

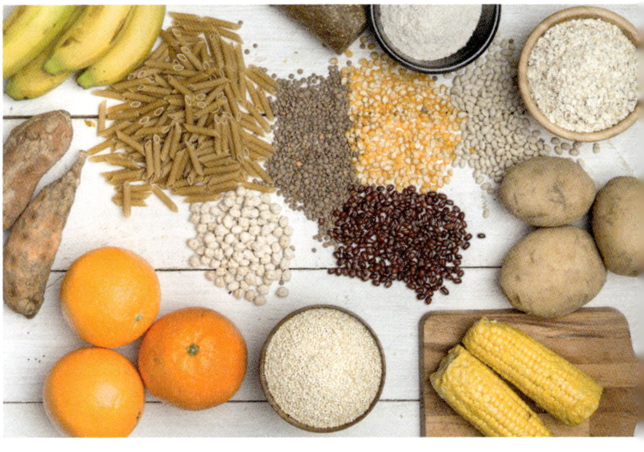

Was kann man bei Insulinresistenz essen?

Gemüse als Basis einer IR-konformen Ernährung

Gemüse ist Lieferant von zahlreichen Vitaminen, Mineralstoffen und Ballaststoffen und gehört daher zu den gesunden Lebensmitteln.

Viele Gemüsesorten haben einen niedrigen GI beziehungsweise eine niedrige GL und können daher von IR-Patienten in großen Mengen verzehrt werden. Die empfohlene Portion pro Mahlzeit liegt hier bei mindestens 250–300 g (im Rohzustand vor dem Kochen). Gemüse macht außerdem satt.

Empfohlen werden alle Gemüsesorten mit einem niedrigen GI. Diese können auch in großen Mengen verzehrt werden. Bei der Auswahl sollte man auch die GL bedenken, denn viele Produkte sind in kleinen Mengen völlig in Ordnung. Daher sollten Betroffene auch vor Gemüse mit höherem GI keine Angst haben, solange sie diese IR-konform kombinieren. Ja, auch ein Stück Karotte, deren GL niedrig ist (GL 2), wenn man die Menge zusätzlich beachtet, ist völlig okay! Ebenso verhält es sich mit Kartoffeln, Kürbis oder Mais. Essen wir doch ab und zu eine in der Schale gebackene Kartoffel und machen daraus kein Kartoffelpüree, welches noch in der Pfanne erwärmt werden muss.

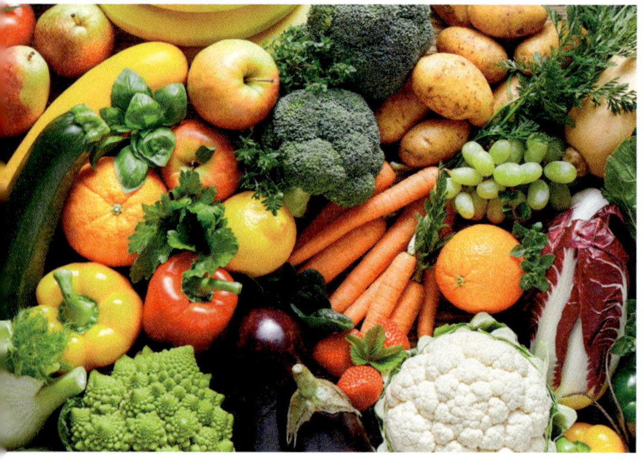

Gemüsesmoothies sind auch in Ordnung. Dabei ist es wichtig, dass so viel Fruchtfleisch wie möglich enthalten ist und eventuell noch zusätzlich Ballaststoffe (zum Beispiel Mandelmehl oder Hanfmehl) hinzugefügt werden. Es gibt kleine Tricks, die du bereits von weiter oben kennst, die die Verstoffwechslung dieser Produkte für uns begünstigen. Auch Gemüsesuppen sind in Ordnung, diese sollten jedoch genügend Ballaststoffe enthalten und nicht zu fein oder nur halb püriert werden (Kerne und Samen eignen sich hier hervorragend als Ergänzung, um die glykämische Reaktion einzudämmen und die Verstoffwechslung zu begünstigen!).

Die passende Einkaufsliste:
Kopfsalat, Feldsalat, Rucola, Krautsalat, Endiviensalat, Chicorée, Kräuter, Karotten, Tomate, Rote Bete, Paprika, Gurke, Zucchini, Pilze, Aubergine, Blumenkohl, Brokkoli, Romanesco, Zwiebeln, Knoblauch, Lauch, Spinat, Mangold, Wirsing, Grünkohl, Radieschen, Sellerie (Knollensellerie aber gut kombinieren wegen des hohen GI), Kohlrabi, Pak-Choi, Fenchel, grüne Bohnen, Spargel, Schwarzwurzel, Avocado, Paprika ...

Obst

Frisches Obst liefert unter anderem Vitamine, Mineralstoffe und Ballaststoffe, welche die Betroffenen für sich nutzen können. Hier sollte man in der Stabilisierungsphase zwar auf GI und GL achten, richtig kombiniert können IR-Patienten aber alle Obstsorten essen. Vor allem Zitrusfrüchte und Beeren haben eine geringe glykämische Wirkung. Bei Bananen ist etwas Vorsicht geboten. Je grüner, desto besser, denn je reifer die Banane oder generell das Obst ist, desto höher sind die Auswirkungen auf den Blutzuckerspiegel. Eine Portion Obst kann etwa 150–200 g haben.

Obst enthält Fruktose, also Zucker. Viele Betroffene haben viel Respekt davor. Es ist tatsächlich so, dass Betroffene, deren Werte sehr hoch sind, den Verzehr von stark fruktosehaltigem Obst in der Stabilisierungsphase eher reduzieren sollten – vor allem, wenn es als Zwischenmahlzeit gegessen und schlecht kombiniert wird.

Vorsicht ist vor allem bei Obstsorten mit hohem GI und/oder einer hohen GL geboten. Es wird oft empfohlen, diese nur am Vormittag/Nachmittag zu essen. Viel entscheidender sind aber Menge, Sorte, Verarbeitungsgrad und ihre Kombination. Mittlerweile weiß man auch, dass Fruktose auf Mäuse eine viel stärkere negative Wirkung hat als auf Menschen, deswegen sollten wir keine Angst vor Obst haben –im Gegenteil.

Alle Beeren und Zitrusfrüchte werden empfohlen. Aufpassen sollte man hingegen bei Bananen, Ananas, Mango, Trauben (vor allem in getrocknetem Zustand). Bei Bananen sollte man eher die noch grünen Exemplare bevorzugen, die anderen genannten Obstsorten sollte man in eher kleinen Mengen verspeisen. Am besten ist die Kombination mit Lebensmitteln mit geringeren GI/GL-Werten, zum Beispiel in einem Salat, mit einer großen Portion Naturjoghurt etc.

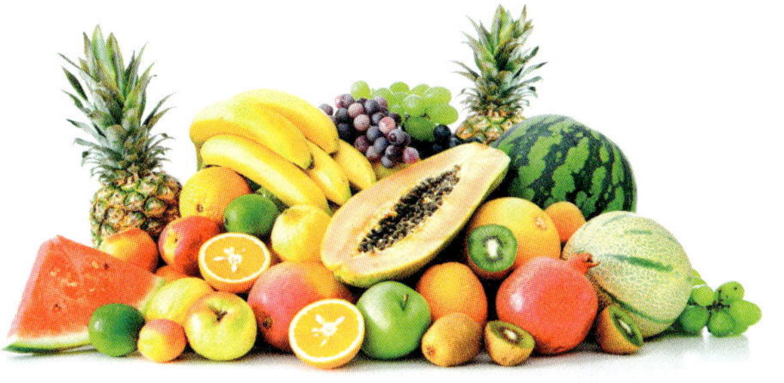

Viele getrocknete Obstsorten sind leider mit einer dünnen Zuckerschicht überzogen, die sie dann natürlich unkonform macht. Außerdem ist der Zuckergehalt generell sehr hoch, da dem Obst das Wasser entzogen wurde. Getrocknetes Obst sollte auch nicht mit kandiertem Obst verwechselt werden! Kandiertes Obst ist in Zucker gekocht und damit vollkommen unkonform – eine Süßigkeit, die uns gesundheitlich sehr schaden kann. Manchmal sehen sich kandiertes und getrocknetes Obst sogar ähnlich, daher ist es hier sehr wichtig, ganz genau hinzusehen.

Man sollte aber auf keinen Fall den Fehler machen, als Konsequenz wegen der »schlechten Fruktose« gar kein Obst mehr zu essen. Die »schlechte Fruktose« befindet sich aber nicht nur in den Früchten, sondern in ballaststofffreien Glukose-Fruktose-Sirup-Gemischen (engl. »high fructose corn syrup«) und allen Süßstoffen auf deren Basis. Diese sollten wir deshalb vermeiden! Frisches Obst ist gesund,

und wenn es richtig gewählt und kombiniert ist, braucht man davor keine Angst zu haben.

Sofern wir keine Kontraindikationen dazu haben, sollten wir somit Obst essen. Es ist eine gute Ballaststoffquelle, welche die Aufnahme der »schlechten Fruktose« verlangsamt. Ebenso ist es reich an Vitaminen und Mineralstoffen, die wir zum gesunden Leben brauchen.

Die passende Einkaufsliste:
Erdbeeren, Blaubeeren, Himbeeren, Brombeeren, Johannisbeeren, Physalis, Orange, Mandarine, Pomelo, Pampelmuse, Grapefruit, Apfel, Birne, Pflaume, Granatapfel, Ananas, grüne Banane, Wassermelone

Fisch und Fleisch
Fisch enthält viele Fettsäuren und Eiweiß und hat somit einen niedrigen GI. Somit sollte er häufiger auf unserem Speiseplan stehen. Dabei sollten wir darauf achten, qualitativ hochwertigen Fisch aus einer sicheren, nachhaltigen Quelle zu kaufen. Billige Fischsorten sind qualitativ oft minderwertig oder sogar belastet, zudem stammen sie aus nicht nachhaltiger Zucht oder Fang.

Abgesehen von ethischen Gründen können IR-Patienten ruhig Fleisch konsumieren, da es prinzipiell keinen Einfluss auf die Glykämie hat. Allerdings gibt es ein paar Kleinigkeiten zu beachten: Verarbeitetes, vor allem rotes Fleisch enthält oft gesundheitsschädliche Stoffe, die in Zusammenhang mit Insulinresistenz, Diabetes und weiteren metabolischen Krankheiten stehen können. Wurstwaren enthalten oft versteckte Zucker, und auch andere Stoffe wie gesättigte Fettsäuren und Salze gelten, im Übermaß konsumiert, als gesundheitsschädlich. Nitrite und Nitrate beispielsweise, die zum Haltbarmachen und zum Pökeln benutzt werden, können die Beta-Zellen schädigen und so den Insulinstoffwechsel beeinflussen.

Auch die Art der Zubereitung kann schädliche Stoffe begünstigen. Werden tierische, fett- und proteinreiche Produkte großer Hitze ausgesetzt, zum Beispiel durch Grillen oder Frittieren, entstehen sogenannte AGEs (»Advanced Glycation Endproducts«). Hierbei handelt es sich um Toxine, die den Körper auf unterschiedliche Weise schädigen können. Sie lösen chronische Entzündungen aus, führen zu Arterienverstopfung und Bluthochdruck, lassen Muskeln und Sehnen versteifen und stehen zusätzlich in Verbindung mit Insulinresistenz (Misra et al., 2018).

Komplexe Krankheiten wie Insulinresistenz und Diabetes sind jedoch nicht nur abhängig von einzelnen Faktoren wie der Ernährung. Es muss immer der gesamte Lebensstil des Betroffenen betrachtet werden. Fleischkonsum ist nur ein Puzzleteil im Gesamtbild, sodass wir hier nicht grundsätzlich davon abraten. Wenn jedoch Fleisch gegessen wird, dann in möglichst unverarbeitetem und natürlichem Zustand und in einem vernünftigen Maß. Achte vor allem bei Wurst auf zugesetzte Zucker und die Zutatenliste.

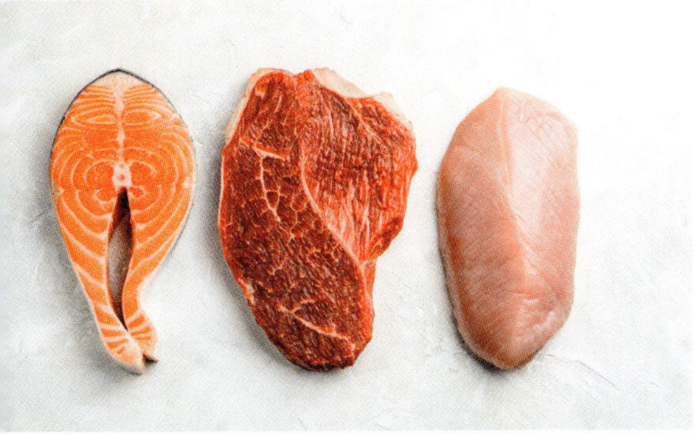

Jede Fleischsorte, die nicht industriell verarbeitet ist, ist IR-konform! Hier ist die Qualität besonders wichtig. Die Produkte sollten außerdem nicht aromatisiert sein. Würstchen und Wurstaufschnitt mit zugesetztem Zucker oder Produkte aus Konservendosen mit unkonformen Zutaten sollten wir somit von unserer Einkaufsliste streichen.

Dasselbe gilt übrigens für vegetarische/vegane »Wurstwaren«. Auch hier ist es wichtig, immer die Zutatenliste zu lesen. Meist sind diese sehr stark industriell verarbeitet, und es findet sich zugesetzter Zucker in unterschiedlicher Form.

Die passende Einkaufsliste:
Fisch: Thunfisch, Lachs, Karpfen, Makrele, Sprotten, Hecht …

Fleisch: Schweinefleisch, Rindfleisch, Kalbfleisch, Hähnchen- und Putenfleisch, Wurst und Wurstaufschnitt mit konformen Zutaten …

Getreideprodukte
Alle 100%igen Vollkornmehle sowie alle daraus gebackenen Brote ohne Zusatz von Zucker beziehungsweise nicht IR-konformen Lebensmitteln sind zu empfehlen. Das Korn ist hierbei nicht so wichtig, wichtig ist die Bezeichnung »Vollkorn«.

Weizen hat einen schlechten Ruf, sodass viele Betroffene ihn lieber meiden. Dabei kommt es oft zu Missverständnissen, weil zum Beispiel »Dinkelmehl« (ohne Vollkorn, also nicht konform) als Zutat angegeben ist und dies dann für konformer gehalten wird als Weizenvollkornmehl (konform). Dinkel ist allgemein ein gesünderes Korn im Vergleich zu Weizen, aber auch hier sollte es Vollkorn sein!

Die Bezeichnung »Vollkorn« ist deshalb so wichtig, weil in Vollkornprodukten, wie schon oben beschrieben, die Kohlenhydrate langsamer von den Ballaststoffen getrennt werden. Somit steigt auch der Blutzucker nicht so schnell an, und die Insulinproduktion wird nicht übermäßig angekurbelt.

Vergessen sollte man dabei aber nicht, dass Vollkornprodukte komplexe Kohlenhydrate enthalten, wodurch die glykämische Reaktion »langsamer« ist, aber im Vergleich zu Gemüse mit niedrigem GI trotzdem sehr hoch ausfällt. Diese Produkte haben an sich oft einen mittleren bis hohen glykämischen Index.

Hier ist die Kombination der Nährstoffe besonders wichtig. Gemüse, Fette und Proteine verringern die Aufnahme von Kohlenhydraten und sollten mit den komplexen Kohlenhydraten zusammen verzehrt werden.

Alle Vollkorngetreideprodukte sind zu empfehlen!

Eine Empfehlung zum Thema Gluten zu geben gestaltet sich als schwierig. Die Studien hierzu sind widersprüchlich und liefern keine klaren Beweise. Fakt ist, dass viele Menschen »aus Vorsicht« auf Gluten verzichten, weil sie es für schädlich halten. Fakt ist auch, dass nur ein geringer Teil der Bevölkerung wirklich an der Krankheit Zöliakie oder an einer Glutenunverträglichkeit leidet.

Die Frage ist: Hat es für ansonsten gesunde Menschen einen Vorteil, auf Gluten zu verzichten? Wissenschaftliche Studien liefern hierzu unterschiedliche Ergebnisse. Mittlerweile weiß man zwar, dass sich Gluten negativ auf die Darmflora auswirkt, allerdings gibt es keine eindeutigen Ergebnisse darüber, welchen Einfluss dies auf das Immunsystem, den Stoffwechsel oder auf spezielle Mechanismen wie zum Beispiel die Funktion der insulinproduzierenden Beta-Zellen hat. Es gibt Untersuchungen, die vermuten lassen, dass eine glutenfreie Ernährung eine positive Wirkung auf Insulinresistenz und andere metabolische Erkrankungen haben kann. Eine andere Forschungsgruppe konnte zeigen, dass eine glutenfreie Ernährung den Bauchumfang der Probanden reduzieren konnte (Ehteshami et al., 2018). Es gibt allerdings auch Studien, die genau das Gegenteil behaupten (Lebwohl et al., 2017), und zwar, dass die Reduzierung von Gluten in der Ernährung das Risiko für diese Erkrankungen erhöht. Studien mit Menschen zu Themen, die ihren Alltag betreffen (wie zum Beispiel die Ernährung) sind generell schwierig zu designen. Man kann daher oft schlecht sagen, ob die beobachteten Effekte wirklich auf nur einen Faktor zurückzuführen sind.

Wir haben uns dazu entschieden, keinen kompletten Verzicht auf Gluten zu empfehlen. Gluten ist auch in Vollkornprodukten enthalten, und diese stellen einen wichtigen Teil unserer IR-konformen Ernährung dar. Für uns überwiegen die Vorteile von Vollkornprodukten bei der Behandlung einer Insulinresistenz. Aus Angst vor Gluten komplett auf sie zu verzichten ist bei einer Insulinresistenz daher eher kontraproduktiv. Unsere Erfahrungen in der Selbsthilfegruppe zeigen zum Beispiel, dass auch mit einer glutenhaltigen, IR-konformen Ernährung Werte verbessert und Bauchumfänge deutlich reduziert werden können.

Man muss also auch dieses Thema individuell betrachten. Wer deutlich auf Getreide reagiert und es nicht verträgt, sollte natürlich bei seinem Arzt eventuelle Unverträglichkeiten abklären und diagnostizieren lassen, statt zu spekulieren. Eine Ernährungsumstellung kann gerade am Anfang zu etwas unangenehmen Symptomen führen, die allerdings nach einiger Zeit meist verschwinden. Möchte man dennoch seinen Glutenkonsum reduzieren, sollte man möglichst keine kommerziellen und raffinierten Produkte benutzen, da diese oft nährstoff- und ballaststoffarm sind. Stattdessen kann man ab und zu auf natürliche Alternativen wie Buchweizen, Quinoa oder Naturreis zurückgreifen.

Ein unbegründeter Verzicht auf Vollkornprodukte kann zu einem Vitaminmangel führen, da diese Produkte Lieferanten von zahlreichen Vitaminen und wichtigen Ballaststoffen sind, welche wir für ein gesundes Leben benötigen (zum Beispiel Selen und Zink, die eine wichtige Rolle für die Schilddrüsenfunktion spielen).

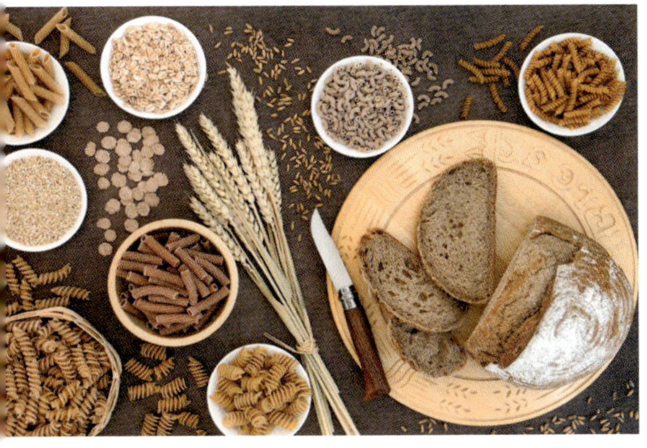

Personen, die keine Unverträglichkeiten gegen Gluten haben und nicht von Zöliakie oder der »Nicht-Zöliakie-Glutensensitivität« (NCGS) betroffen sind, müssen und sollten glutenhaltige Produkte nicht eigenhändig vom Speiseplan eliminieren. Vor einer Diagnostik auf Glutenunverträglichkeit oder Zöliakie sollte man keinesfalls auf glutenhaltige Lebensmittelprodukte verzichten! Dadurch wird eine gesicherte Diagnose erschwert oder gar unmöglich gemacht.

Glutenverzicht bedeutet für Menschen mit Kontraindikationen nicht nur den Verzicht auf Vollkornprodukte. Betroffene müssen auf glutenfreie Hygiene achten: Geschirr, Töpfe und Besteck sollten nicht für glutenhaltige Produkte verwendet worden sein. Eine wirklich glutenfreie Ernährung ist sehr schwierig. Wenn man also aus gesundheitlichen Gründen nicht verzichten muss, sollte man sich das Leben dadurch nicht zusätzlich schwerer machen!

Hülsenfrüchte

Soja und Hülsenfrüchte gehören zur Pflanzenfamilie der Leguminosen und sind als Proteinquelle (Anderson et al., 1999) wichtiger Bestandteil einer gesunden Ernährung. Zusätzlich sind sie reich an Ballaststoffen und komplexen Kohlenhydraten und enthalten kein Cholesterol (Afshin et al., 2014; Polak et al., 2015). Verschiedene Studien haben gezeigt, dass Leguminosen eine Insulinresistenz verbessern können. Hauptsächlich führte man diesen Effekt bisher auf die positive Wirkung der enthaltenen Antioxidantien zurück, die Forschung zeigt jedoch, dass Hülsenfrüchte und Soja viele weitere Mechanismen beeinflussen können, die die Insulinsensitivität der Zellen verbessern (Clark at al., 2018).

So konnte zum Beispiel gezeigt werden, dass die Inhaltsstoffe dieser Lebensmittelgruppe unter anderem die Anzahl an Glukosetransportproteinen in der Zellwand erhöhen (Nizamutdinova et al., 2009; Huang et al., 2014; Inaguma et al., 2011) und die Entstehung und den Aufbau von Fettgewebe hemmen (Gao et al., 2015; Kim et al., 2012). Des Weiteren haben sie einen positiven Einfluss auf die vom Fettgewebe produzierten Zytokine (Zhang et al., 2008; Huang et al., 2014) und fördern das Wachstum von nützlichen Bakterien in der Darmflora (Dai et al., 2017).

Soja und Hülsenfrüchte enthalten außerdem einen hohen Anteil an sogenannten bioaktiven Substanzen. Hierbei handelt es sich um sekundäre Pflanzenstoffe wie zum Beispiel Farbstoffe (Carotinoide und Chlorophyll) und Phytoöstrogene (Isoflavonoide), die ebenfalls die Insulinsensitivität verbessern und so die Resistenz abschwächen können (Gao et al., 2015). Soja, Erbsen, Linsen und Bohnen sollten daher regelmäßig in unsere Ernährung eingebaut und IR-konform mit den anderen Lebensmittelgruppen kombiniert werden.

Die passende Einkaufsliste für komplexe Kohlenhydrate und Getreide:

Weizen-, Roggen-, Dinkelvollkornmehl, Vollkornbrote aus 100 % Vollkornmehl, Nudeln aus Hülsenfrüchten (rote Linsen, Kichererbsen, Erbsen, Bohnen), Vollkornreis (Naturreis), Quinoa, Dinkelkörner, Grünkern, grobe Haferflocken (oder auch andere grobe Getreideflocken), Vollkornnudeln, Kichererbsen, Erbsen, Linsen, Bohnen (weiß/schwarz), Mehl aus Hülsenfrüchten, Glasnudeln aus 100 % Mungobohnen, Süßkartoffeln, Kürbis, Buchweizen (ganz oder als Mehl), Graupen, Topinambur, Bulgur, Amaranth und Hirse als Ausnahme (nur in sehr kleinen Mengen wegen des hohen GI).

Nüsse und Kerne

Nüsse und Kerne sind energiereiche Lebensmittel und reich an ungesättigten Fettsäuren, Proteinen, bioaktiven Substanzen und Ballaststoffen (vor allem Nüsse mit Haut). Sie enthalten zum Beispiel Polyphenole, welche zu den sekundären, gesundheitsfördernden Pflanzenstoffen zählen und denen eine antioxidative Wirkung zugeschrieben wird.

Eine kleine Handvoll Nüsse täglich wird uns nicht schaden, ganz im Gegenteil: Nüsse und Kerne können genutzt werden, um den GI zu senken!

Nüsse verbessern die postprandiale glykämische Reaktion und die Insulinaktivität von Muskel- und Fettzellen. Zusätzlich beeinflussen sie die Produktion von Sättigungshormonen und haben so einen positiven Effekt auf das Hungergefühl. Man vermutet, dass dieser Effekt zusätzlich durch die erhöhte Kaubewegung verstärkt wird.

Da Nüsse sehr energiereich sind, vermutete man lange Zeit, sie könnten eine Gewichtszunahme begünstigen. Dies konnte allerdings wissenschaftlich nicht bestätigt werden (Kim et al., 2017). Nüsse und Samen sollten daher gerne in unseren IR-konformen Speiseplan eingebaut und kombiniert werden.

Die passende Einkaufsliste:
Mandeln, Walnüsse, Pekannüsse, Paranüsse, Macadamia, Erdnüsse, Cashewkerne, Kokosnuss, Haselnüsse, Sonnenblumenkerne, Kürbiskerne, Pinienkerne, Sesam, Chia-Samen, Leinsamen, Hanfsamen, Pistazien, Nussmus aller Art (ohne Zuckerzusatz), Nussmehl aller Art (zum Beispiel Mandel-/Kokosmehl) ...

Eier und Milchprodukte

Die Wirkung von Milchprodukten und Eiern bei einer Insulinresistenz ist umstritten. Besonders zum Konsum von Milch, Joghurt und ähnlichen Produkten gibt es viele Studien. Die Ergebnisse sind jedoch sehr unterschiedlich und nicht eindeutig. Dies ist vor allem eine Folge des Studiendesigns. Oft gibt es keine geeigneten Kontrollgruppen, oder die Studie wird im »normalen Leben« der Probanden durchgeführt, also nicht unter Laborbedingungen. Hierbei ist schwer abschätzbar, welche Faktoren neben der Ernährung eine Rolle für die jeweiligen Ergebnisse spielen.

Beweise oder sichere Daten gibt es daher nicht. Es zeigen sich allerdings Tendenzen, dass beispielsweise Milchprodukte keinen Einfluss auf die Insulinproduktion und den HOMA-Index haben, den HbA1c-Wert allerdings verringern könnten. Die absoluten Werte waren hier jedoch so moderat, dass sich keine klinische Relevanz erkennen lässt. Der Glukosewert im Plasma ist nach dem Konsum von Milchprodukten tendenziell erhöht, hier lässt sich jedoch nicht genau sagen, ob dies wirklich nur an den Milchprodukten liegt. Bei der Regelung des Blutzuckerwerts spielen viele weitere Faktoren, zum Beispiel andere Nahrungsbestandteile, Körpergewicht und Aktivitätslevel, sowie genetische Faktoren eine Rolle.

Der Konsum von Eiern scheint eine positive Wirkung auf den HOMA-Index zu haben und den Glukoselevel im Blut zu verbessern. Es wurde zusätzlich gezeigt, dass der Entzündungsmarker TNFalpha in der Gruppe der Probanden, die mehr Eier gegessen haben, reduziert war, was eine Insulinresistenz verbessern könnte (O'Connor et al., 2019; Shirin et al., 2018).

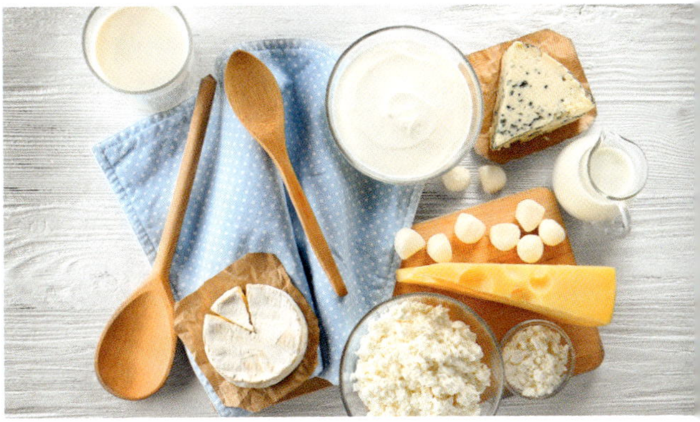

Vor allem aber haben Eier einen hohen Sättigungsindex, was dazu führt, dass die Probanden nach der Mahlzeit länger satt sind und dadurch automatisch an Gesamtkalorien einsparen. Eine verringerte Kalorienzahl unterstützt eine Gewichtsabnahme, was wiederum die Insulinresistenz verbessert.

Zu diesem Thema lassen sich also leider keine eindeutigen Empfehlungen aussprechen. In unserem Konzept handhaben wir es so, dass Milchprodukte und Eier in moderaten Mengen gegessen werden können. Milch zählen wir aufgrund der Kohlenhydrate und der Laktose (Zucker!) zu den Mahlzeiten und empfehlen sie nicht als Getränk zwischendurch. Solange man also keine ethischen oder gesundheitlichen Gründe hat, auf Milchprodukte zu verzichten, kann man sie ruhig in seinen IR-konformen Speiseplan einbauen.

Man sollte den Konsum allerdings nicht übertreiben und ab und zu auf pflanzliche Protein- und Fettquellen zurückgreifen.

Die passende Einkaufsliste:
Milch, Naturjoghurt, Sahne, Schmand, Mozzarella, Quark, Käse (Vorsicht bei Streu- oder Reibekäse, da oft Stärke zugesetzt ist), Créme fraîche, Brie, Feta ...

IR-konforme Fertigprodukte/sonstige IR-konforme Lebensmittel
Beim Kauf von verarbeiteten Lebensmitteln sollte man immer die Zutatenliste auf versteckten Zucker überprüfen!

Die passende Einkaufsliste:
Bohnen, Kichererbsen, Erbsen im Glas (ohne Zuckerzusatz), Tiefkühlgemüse (teilweise gute Mischungen, zum Beispiel Kaisergemüse, Asia-Gemüse ...), manche Falafel-Fertigmischungen, Kokosmilch, passierte/gehackte Tomaten, Tomatenmark, Pesto, Tomatensoße, Sauerkraut im Glas, Senf (zum Beispiel scharfer Senf oder Dijon-Senf), Gurken im Glas, Milch sauer vergoren, IR-konforme Gemüsebrühe, Oliven, getrocknete Tomaten, Artischocken im Glas, Eingelegtes in Essig (hier darauf achten, dass kein Zucker oder Saft/Traubenmost bei den Zutaten aufgeführt ist), Öl jeglicher Art, Butter, Margarine, Hefe, Tierprodukte, pflanzliche Produkte, Joghurt, Sojajoghurt ungesüßt, Hafer-/Mandel-/Sojadrink, Fleisch (Vorsicht bei der Marinade, Wurstaufschnitt hat meist Zuckerzusatz), Fisch, Tofu, Tempeh, Seitan (ohne Zucker-/Stärkezusatz) ...

Konforme Getränke
Die deutsche Gesellschaft für Ernährung empfiehlt als Richtwert für einen Erwachsenen mindestens 1,5 Liter Flüssigkeit pro Tag. Dass hiermit natürlich nicht Cola, Fanta und Co. gemeint sind, sollte eigentlich klar sein. Gesüßte Softdrinks stehen in direkter Verbindung zu Übergewicht und Insulinresistenz (Ma et al., 2016) und sollten von unserem Speiseplan gestrichen werden. Bei den sogenannten Light-Getränken mit Zuckerersatzstoffen ist es schon etwas komplizierter. Zwar zeigen Studien keinen direkten Zusammenhang dieser Getränke mit Insulinresistenz, und die genauen Wirkmechanismen der Zuckerersatzstoffe sind ebenfalls noch umstritten. Der süße Geschmack stimuliert allerdings dennoch das Appetitzentrum im Gehirn und kann so auf indirektem Weg das Übergewicht und die Insulinresistenz fördern (Ma et al., 2016; Matters & Popkin, 2009).

Bei Fruchtsäften muss man ebenfalls etwas genauer hinschauen. Oft sind sie zusätzlich gesüßt und/oder enthalten weitere Zusatzstoffe. 100%iger, reiner Fruchtsaft zeigte in Studien keinen signifikanten Einfluss auf die Insulinresistenz (Murphy et al., 2017), allerdings sollte man auch hier seinen gesunden Menschenverstand zurate ziehen und auf seinen Körper hören. Sicherlich ist ein frisch gepresster Orangensaft besser als eine Cola. Reagiert der Körper aber mit Symptomen auf die Zuckerzufuhr durch den Saft, sollte man den Saft weglassen. Zusätzlich spielt auch hier wieder der süße Geschmack eine Rolle, und unser Gehirn macht uns dann oft einen Strich durch den sonst so IR-konformen Alltag. Bei manchen Betroffenen triggert die Süße aus Saft Heißhungerattacken und hat so auch wieder einen indirekten Einfluss auf die Insulinresistenz. Jeder Patient muss eben auch seinen Körper und seine Symptome beobachten und kennenlernen, manches ist eben nicht nur schwarz oder weiß.

Wir empfehlen als Getränke hier hauptsächlich Wasser oder ungesüßten Tee (Achtung! Auch bei Tee sind manchmal Süßungsmittel zugesetzt! Hier gilt ebenfalls: Immer auf die Zutatenliste schauen oder den Tee selbst zubereiten, zum Beispiel aus frischer Pfefferminze). Am besten trinkst du eine Menge von 1,5 bis 2 Litern am Tag, und zwar als reine Getränkemenge. Hier ist nicht das Wasser gemeint, das du aus der Nahrung sowieso zu dir nimmst.

Milch, zum Beispiel im Kaffee, zählen wir aufgrund der enthaltenen Kohlenhydrate nicht zu den Getränken, sondern betrachten sie als Teil einer Mahlzeit. Wer also einen schönen Milchkaffee trinken möchte, tut dies am besten direkt im Zusammenhang mit einer Mahlzeit. Koffeinfreier Kaffee kann sogar die Insulinsensitivität fördern (Reis et al., 2018). Als Ausnahme kann man sich zum Beispiel auch einen Smoothie machen. Der enthält nicht nur den gepressten Saft, sondern zusätzlich noch Fasern und andere Bestandteile der Pflanze. Aber bedenke auch hier bitte alle bisher geltenden Empfehlungen: nur als Ausnahme genießen, nicht zu fein pürieren und die Obst- und Gemüsesorten vernünftig auswählen.

Vegetarische und vegane Ernährung

Eine rein pflanzliche Ernährung bringt sehr viel Gutes mit sich, und es erscheinen immer mehr Studien darüber, dass entsprechende Ernährungsformen sehr gut gegen verschiedene Erkrankungen helfen können (zum Beispiel gegen Diabetes, Stoffwechselprobleme, Gicht, Herz-Kreislauf-Erkrankungen, Lipidstörungen oder Krebserkrankungen). Dennoch sind diese Ernährungsformen oft auch schwieriger, da es aufgrund fehlenden Wissens schnell zu Mangelerscheinungen kommen kann, vor allem zu Vitamin-B12-Mangel und Eiweißmangel. Hier kann ein erfahrener/spezialisierter Arzt beziehungsweise ein Ernährungsberater unterstützen und gegebenenfalls entsprechende Kontrolluntersuchungen vornehmen. Derartige Ernährungsumstellungen in Verbindung mit Stoffwechselerkrankungen wie IR erfordern gute Sachkenntnisse und eine engmaschige medizinische Überwachung.

Vegetarisch/vegan bedeutet zudem nicht automatisch IR-konform. Auch vegane Nahrung kann viele einfache Kohlenhydrate, Süßungsmittel und Fertigprodukte enthalten. Junkfood-Veganismus kann bei einer IR sehr gefährlich werden, weil man glaubt, sich gesund zu ernähren, und dabei nicht auf die Zuckerzufuhr achtet. Ein solches Essverhalten kann dann ebenso zur Insulinresistenz führen.

Die zentrale Rolle der Ernährung

Gastbeitrag von Anika Dreier

Eine zentrale Rolle bei der Genesung spielt die Ernährung. Fettreiche Nahrung, vor allem gesättigte Fette und Transfette, stehen mit der Insulinresistenz in Verbindung (Lichtenstein & Schwab, 2000; Bray et al., 2002).

Dass man auf Zucker so weit wie möglich verzichten sollte, liegt auf der Hand. Zu viel Zucker lässt den Blutzuckerspiegel steigen und bringt unsere Insulinausschüttung auf Hochtouren – das scheint logisch. Aber was ist mit Lebensmitteln, bei denen der Effekt nicht so offensichtlich ist und bei denen wir nicht einmal vermuten, dass sie uns nicht guttun? Weißmehl, also das »normale« Haushaltsmehl, das wir meistens benutzen, ohne darüber nachzudenken, ist im Grunde nichts anderes als Zucker. Bei der Herstellung von raffiniertem Haushaltsmehl werden Schale und Keimling des Getreidekorns entfernt, und es wird nur noch der sogenannte Mehlkörper verwendet. Dieser besteht hauptsächlich aus Stärke, einem Polysaccharid, welches aus Glukosemolekülen aufgebaut ist. Die Stärke wird während der Verdauung durch Enzyme gespalten und so für den Körper als Energiequelle nutzbar. Je stärker das Mehl vorher schon verarbeitet wurde, desto schneller kann der Körper die Stärke spalten, was aber auch bedeutet, dass der Blutzuckerspiegel umso schneller ansteigt. Hinzu kommt, dass das Mehl außer Stärke eigentlich keinerlei andere Nährstoffe mehr besitzt. Wir essen quasi pure, einfache Kohlenhydrate die sich schnell auf den Insulinspiegel auswirken.

Anders sieht dies zum Beispiel bei Vollkornprodukten aus. Bei der Herstellung von Vollkornmehl wird, wie der Name schon vermuten lässt, das gesamte Getreidekorn verwendet. Lediglich nicht essbare Teile wie Spelzen und Hülsen werden entfernt. Die Schale und der Keimling werden zusammen mit dem Mehlkörper gemahlen. Diese zusätzlichen Bestandteile enthalten wichtige Antioxidantien, Vitamine und Mineralien sowie resistente Stärke und Ballaststoffe (Slavin, 2003). Diese gehören zwar ebenfalls zu den Kohlenhydraten, sind allerdings komplexer aufgebaut und können vom Menschen nicht so einfach verdaut werden wie die oben genannte Stärke. Der Körper hat also mehr zu tun, der Blutzuckerspiegel steigt langsamer an, und unsere Insulinproduktion wird nicht schlagartig auf Hochtouren gebracht. Eine vollwertige Ernährung hat also für jeden Menschen Vorteile, und für uns als Betroffene ist sie umso wichtiger.

Heutzutage besteht unsere Ernährung nämlich im Übermaß aus raffinierten Zuckern und Fetten, tierischen Proteinen und raffiniertem Getreide. Gleichzeitig essen wir weniger Obst, Gemüse und Vollkorngetreide. Oft muss es schnell gehen, wir greifen zu Fertigprodukten und machen uns immer weniger Gedanken über den Inhalt unserer Nahrung. Selbst wenn wir versuchen, uns bewusster zu ernähren, machen es uns versteckte Zucker und chemische Zusätze, die man kaum aussprechen kann, schwer. Wir denken, wir ernähren uns gesund, und müssen dann herausfinden, dass sich selbst in Körnerbrot oder Gemüsebrühe der Zucker unter verschiedenen Decknamen versteckt.

Dabei sagt es einem schon der eigene Verstand, dass es doch irgendwie besser sein müsste, unverarbeitete Lebensmittel zu essen, die vollwertig sind und deren Zutatenliste nicht die komplette Rückseite einer Verpackung ausfüllt. Wir wissen auch, dass unsere Mahlzeiten ausgewogen sein sollten, trotzdem fällt es uns manchmal sehr schwer, dies im Alltag umzusetzen. Die Ernährung ist allerdings eine wichtige Stellschraube, wenn wir unsere Insulinresistenz in den Griff bekommen wollen, und da wir uns täglich mit ihr beschäftigen müssen, ist sie im Prinzip auch der Faktor, den wir am einfachsten beeinflussen können. Für den Sport müssen wir uns Zeit nehmen, was manchmal neben Familie und Beruf wirklich schwierig ist. Für genetische Ursachen können wir nichts, und daran können wir auch nichts grundlegend ändern. Aber auf Essen können wir nicht verzichten. Wir müssen uns überlegen, was wir frühstücken, was wir für unsere Familie kochen oder was wir am Abend auf den Tisch bringen. Wenn wir sowieso schon dabei sind, können wir dies ja eigentlich auch gleich in »gesunder« Art und Weise tun. Das klingt einfacher, als es ist, denn unser Gehirn und unser Geschmack sind mittlerweile auf Zucker programmiert. Nicht umsonst spricht man von Zucker auch als Suchtmittel. Essen wir Süßes, spricht dies in unserem Gehirn die gleichen Areale an wie Heroin (Avena et al., 2008). Essen wir weniger Zucker, bekommen wir Entzugserscheinungen.

Wenn wir etwas ändern wollen, dann müssen wir das Essen im Prinzip neu lernen. Wir kommen nicht umhin, uns mit den Lebensmitteln zu beschäftigen und unseren Geschmack »umzuprogrammieren«. Wir müssen uns informieren und verstehen, welchen Einfluss verschiedene Ernährungsweisen auf unsere Gesundheit haben. Die Diagnose »Insulinresistenz« bringt viele erst einmal durcheinander, und man gerät in Panik, dass man ab jetzt auf alles Leckere verzichten muss, gar nichts mehr essen darf beziehungsweise sich den Rest des Lebens von Vollkornbrot ernähren muss. Dem ist allerdings überhaupt nicht so. Dieses Buch soll dabei helfen, Licht ins Dunkel zu bringen, die Insulinresistenz zu verstehen und sie mit diesem Wissen im Hintergrund zu bekämpfen.

Worauf sollte man bei Insulinresistenz verzichten?

Produkte, die in der Stabilisierungsphase ganz vermieden werden sollten, sind vor allem stark industriell verarbeitete Produkte mit einem hohen glykämischen Index und hoher glykämischer Last, da sie den Zustand der Insulinresistenz verschlimmern können.

Bei allen verarbeiteten Lebensmittelprodukten sollte auf das Etikett geachtet werden. Bei einer Ernährung, die auf einem niedrigen GI basiert, ist allerdings die Nährwerttabelle nicht so wichtig wie die Zutatenliste. Produkte, die bei Insulinresistenz empfohlen werden, haben meist sowieso schon weniger Kohlenhydrate, sodass man beim Kauf diese nicht mehr beachten muss, wenn man sich erst einmal mit dem GI vertraut gemacht hat.

Insulinresistenz und Zucker

Wichtig ist es, immer die Zutatenliste zu lesen und die Zutaten zu kennen, auch wenn die Produkte für Zuckerkranke oder als Diätprodukte ausgezeichnet sind. In diesen sind oft trotzdem versteckte Zuckerzusätze enthalten. Viele Konsumenten kennen die verschleiernden Bezeichnungen der Lebensmittelindustrie nicht und kaufen oft für sie vermeintlich gute Produkte. Die Folge davon ist nicht die erwünschte Verbesserung des Gesundheitszustands, sondern oft sogar eine Verschlechterung.

Als Betroffener sollte man sich ein wenig Zeit nehmen, um die Bezeichnungen der versteckten Süßungsmittel in Lebensmitteln zu verinnerlichen. Die Industrie arbeitet dabei mit mehr als 50 verschiedenen Namen, die alle eines gemeinsam haben: Es ist Zucker!

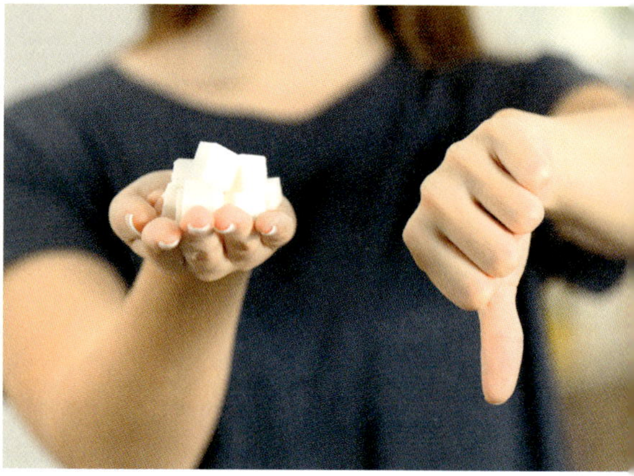

Gängige Bezeichnungen für Zucker sind: Saccharose, Dextrose, Fruktose, Glukosesirup, Stärkesirup, Maltose, Maltodextrin, Dextrin, Caramel, Glukose, Galaktose, Isoglukose, Raffinade, Konzentrat, Raffinose, Gerstenmalz, Gerstenmalzextrakt, Malzextrakt, Agavensirup, Kokosblütensirup – die Liste ist lang!

Ein Paradebeispiel sind »zuckerfreie« Kaffee-Fertiggetränke, deren Hauptbestandteil Maltodextrin ist. Der glykämische Index von Maltodextrin ist 95, also fast so hoch wie der von reiner, faserfreier Glukose.

Auf diese Inhaltsstoffe sollte man also besonders achten. Leider sind diese Zuckerarten in 80 % der industriell hergestellten Lebensmittel zu finden. Der Anfang ist sehr schwer, Patienten berichten oft von einem Gefühl der Ratlosigkeit und von Angst, nichts mehr »Gutes« essen zu können. Viele sind dann überfordert und sehen den »Wald vor lauter Bäumen« nicht mehr. Eine Erleichterung können da unsere Projektdateien zum Herunterladen bringen. Eine davon ist der Einkaufshelfer fürs Portemonnaie zum Ausschneiden von Elina Martian (http://frau-vom-mars.de/wp-contentuploads/2018/01/Insulinresistenz_Merkzettel_Zusatzstoffe-und-Zutaten.pdf). In dieser Datei finden Betroffene Bezeichnungen für Zucker, die Bestandteile von Lebensmittelprodukten sind, die sie lieber meiden sollten, aber auch eine kurze Liste mit IR-konformen Mehlsorten.

Diese Angst ist durchaus begründet, da unsere Gesellschaft daran gewöhnt ist, dass »Gutes« gleich »Fertiges« ist, und wir von Zucker in allen Erscheinungsformen längst abhängig sind.

Schnell aber lernen die Betroffenen, dass der neue Lebensstil nicht nur gesünder ist, sondern auch sehr schmackhaft sein kann. Wenn die Entwöhnungsphase zu Ende ist, schmeckt das selbstgemachte Essen auf einmal viel intensiver und besser!

Wie lange die Betroffenen dafür brauchen, ist sehr unterschiedlich und hängt von vielen Faktoren ab. Oft ist der erste Monat sehr schwierig, und dann funktioniert es auf einmal wie von allein. Nach ein paar Wochen berichten viele Betroffene davon, wie anders die gesunden Produkte schmecken und dass man wieder viel mehr Energie für den Tag hat und die Lust, etwas zu unternehmen (zum Beispiel auch zum Kochen), gestiegen ist.

Alkohol und Suchtmittel bei Insulinresistenz?
Generell sollte klar sein, dass Alkoholkonsum nicht wirklich zu einer gesunden und ausgewogenen Ernährung gehört. Doch wieso ist er konkret bei Insulinresistenz schädlich? Zu diesem Thema gibt es nur wenige Studien, die meist auch nur über einen kurzen Zeitraum gehen und nur die Effekte von geringen Alkoholdosen untersuchen. Dennoch fand man heraus, dass Alkoholkonsum zwar keinen beziehungsweise nur einen geringen sofortigen Effekt auf den Blutzuckerspiegel hat. Dies gilt natürlich nicht für »bunte« alkoholische Getränke, Cocktails mit Fruchtsäften oder alkoholische Mixgetränke mit Softdrinks. Diese haben logischerweise durch den zugesetzten Zucker auch einen starken Effekt auf den Glukosespiegel im Blut.

Das größere Problem ist eine verzögerte Hypoglykämie (Unterzuckerung), die oft erst nach Stunden auftreten kann. Alkohol wird zu rund 80 % durch das Enzym Alkoholdehydrogenase in der Leber abgebaut. Hierbei entstehen Abbauprodukte, die einen negativen Einfluss auf die körpereigene Glukoseneubildung haben. Diese sogenannte Glukoneogenese ist jedoch wichtig für Zellen wie Erythrozyten und Nervenzellen, da dieser Vorgang im Normalfall für einen stabilen Blutzuckerspiegel sorgt, sodass immer genug Glukose für diese lebenswichtigen Zellen vorhanden ist. Schon geringe Alkoholmengen unterdrücken diesen Mechanismus und verzögern die Wiederherstellung eines normalen Blutzuckerspiegels. Hinzu kommt, dass Alkohol die Wahrnehmung schwächt und man im »Rausch« eine drohende Hypoglykämie oft nicht bemerkt.

Noch gefährlicher wird es, wenn man zusätzlich Metformin einnimmt. Dieses Medikament wirkt auf verschiedene Weise, unter anderem verringert es ebenfalls die Glukoneogenese, sodass in Kombination mit Alkohol die Gefahr einer Unterzuckerung doppelt so hoch ist. Hinzu kommt das Risiko einer lebensgefährlichen Laktatazidose. Durch den gestörten Glukoseabbau und Zellstoffwechsel reichert sich das Zwischenprodukt Laktat an und kann zu Schock und Nierenversagen führen. Wer also Metformin einnimmt, sollte dringend auf Alkohol verzichten! Ist der Alkoholkonsum planbar, zum Beispiel, wenn eine Feier ansteht, bei der man ausnahmsweise etwas trinken möchte, so sollte man das Metformin rechtzeitig absetzen und danach wieder einschleichen. Sprich aber hierzu unbedingt mit deinem Arzt. Es kann lebensgefährlich werden, wenn hierbei nicht aufgepasst wird.

Alkohol sollte also von IR-Patienten am besten gar nicht oder in sehr geringen Mengen konsumiert werden. Er entzieht dem Körper Wasser und wichtige Mineralstoffe und Spurenelemente wie Magnesium oder Calcium. Zusätzlich treffen die meisten Menschen unter Alkoholeinfluss schlechte Ernährungsentscheidungen. Wer von uns kennt nicht den nächtlichen Snack nach dem Feiern? Hierbei greifen wir dann leider wieder oft zu fetten, zucker- und kohlenhydratreichen Lebensmitteln, und am nächsten Morgen ärgern wir uns, dass wir uns unsere vielleicht sonst konforme Woche verhagelt haben.

Auch andere Suchtmittel wie Zigaretten oder andere Drogen gehören nicht in einen konformen Lebensstil. Es wurde nachgewiesen, dass Nikotin eine Insulinresistenz und eine Hyperinsulinämie fördert, obwohl es paradoxerweise zu Gewichtsverlust führen kann. Es erhöht Stresshormone im Körper und sorgt dafür, dass mehr freie Fettsäuren im Blut zirkulieren. Rauchen kann zu Herz-Kreislauf-Erkrankungen und Krebs führen und sollte daher vermieden werden.

Ein alltägliches Genuss- bzw. Suchtmittel ist der Kaffee. Hierzu gibt es nur limitierte Studien, und die Ergebnisse sind unterschiedlich. Man fand unter anderem heraus, dass Kaffee eine präventive Wirkung auf Typ 2-Diabetes haben könnte, da er die Betazellfunktion und somit die Insulinproduktion steigert und die Insulinsensitivität erhöht. Koffein erhöht die fettabbauende Aktivität und die Stoffwechselrate der Zellen, sodass es sogar eine Gewichtszunahme verringern kann.

Diese vorbeugenden Effekte wurden allerdings sowohl bei koffeinhaltigem als auch bei entkoffeiniertem Kaffee beobachtet, sodass man davon ausgeht, dass sie nicht nur auf das Koffein zurückzuführen sind. Kaffee enthält viele weitere Stoffe, wie zum Beispiel sekundäre Pflanzenstoffe, Antioxidantien sowie Magnesium und Kalium. Man weiß daher noch nicht genau, welcher Mechanismus hier zugrunde liegt. Außerdem zeigten sich Unterschiede je nach Kaffeesorte, Zubereitungsart, Stärkegrad und Zusätzen. Hinzu kommen genetische Unterschiede bei den Patienten, die beispielsweise einen Einfluss darauf haben, wie schnell die Person Koffein abbauen kann.

Kaffeekonsum ist daher ein kompliziertes Thema. Eine erhöhte Insulinproduktion ist für Typ 2-Diabetiker sicherlich ein positiver Effekt, für Patienten mit Hyperinsulinämie jedoch völlig kontraproduktiv. Eine erhöhte Insulinsensitivität dagegen ist für IR-Patienten ebenfalls ein positiver Faktor.

Generell muss in diesem IR-konformen Konzept nicht komplett auf Kaffee verzichtet werden. Allerdings sollten ein paar Regeln beachtet werden. Im Grunde appellieren wir hier auch wieder an den gesunden Menschenverstand und die Eigenverantwortung des Patienten. Jeder muss auf seinen Körper achten, und wenn man Kaffee nicht gut verträgt, sollte man darauf verzichten oder den Konsum einschränken. Trinkt man Kaffee mit Milch, so sollte er am besten zu einer Hauptmahlzeit getrunken werden, ansonsten zählt er aufgrund der Kohlenhydrate als Zwischenmahlzeit. Zucker im Kaffee sollte dagegen möglichst ganz vermieden werden. Der Geschmackssinn kann sich umgewöhnen, und falls es gar nicht anders geht, kann man auf Zuckerersatzstoffe zurückgreifen.

Letztendlich liegt die Verantwortung des Konsums von Suchtmitteln wie Alkohol, Nikotin oder Koffein bei jedem Patienten selbst. Zu einem aktiven, gesunden und IR-konformen Lebensstil sollten sie eigentlich nicht gehören. Wer sich dafür entscheidet, ab und zu darauf zurückzugreifen, muss sich der gesundheitlichen Folgen bewusst sein.

Für immer IR-konform?

Das Erste, was wir im Kopf behalten sollten, ist, dass die Ernährungsumstellung, die uns gesund machen soll, für immer beibehalten werden sollte. Es ist aber utopisch zu glauben, dass wir nie mehr im Leben etwas Süßes oder etwas für uns Ungesundes oder nicht IR-Konformes zu uns nehmen werden. Das wäre zwar ideal, weil unser Körper es einfach nicht braucht, manchmal steht uns aber die Psyche im Weg. Wir wollen ausgehen, Freude treffen, mit Familie und Bekannten Zeit verbringen und das Leben genießen. Ein Eis im Sommer mit der Freundin nach einer schönen Shoppingtour bringt uns nicht um! Wenn wir die ganze Zeit IR-konform, also gesund essen, können wir uns ab und zu auch etwas erlauben, was eigentlich tabu wäre.

Wie konsequent jemand am Anfang mit der konformen Ernährungsform sein muss, hängt einfach vom individuellen Selbst ab und davon, wie der Körper darauf reagiert. Es gibt Betroffene, die die Werte auch mit nicht-konformen Ausnahmen verbessert und sogar abgenommen haben, da eine konkrete niedrigere Kalorienbilanz ausgereicht hat. Es gibt aber eben auch Fälle, in denen sich die Werte nicht verbessern (auch wenn Gewicht reduziert wird), wenn man vor allem in der Stabilisierungsphase Ausnahmen macht.

Die Vorgehensweise bei der Ernährungsumstellung ist also sehr unterschiedlich, und jeder sollte sie an die eigene Disposition anpassen. Durch Beobachtung und Kontrolluntersuchungen kann man sehr gut überprüfen, ob der Weg jemandem gut- oder eben nicht so guttut. Bei der Ernährungsumstellung ist es vor allem wichtig, dass die Psyche mitmacht! Wenn wir Angst haben, dass wir ab sofort alles, was wir so lieben, nicht mehr essen dürfen, blockieren wir uns nur. Oft folgt dann eine gesteigerte Lust auf die Produkte, oder man kann dann nicht konsequent sein, weil die Angst vor Verzicht so groß ist. Die Folge kann dann ein gesteigertes ungesundes Essverhalten sein.

Die Ernährungsumstellung ist jedoch auch nicht möglich, wenn wir uns so gar nicht von alten Gewohnheiten trennen wollen. Wir dürfen nicht aus den Augen verlieren, dass uns die Produkte, die wir vorher als gut und lecker angesehen haben, möglicherweise nicht guttun. Da kann es helfen, auf Ersatzprodukte umzusteigen oder mehr Speisen selbst zuzubereiten (zum Beispiel Desserts mit Zuckerersatz). Wie oft und in welcher Form wir dann nicht konform essen, ist sehr individuell, und jeder noch so kleine Schritt in Richtung einer gesünderen Ernährungsform ist sehr wichtig und gut – ob ohne oder mit Ausnahmen.

Ausnahmen zu machen kann am Anfang den Umstellungsweg erleichtern!

Manchmal ist es so, dass man sich entscheiden und das kleinere Übel wählen muss, wenn unser Gesundheitszustand uns nicht erlaubt, IR-konform zu essen, zum Beispiel bei Magen-Darm-Problemen und anderen Erkrankungen, bei denen das konforme Essen schwerfällt oder sogar ausdrücklich nicht empfohlen wird (beispielsweise sollten Vollkornprodukte bei Magenschleimhautentzündung vermieden werden). Wir sollten natürlich versuchen, uns weiterhin gesund und konform zu ernähren. Müssen wir aber Produkte, die uns momentan nicht guttun, weglassen und unkonform essen, so sollten wir uns nicht verrückt machen, sondern nach der Genesung wieder den konformen Weg einschlagen. Für IR-Patienten, die gelegentlich unter Hypoglykämie leiden, ist es bei derartigen Erkrankungen besonders wichtig, auf einen stabilen Blutzuckerspiegel zu achten und die Regeln der Blutzuckerstabilisierung zu beachten.

Viele Betroffene können sich Ausnahmen erlauben, wenn sie die Kombination von Produkten beachten.

In Gesellschaft, mit Freunden und Familie kann der Verzicht auf bestimmte Lebensmittel unsere Lebensqualität einschränken. Wir sollten da nicht übertreiben. In jedem Restaurant oder Café findet man aber Produkte, die zwar an sich nicht konform, aber als Ausnahme möglich sind. Wenn ich mit der Familie essen gehe und die anderen Pommes und Schnitzel bestellen, kann ich mir einen Salat bestellen und gesund essen – er ist für mich die bessere Wahl, selbst wenn das Dressing Zucker enthält. Die Art und Weise, wie wir leben wollen, soll uns nicht zu stark im Genuss bremsen – auch wenn wir dabei nicht immer zu 100 % IR-konform essen können.

Eine vertretbare Methode, häufiger etwas »Gutes« für sich und die Familie zu tun, sind IR-konforme Ausnahmen, in diesem Fall Produkte, die wir selbst herstellen aus den Lebensmitteln, die gut und gesünder für uns sind und den Blutzuckerspiegel nicht zu stark Achterbahn fahren lassen, wie beispielsweise das Obstsmoothie-Eis im Sommer oder ein Nuss-Mascarpone-Dessert mit Xylit für den Sonntag.

Wenn sich die Werte stabilisiert haben, wenn wir gelernt haben, was gesunde Ernährung bedeutet, und wenn wir die neuen Gewohnheiten beibehalten, ist es möglich, ab und zu auch wieder industriell hergestellte nicht-konforme Produkte zu essen. Oft wollen die Betroffenen, die sich mit der Materie befasst haben, aber auch gar nicht mehr so essen wie früher! Gesündere Produkte werden dann oft bevorzugt, zum Beispiel rohe Riegel mit Datteln und Nüssen – weil es uns einfach guttut!

Eigentlich müssen wir gar nicht verzichten, wenn wir es mit dem Kopf anstellen! Gesunde Süßvariationen sind sehr lecker, und in die Vorbereitung kann man die ganze Familie einbeziehen. Sind die Zutaten gut kombiniert und passen zu unserem Kaloriendefizit, können sie auch jeden Tag verzehrt werden.

Egal, in welcher Phase der Behandlung du dich befindest – ob am Anfang (Stabilisierungsphase), wenn deine Werte sich erst verbessern sollen, oder in der Remissionsphase, wenn sie schon wieder gut geworden sind: Ob du Ausnahmen machst und/oder unkonform essen willst, liegt nur an dir! Die in diesem Buch beschriebene Behandlungsmethode stellt nur ein allgemeines Konzept dar. Es ist nicht an dich angepasst, das musst du selbst tun.

Ich möchte dir dabei nur gerne drei Tipps mit auf den Weg geben:

1. Informiere dich und lies die Etiketten auf den Produkten. Unser Körper ist kein Mülleimer – tun wir uns selbst diesen Gefallen und füllen so wenig »Müll« ein wie möglich.

2. Je »cleaner« die Produkte, desto besser für uns. Wenn du dich für unkonforme Produkte entscheidest, dann achte auch darauf, dass sie gesund sind, zum Beispiel, wenn sie mit Honig gesüßt sind etc. Ungesund darf manchmal auch sein, aber eben nur selten.

3. Achte jedoch vor allem darauf, dass du nicht orthorektisch wirst. »Gesund« kann man auch übertreiben. Wir dürfen alles essen, vor allem, wenn wir es in

der Remissionsphase aus Ausnahme betrachten. Eis, Pizza, Chips in kleinen Mengen und gut kombiniert – das bringt uns nicht um, wenn wir uns sonst gesund ernähren und unsere Werte besser sind oder im Idealfall wieder gut.

MOTIVATIONSKICK

Diese Frage mag auf den ersten Blick außergewöhnlich erscheinen: Welche negativen Folgen können entstehen, wenn du deine Veränderung erfolgreich umgesetzt hast? Überlege dir, wie du mit diesen Dingen umgehen wirst.

Kalorienbilanz und Anzahl der Mahlzeiten bei Insulinresistenz

Kalorienzählen bei IR-konformer Ernährung
Betroffene, die an Übergewicht leiden, sollten versuchen, ihr Gewicht zu reduzieren. Das kann nur funktionieren, wenn wir den Kalorienbedarf beachten. Dazu sollte man zunächst seinen Gesamtumsatz kennen. Für die Ermittlung dieses Wertes gibt es im Internet zahlreiche Rechner. Empfehlungen findest du in unserer Facebookgruppe (https://www.facebook.com/groups/insulinresistenz/).

Ein Ernährungsberater kann ebenfalls den richtigen Wert genauer bestimmen.

Um langsam und dauerhaft abzunehmen, reicht es aus, vom ermittelten Gesamtumsatz rund 300–500 kcal abzuziehen. Passiert bei 300 kcal nach einem Monat nichts auf der Waage oder beim Umfang, kann man die Menge erhöhen oder verringern! Der Grundbedarf, der sich ebenfalls berechnen lässt, sollte jedoch nicht unterschritten werden. Wie das genau funktioniert, erklärt Alina Moritz in ihrem Gastbeitrag »Kalorienbilanz bei einer IR-konformen Ernährung selbst berechnen«.

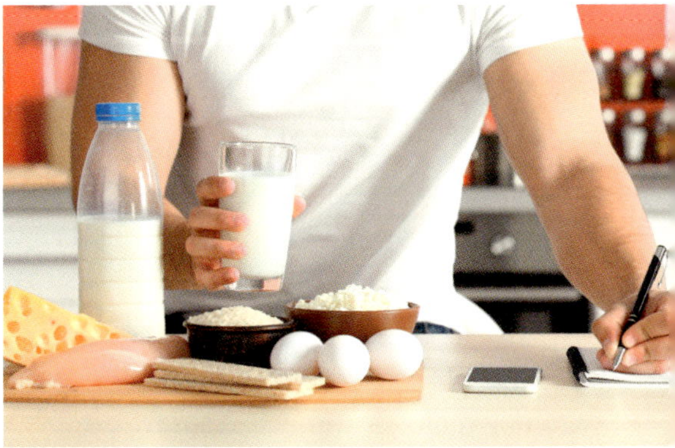

Allgemein ist es nicht nötig, Kalorien zu zählen, wenn man sich IR-konform ernährt und Portionsgrößen wie zum Beispiel einen normal großen Teller beim Mittagessen einhält. Vor allem Personen, die an Orthorexie oder anderen Essstörungen leiden, sollten keine Kalorien zählen. Für alle anderen Betroffenen kann das Zählen jedoch vor allem am Anfang sehr hilfreich sein, da wir aufgrund unserer alten Essmuster oft zu viel, zu unregelmäßig oder auch zu wenig (!) Kalorien pro Tag zu uns nehmen. Da bei IR oft eine Gewichtsabnahme angestrebt wird, ist es wichtig, den eigenen Kalorienbedarf zu kennen und darauf zu achten. Ein zu hoher Kalorienverbrauch, aber auch ein zu geringer, kann eine Gewichtabnahme verhindern!

Eine Gewichtsabnahme basiert hauptsächlich auf einem angepassten Kaloriendefizit.

Vor allem Patienten, die Metformin oder ähnliche Medikamente einnehmen, sollten nicht weniger als 1000 kcal am Tag zu sich nehmen. Daher ist das »Zählen« vor allem am Anfang der Ernährungsumstellung sehr zu empfehlen.

Dauerhaftes Kalorienzählen kann aber auch gefährlich werden. Wenn man sich zu stark auf die Ernährung und die Kalorienmenge fixiert und immer alles genau kontrollieren will, kann sich dies zu einer ungesunden Obsession entwickeln.

Anzahl der Mahlzeiten und Zwischenmahlzeiten bei IR

Patienten mit hohen Insulinwerten, zum Beispiel mit Hyperinsulinämie nach Belastung (oGTT-Messmethode), werden generell eher drei Mahlzeiten pro Tag mit etwa vier bis fünf Stunden Pause dazwischen empfohlen, um den Insulinspiegel konstanter und niedriger zu halten. Wenn dies im Alltag nicht gut umsetzbar ist oder man an Unterzuckersymptomatik leidet, kann die Anzahl auf bis zu fünf kleine, IR-konforme Mahlzeiten erhöht werden. Dies ist auch ratsam für Betroffene, die einen niedrigen Nüchterninsulinwert, aber normale Werte nach der Belastung zeigen. Hier sollte man wieder genau auf den eigenen Körper achten. Fühlt man sich mit nur drei Mahlzeiten schlecht, sollte man lieber auf IR-konforme Zwischenmahlzeiten zurückgreifen, als mit aller Gewalt zu fasten.

Fasten, zum Beispiel das intermittierende Fasten (IF), ist generell ein schwieriges Thema. Immer mehr Menschen interessieren sich für diese Art der Ernährung beziehungsweise diese Art der Gewichtsreduktion. Es wird angenommen, dass der Stress, der beim Fasten für den Körper entsteht, eine Immunantwort auslöst, der die Zellerneuerung ankurbelt und zu positiven metabolischen Veränderungen (zum Beispiel niedrigere Cholesterolwerte, niedrigerer Blutdruck, Abbau des Fettgewebes) führt (Harvard T. H. Chan, School of Public Health, online).

In verschiedenen Tierversuchen wurde gezeigt, dass ein Kaloriendefizit durch IF zu einer verlängerten Lebensdauer und einer höheren Toleranz gegenüber metabolischem Stress führt. Studien mit Menschen dagegen lieferten bisher sehr unterschiedliche Ergebnisse und beinhalten oft sehr viele Variablen (sehr unterschiedliche Anzahl an Probanden, verschieden lange Laufzeiten, keine oder ungeeignete Kontrollgruppen). Die Ergebnisse zeigen zwar, dass es beim Fasten zu einer Gewichtsreduktion kommen kann, sie liefern aber auch Hinweise darauf, dass IF nicht effektiver ist als eine tägliche Kalorienreduzierung. Zusätzlich zeigen sie den Trend, dass Menschen, die IF machen, dazu tendieren, an den

Nicht-Fastentagen zu viel zu essen und somit die eingesparten Kalorien zu kompensieren.

Intermittierendes Fasten kann, wenn es umsichtig und im Idealfall unter ärztlicher Aufsicht durchgeführt wird, eine Verbesserung verschiedener Gesundheitsparameter zur Folge haben. Dies gilt jedoch vor allem für Menschen, die keine metabolische Grunderkrankung und ein gesundes Essverhalten haben (Horne et al., 2015).

Für Menschen mit Diabetes, Insulinresistenz und Essstörungen sowie für Jugendliche in der Wachstumsphase und schwangere und/oder stillende Frauen kann restriktives intermittierendes Fasten eher ungeeignet sein. Patienten, die regelmäßig Medikamente einnehmen (zum Beispiel Metformin), sollten ebenfalls auf das Fasten verzichten.

Wenn ich in diesem Buch über intermittierendes Fasten schreibe, meine ich damit explizit ein restriktives 16-stündiges oder längeres Fastenfenster. IF in dieser bekanntesten Form empfehle ich persönlich nicht pauschal, denn viele Patienten in meinen Gruppen nehmen Medikamente oder haben Essstörungen.

Das heißt aber ganz und gar nicht, dass diese Methode nicht sehr gesund und zielführend sein kann. Wir nutzen IF auch, aber auf eine mildere Art. Diese sanftere Fastenform sollte an die individuellen Bedürfnisse jedes einzelnen Patienten angepasst werden. Dabei ist es besonders wichtig, auf die Reaktion des Körpers zu achten: Viele Patienten können zum Beispiel wegen Unterzuckerungssymptomen nicht so lange fasten.

Patienten, die drei Mahlzeiten essen (zum Beispiel um 8 Uhr, 13 Uhr und 18 Uhr), halten zwischen den Mahlzeiten fünf Stunden Pause und über die Nacht etwa 14 Stunden Pause zwischen den einzelnen Mahlzeiten ein. Es ist eine sanftere Fastenform, die sich in meinem Projekt beziehungsweise bei Betroffenen bewährt hat. Auf diese Weise kann intermittierendes Fasten auch von Menschen gesund und sicher durchgeführt werden, die an Essstörungen leiden oder mahlzeitenabhängige Medikamente einnehmen müssen (zum Beispiel Metformin). Ebenso kann somit das Risiko des Jojo-Effekts gesenkt werden, da das Fasten dadurch als etwas weniger restriktiv wahrgenommen wird.

Wir empfehlen daher, sich ein möglichst regelmäßiges Essverhalten anzugewöhnen, mit drei bis fünf konformen Mahlzeiten pro Tag, im Idealfall zu ähnlichen Uhrzeiten. Dies ist im Alltag natürlich manchmal schwer umzusetzen, und man muss immer den individuellen Fall betrachten (Schichtarbeit etc.). Hilfe und Tipps für euren speziellen Tagesablauf findest du in einer unserer Facebookgruppen. In der Gruppe »Insulinresistenz – Gesunde Ernährung und Rezepte« (https://www.facebook.com/groups/irrezepte/) dreht sich alles um das Thema Ernährung, die bei Insulinresistenz passend und geeignet ist. Es werden Rezepte ausgetauscht, und du wirst bei der Ernährungsumstellung beraten. In der Gruppe »Insulinresistenz – Konforme Ausnahmen« (https://www.facebook.com/groups/konformeausnahmen/) findest du Rezepte für Desserts und süße IR-konforme Ausnahmen.

Eine mögliche Problematik bei drei und weniger Mahlzeiten pro Tag ergibt sich wie folgt: Bei der IR-konformen Ernährungsform ist eine gut angepasste Kalorienaufnahme sehr wichtig. Nimmt man nur drei oder weniger Mahlzeiten zu sich, also beispielsweise zwei, wie oft empfohlen, oder sogar nur eine Mahlzeit am Tag bei angepasstem Kaloriendefizit, zum Beispiel um 2000 kcal (manche Menschen haben sogar auch bei Gewichtsreduktion einen höheren Kalorienbedarf, zum Beispiel 2500), sind die Mahlzeiten groß – riesig! Da Patienten mit Insulinresistenz und Hyperinsulinämie sich gesund und an GI und GL orientiert ernähren sollen, haben ihre Lebensmittel oft sowieso wenige Kalorien (Salat, rohes Gemüse als Basis der Ernährung); folglich kann die große Essensmenge sehr problematisch sein. Nicht jeder Patient kann solche Mengen auf einmal essen. Viele Betroffene haben sowieso schon Probleme, eine »normal« große Portion gesunder Lebensmittel zu essen, unter anderem, weil sie gelernt haben: »Weniger ist gut!« oder »Wenig essen heißt abnehmen«. Das ist jedoch nicht unbedingt richtig. Um abzunehmen, sollte man genug essen! Ebenso ist es bei solch großen Portionen aufgrund der höheren Mengen an Kohlenhydraten, Eiweiß und Fett in einer Portion oft schwierig, die GL der ganzen Mahlzeit gut zu bilanzieren. Deswegen empfehlen wir unseren Patienten mindestens drei Mahlzeiten am Tag oder mehr, je nach Befinden und Insulin- und Blutzuckerwerten.

Kalorienbilanz bei der IR-konformen Ernährung selbst berechnen

Gastbeitrag von Alina Moritz

Müssen wir Kalorien zählen, auch wenn wir uns IR-konform ernähren? Diese Frage lässt sich leider nicht pauschal beantworten. Aber gerade am Anfang kann Kalorienzählen sinnvoll sein. Du entwickelst dadurch ein Gespür für gesunde Portionsgrößen. Doch zunächst sollten wir unseren Kalorienbedarf kennen. Dieser setzt sich aus folgenden Faktoren zusammen:

- Grundumsatz (GU): Energiemenge, die du benötigst, um die lebenswichtigen Funktionen deines Körpers am Laufen zu halten.
- Thermischer Effekt von Lebensmitteln (TEF): Alle Lebensmittel, die du isst, verbrennen bei der Verdauung Kalorien – je nach Art des Lebensmittels mehr oder weniger.
- Bewegung im Alltag (»Non-Exercise Activity Thermogenesis« = NEAT): Job, Autofahren, Kochen, Schreiben etc.
- Sport: Spazieren, Krafttraining, Joggen etc.

Der Kalorienverbrauch für NEAT und Sport zusammen wird als Leistungsumsatz (LU) bezeichnet. Es gibt einfache Rechner im Internet, um deinen täglichen Kalorienverbrauch zu bestimmen. Du kannst deinen Kalorienbedarf allerdings auch selbst mit einem Taschenrechner bestimmen. Dazu gibt es verschiedene Formeln. Eine der besten ist die Mifflin-St. Jeor-Formel. Die **Mifflin-St. Jeor-Formel** berücksichtigt den Grundumsatz und ein bestimmtes Aktivitätslevel, welches jedoch nicht zwischen Freizeitaktivität, Job und Sport unterscheidet.

Schritt 1: GU berechnen

GU Männer = (10 × Gewicht in kg) + (6,25 × Größe in cm) – (5 × Alter) + 5

GU Frauen: GU = (10 × Gewicht in kg) + (6,25 × Größe in cm) – (5 × Alter) – 161

Beispiel 1: Eine Frau, die 30 Jahre alt und 160 cm groß ist und 60 kg wiegt, hat folgenden Grundumsatz: GU = 600 + 1000 – 150 – 161 = 1289 kcal/Tag.

Optional Schritt 1.1: Einbeziehung des Broca-Index bei einem BMI (Body-Mass-Index) über 30. Da mit steigendem Körperfettanteil der Grundumsatz pro Kilogramm Körpergewicht abnimmt, sollte ab einem BMI von 30 eine Anpassung des Energiebedarfs vorgenommen werden. Dazu

nutzt man den sogenannten Broca-Index. Der neue Grundumsatz wird wie folgt berechnet:
GU Männer = [3,4 × Gewicht (kg) + 15,3 × Größe (cm) – 6,8 × Alter – 961]
GU Frauen= [2,4 × Gewicht in kg + 9 × Größe in cm – 4,7 × Alter – 65]
Beispiel 2: Ein Mann, der 40 Jahre alt und 170 cm groß ist und 100 kg wiegt, hat folgenden Grundumsatz: GU = 340 + 2601 – 272 – 961 = 1708 kcal/Tag

Schritt 2: Aktivitätsfaktor festlegen und Leistungsumsatz berechnen. Wähle den Aktivitätsfaktor aus, der am besten auf dich zutrifft:

- Ausschließlich sitzende beziehungsweise liegende Tätigkeit/Lebensweise, zum Beispiel alte, gebrechliche Menschen: 1,2
- Fast ausschließlich sitzende Tätigkeit mit wenig oder keiner körperlichen Aktivität in der Freizeit, zum Beispiel Büroarbeit: 1,3 bis 1,5
- Überwiegend sitzende Tätigkeit mit zeitweilig gehender oder stehender Tätigkeit, zum Beispiel Schüler/Studenten, Fließbandarbeiter, Laboranten, Kraftfahrer: 1,6 bis 1,7
- Überwiegend gehende oder stehende Tätigkeit, zum Beispiel Verkäufer, Kellner, Handwerker, Mechaniker, Hausfrauen: 1,8 bis 1,9
- Menschen mit körperlich anstrengenden Tätigkeiten, zum Beispiel Landwirte, Leistungssportler: 2,0 bis 2,4

Beispiel: Falls du eine Mischung aus verschiedenen Aktivitäten in deinem Alltag hast, zum Beispiel sitzender Beruf (= 1,3), aber zwei Stunden täglich spazieren gehst (= 1,9) und viermal pro Woche Krafttraining machst (= 2,1), kannst du auch einen Durchschnitt errechnen; hier zum Beispiel 1,6 (da die sitzende Aktivität doch überwiegt). Für den Leistungsumsatz gilt: Leistungsumsatz = Grundumsatz × (Aktivitätsfaktor – 1)

Beispiel 1: LU = 1289 kcal × (1,7–1) = 902 kcal
Beispiel 2: LU = 1708 kcal × (1,6–1) = 1025 kcal

Schritt 3: Gesamtkalorienbedarf berechnen
Kalorienbedarf (TEE) = Grundumsatz + Leistungsumsatz
Beispiel 1: TEE = 1289 kcal + 902 kcal = 2191 kcal (gerundet 2200 kcal)
Beispiel 2: TEE = 1708 kcal + 1025 kcal = 2733 kcal (gerundet 2700 kcal)

Optional Schritt 4: Kalorienzahl zum Abnehmen berechnen.

Beim Ziel einer Körpergewichtsreduktion solltest du die Kalorienzahl natürlich verringern – allerdings nicht zu stark, da sich ein zu starkes Kaloriendefizit negativ auf deine Hormone und deine Muskulatur auswirken kann. Rund 10–15 % des täglichen Kalorienbedarfs solltest du weniger essen. Beispiel 2: 2733 kcal – 15 % = 2323 kcal (gerundet 2300 kcal)

Professionelle Ernährungsberatung bei Insulinresistenz – ja oder nein?

Bei der Beantwortung der Frage, ob man eine professionelle Ernährungsberatung in Anspruch nehmen sollte, kommt es stark auf den eigenen Wissensstand zum Thema Ernährung, das jeweilige Essverhalten und die entsprechenden Gründe an. In vielen Fällen ist eine Ernährungsberatung sehr zu empfehlen, wenn man einen kompetenten Spezialisten findet. Leider gestaltet sich dies oft sehr schwierig, wie uns Betroffene berichten.

Außerdem übernehmen die Krankenkassen die Kosten für eine solche Beratung häufig nur bei Patienten mit Diabetes Typ 2 und solchen, die stark übergewichtig sind. Die Kostenübernahme für IR-Betroffene ist selten, obwohl hier ein präventiver Effekt vorliegt.

Eine Ernährungsumstellung kann aus ganz verschiedenen Gründen schwierig sein und lange dauern; oft kommt es zu Phasen mit Rückschritten. Bei zusätzlichen Allergien oder anderen Erkrankungen (zum Beispiel Zöliakie), die weitere Ernährungsumstellungen erfordern, ist professionelle Hilfe in jedem Fall anzuraten. Ein Spezialist hat hier bereits die große Menge an Informationen vorgefiltert. Viele Ärzte kennen sich leider mit Ernährung nicht besonders gut aus, also sind gut ausgebildete Ernährungsberater hier die erste Adresse, wenn man aufgrund der teilweise widersprüchlichen Informationen an seine Grenzen stößt.

Wenn man es allein nicht schafft oder Fragen auftauchen, zu denen alle anderen Quellen keine guten Antworten geben, können mit IR vertraute Ernährungsberater auf jeden Fall kompetent und fundiert helfen und auch weitere Hilfestellungen geben, indem sie die individuelle Prädisposition des Betroffenen berücksichtigen. Ein guter Ernährungsberater zeigt auch die Fehler auf, die man vielleicht macht, und hilft, die Ernährung so lange neu anzupassen, bis ein Erfolg zu verzeichnen ist. Zudem motivieren Ernährungsberater Betroffene oft erfolgreich, dranzubleiben und nicht aufzugeben, da die Umstellung der Ernährung aus vielerlei Gründen nicht immer einfach ist.

Ernährungsberatung befreit uns jedoch nicht davon, selbst am Ball zu bleiben und auch die Ratschläge an unseren Körper anzupassen, wenn Veränderungen nötig sind.

Es ist natürlich auch möglich, IR alleine in den Griff zu bekommen. Allerdings müssen dann die Informationen zu IR und IR-konformer Ernährung passend für den neuen Lebensstil gefiltert und sortiert werden. Das erfordert ein wenig Motivation, Neugier und Lernwilligkeit. Es hilft auch sehr, sich nicht gegen die Erkrankung zu wehren und sie stattdessen als Lehrstück anzunehmen, um den eigenen Körper besser kennenzulernen.

In Kombination mit regelmäßigen ärztlichen Kontrollen kann man es schaffen, am Ball zu bleiben und die IR ohne zusätzliche Hilfe in den Griff zu bekommen. Wichtig ist hier aber auch, sich nicht von der Flut an Informationen und Ratschlägen von allen Seiten verrückt machen zu lassen, da Stress IR verschlimmert. Der eigene Körper ist, zusammen mit regelmäßig kontrollierten Blutwerten, der beste Berater.

Ernährungsumstellung ist ein schrittweiser Prozess. Niemand sollte hinterher so erschöpft sein, dass er aus Überlastung das Handtuch wirft.

Essstörungen bei Insulinresistenz

Viele IR-Betroffene leiden zusätzlich an Essstörungen und haben es daher deutlich schwerer, ihren Zustand zu verbessern.

Bei Personen, die von einer Essstörung betroffen sind, kann die konventionelle Behandlung zum Durchbrechen des IR-Teufelskreises gefährlich sein. Menschen mit Essstörungen müssen an vielen anderen Baustellen arbeiten, und jede Form der Restriktion kann die Essstörung verschlimmern und das bis dahin schwer Erkämpfte zerstören.

Relevant bei allen Essstörungen ist, sich keinen Druck zu machen, sondern Verständnis für die eigene Erkrankung zu entwickeln. Betroffene sollten sich klarmachen, dass sie die Mühen für sich auf sich nehmen und den Druck, der vielleicht von außen kommt, nicht zulassen sollten. Das ist in der Regel aber der schwierigste Schritt, den sie in einer angepassten Psychotherapie mit dafür ausgebildeten Therapeuten lernen sollten.

Zu Essstörungen/Essgestörtenverhalten zählt man unter anderem:

- Anorexie (Magersucht)
- Bulimie (Ess-Brech-Sucht)
- Binge-Eating (Essattacken mit Kontrollverlust über das Essverhalten)
- Weitere nicht näher bezeichnete Essstörungen

Im Prinzip zählt auch die Orthorexie, bei der die Betroffenen ein zwanghaftes Essverhalten entwickeln, zu diesen Störungen, auch wenn sie noch nicht im internationalen Klassifikationssystem ICD-10 gelistet ist. Hier sind die Patienten krankhaft auf eine gesunde Ernährung fokussiert. Bei Orthorexie wird die Definition davon, was gesund ist, immer kritischer betrachtet und nimmt oft extreme Formen an. Dann werden auch eigentlich gesunde Lebensmittel nicht mehr gegessen, weil Gründe angeführt werden, die für Nichtbetroffene absurd erscheinen. Orthorexie kann auch durch die Ernährungsumstellung bei einer IR ausgelöst werden, wenn man dafür prädisponiert ist. Es ist hier sehr darauf zu achten, dass durch die Ernährungsumstellung im Zuge der IR-Behandlung nicht ein solch gestörtes Essverhalten getriggert wird.

Betroffene, die schwerwiegende Probleme mit dem Essen oder ihrem Essverhalten haben, sollten sich schnellstmöglich professionelle Hilfe suchen. Ein Psychologe und/oder auch ein Ernährungsberater, der auf IR und psychisch bedingte Essstörungen spezialisiert ist,

ist hier sehr wichtig! Oft kann der Versuch, das Problem allein anzugehen, den seelischen Zustand verschlechtern, was dann natürlich auch zu einer Verschlechterung der IR-relevanten Werte führt.

Was die Betroffenen sich klarmachen sollten, ist, dass eine IR-konforme Ernährung einfach gesund sein soll, ohne dass eine zu starke Restriktion notwendig ist. Sie sollte immer an die persönlichen Umstände und individuellen Gegebenheiten angepasst werden. Nur so macht uns diese Ernährungsform gesund und glücklich, und wir können sie dauerhaft beibehalten.

Patienten mit Essstörungen und Essgestörtenverhalten werden dieses Konzept nicht immer zu 100 % verfolgen können, was völlig in Ordnung ist. Die Prioritäten liegen da zunächst oft auch woanders, und kleine Schritte sind häufig sehr große für die Betroffenen. Egal, wie viel man verändert: Auch ein paar Änderungen in Richtung IR-Konformität sind ein Grund für Stolz und Freude – und das gilt für alle Patienten, auch für diejenigen ohne Essgestörtenverhalten.

Die richtige Ernährung von Babys und Kindern

Ein bestimmtes Essverhalten lernt man schon im Kindesalter durch Nachahmen der Eltern. Das Nachahmen ist leider einer der Gründe, warum es uns im Erwachsenenalter so schwerfällt, unsere Essgewohnheiten zu ändern. Denn häufig haben wir die Grundlagen gesunder Ernährung nicht von unseren Eltern gelernt. Da gesunde Ernährung jedoch der zentrale Baustein einer erfolgreichen Behandlung von Insulinresistenz ist, liegt hier oft die schwierigste Aufgabe für die Betroffenen. Umso wichtiger ist es, dass wir unseren eigenen Kindern als gutes Vorbild dienen und sie quasi ab ihrer Geburt mit einer gesunden Ernährung vertraut machen.

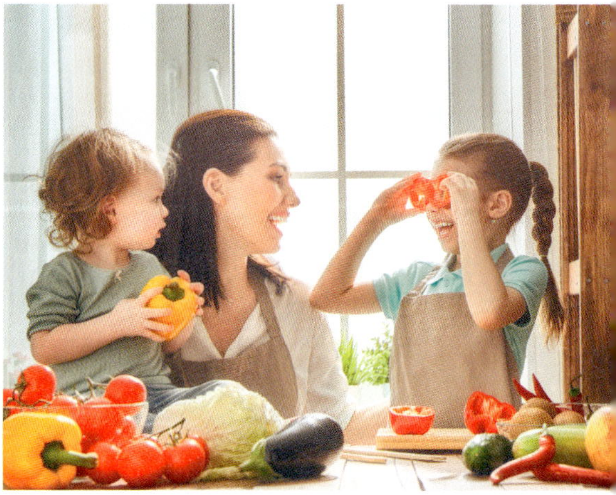

Ernährung bei Babys: Stillen und Beikost

Laut heutigem Wissensstand sollten Babys vor dem 6. Lebensmonat ausschließlich mit Muttermilch oder geeigneter Milchnahrung ernährt werden. Vor dem 6. Lebensmonat ist Beikost nicht so gut verdaulich und enthält nicht so viele Kalorien und Nährstoffe wie die Milchnahrung. Man liest immer häufiger, dass sich das Risiko, später Herz-Kreislauf-Erkrankungen zu bekommen, durch eine zu frühe Beikostfütterung erhöhen soll. Die WHO (Weltgesundheitsorganisation) empfiehlt das volle Stillen ohne Beikost bis zum 6. Lebensmonat.

Ob das Baby dann ab dem 6. Monat feste Nahrung zu sich nehmen kann, entscheidet der individuelle Reifezustand des Kindes. Dieser kann anhand der sogenannten Bereitschaftszeichen festgestellt werden: Das Baby kann seinen Kopf selbstständig halten und kann gut mit leichter Unterstützung sitzen. Es ist auch wichtig, dass der Zungenreflex verschwunden ist (das heißt, das Baby schiebt das Essen nicht wieder mit der Zunge heraus). Die Babys zeigen auch deutlich Interesse am Essen, wenn sie für feste Nahrung reif genug sind. Meine eigene Tochter hat zwei Wochen vor dem 6. Lebensmonat ihrem Papa das Essen aus der Hand geklaut und es sich selbst in den Mund geschoben. Das alles sind sichere Zeichen, dass das Kind mit sechs Monaten bereit dazu ist, feste Nahrung zu sich zu nehmen und ausreichend verwerten zu können.

Manche Kinder zeigen diese Bereitschaft ein bisschen später, und idealerweise sollte man dann auch abwarten. Ein zu frühes Zufüttern kann massive Auswirkungen auf die spätere gesundheitliche Situation haben, weshalb die Eltern nichts übereilen und gelassen abwarten sollten, bis das Kind eindeutige Signale gibt.

Zuckerfreie Ernährung bei Kindern

Gastbeitrag Aneta Stanek-Gonera

Da das Thema »Zuckerfreie Ernährung bei Kindern und Jugendlichen« sehr wichtig ist, habe ich dazu Aneta Stanek-Gonera von www.fitmisja.pl befragt. Aneta ist zertifizierte Spezialistin zum Thema IR und eine der Ernährungsberaterinnen in der Insulinresistenz-Stiftung in Polen (Insulinooporność – zdrowa dieta i zdrowe życie).

Aneta betreibt eine eigene Online-Praxis und ist Autorin eines Ratgebers zum Thema »Therapie und Prophylaxe von Übergewicht und Adipositas bei Kindern« und ist außerdem Mutter von vier Kindern.

Ab wann sollte man mit Beikost bei Babys beginnen?
Aktuell sind die Empfehlungen von Experten (wissenschaftlichen Instituten, Gastroenterologen, Neonatologen) stimmig: Man sollte anstreben, Säuglinge mindestens sechs Monate zu stillen. Mit Beikost sollte man zwischen der 17. und 26. Lebenswoche anfangen. Wann das Kind dazu bereit ist, entscheidet aber nicht alleine das Alter, sondern auch die Bereitschaft des Kindes. Bevor der Säugling die neue Nahrung probiert, sollte er auf jeden Fall stabil sitzen (mit oder ohne Unterstützung), schlucken können, das Essen allein mit der Hand in den Mund führen können und Interesse an den Mahlzeiten der anderen Familienmitglieder zeigen.

Welche Faktoren können im späteren Leben bei Kindern zu einer Insulinresistenz führen?
Es wird angenommen, dass in 46–80 % der Fälle **genetische Faktoren** für die IR verantwortlich sind. Den Rest machen hauptsächlich **Umweltfaktoren** aus, vor allem eine falsche Ernährung (reich an einfachen Kohlenhydraten, stark verarbeitete Lebensmittel, arm an guten Nährstoffen) sowie die Beschränkung von körperlicher Aktivität und in Konsequenz die Steigerung des Körpergewichts des Kindes – was dazu führt, dass die Werte über der Norm/Perzentile liegen. **Weitere Faktoren** können eine gestörte Glykämie und Insulinämie bei der Mutter, Schwangerschaftsdiabetes, eine falsche Ernährung der Mutter in der Schwangerschaft und indirekt eine Verkürzung des Stillens oder ein kompletter Verzicht darauf sowie ein zu geringes oder zu hohes Geburtsgewicht des Kindes sein.

Wie sollten die Mahlzeiten für das Kind zusammengestellt werden?
In ihren verschiedenen Entwicklungsabschnitten brauchen Kinder unterschiedliche Mengen

an Nährstoffen. Kinder im Kindergarten- und Schulalter sollten fünf Mahlzeiten am Tag zu sich nehmen (drei Hauptmahlzeiten und zwei ergänzende Mahlzeiten). Die Ernährung sollte vor allem abwechslungsreich sein – nur dann bekommt das Kind alle erforderlichen Nährstoffe.

Die Zusammenstellung der einzelnen Mahlzeiten basiert auf vier Regeln:

- Abwechslungsreichtum
- Anzahl und Häufigkeit der Mahlzeiten
- Moderates Volumen – passende Menge auf dem Teller
- Vermeidung von Zucker und chemischen Zusätzen

Zur Kombination von Lebensmittelprodukten auf dem Teller gilt der Grundsatz, dass jede Mahlzeit eine Eiweiß- und eine Fettquelle beinhalten sollte: ¼ der Portion Eiweiß (zum Beispiel Fisch, Fleisch, Eier, Hülsenfrüchte), ¼ aus komplexen Kohlenhydraten (Backwaren, Graupen, Reis etc.) und ½ frisches Gemüse und Obst.

Was können Eltern tun, wenn ihre Kinder kein Gemüse mögen?

Kinder lernen durch Beobachtung und Nachahmen. Deswegen sollten wir selbst Gemüse essen, und dies besonders in Gegenwart des Kindes, das Kind durch das Reichen von Gemüse als Vorspeise (zum Beispiel eine Schüssel mit Rohkostsalat) zum Probieren ermutigen und dem Kind auch mal erlauben, selbst zu entscheiden und mitzubestimmen, was es an Gemüse essen möchte. Dies kann schon in Supermarkt passieren, wenn unsere Kinder mitentscheiden, was in den Einkaufswagen kommt. Das gemeinsame Kochen mit Gemüse bietet sich als Übung an, hier kann spielerisch Gemüse schmackhaft gemacht werden (zum Beispiel das Erraten der Gemüsesorte mit verbundenen Augen, welche Farbe/Geschmack/Geruch/Textur hat das Gemüse etc.).

Vergessen wir aber auch nicht, dass Gemüse nicht nur Rohkost ist. Pizza, Salat auf Burgern, Gemüse in Soße, Obst- und Gemüsesmoothies, verschiedene Aufläufe mit Gemüse Fleisch und Käse, herzhafte Pfannkuchen, Gemüsenudeln, Cremesuppen, Gemüsechips und Gemüsekuchen, aber auch Brownies aus Bohnen oder Roter Bete sowie Rührkuchen aus Karotten bieten sich an – es gibt viele Möglichkeiten, dem Kind Gemüse schmackhaft zu machen.

BLW – was ist das?

BLW (engl. »Baby Led Weaning«) bedeutet eine Änderung der Fütterungsmethode, die durch das Kind alleine gesteuert wird. Bei dieser Methode wird die feste Nahrung durch eine erwachsene Person gereicht. Weiches Gemüse, Obst, Graupen, Nudeln in einer Form, die für das Kind leicht zu greifen ist, werden durch die kleine Hand des Babys entdeckt. Dadurch erforscht das Kind selbstständig seine Nahrung und deren Beschaffenheit, Temperatur, Konsistenz, Farbe, Geruch und Geschmack. In der Zeit des BLW wird das Kind weiter gestillt beziehungsweise bekommt die Flasche. Befürworter dieser Methode sind davon überzeugt, dass Kinder dadurch sehr schnell allein essen lernen und nach ein paar Monaten selbstständig eine normale Mahlzeit zu sich nehmen.

Welche Methode ist besser – BLW oder die herkömmliche Breikost?
Beide Methoden haben Vor- und Nachteile. Vor allem ist der Prozess individuell vom Kind abhängig. BLW erlaubt die Entwicklung der Selbstständigkeit und leitet das Baby zum Experimentieren mit Geschmack an, hilft dabei, die Bewegungskoordination zu erlernen und weiterzuentwickeln und ist eine sehr natürliche Methode, die Kaubewegungen zu erlernen. BLW minimiert das Risiko, dass nur bestimmte Geschmacksrichtungen präsentiert werden und man sein Kind mit dem Essen überfüttert.

Das Kind mit dem Löffel zu füttern, ist allerdings in manchen Situationen sehr umständlich – beim Spazierengehen, auf Reisen, bei Besuchen, wenn das Kind krank ist oder wenn Kinder Probleme beim Schlucken haben, sie schnell abgelenkt werden oder einfach so nicht essen wollen. Ein Vorteil bei der Löffelfütterung ist aber, dass man dem Kind eine halbflüssige Mahlzeit reichen kann – Pudding oder Grütze, die das Kind schlecht nur mit Händen essen kann.

Mein Kind ist übergewichtig – was tun?
Vor allem sollte man analysieren, wo die Ursachen liegen. Es sind Antworten auf die Fragen zu finden:

- Was isst mein Kind?
- Wie oft isst es?
- Sind es Mahlzeiten, die reich an guten Nährstoffen sind?
- Ob und wie oft isst mein Kind zwischendurch Produkte, die wenig gute Nährstoffe haben?
- Nascht es Brötchen, Süßigkeiten, Pommes, Chips, süße Desserts?
- Ist die körperliche Aktivität ausreichend?

Wenn sich durch die Ernährungsumstellung und eine gesteigerte körperliche Aktivität das Gewicht nicht ändert, ist es sehr ratsam, einen Experten aufzusuchen. Er hilft, die Ursachen zu finden, und kann durch verschiedene Laboruntersuchungen Licht ins Dunkel bringen. Dieses Vorgehen dient der Diagnostik von verschiedenen möglichen Erkrankungen und hilft dabei, eine unterstützende Therapie zu finden. Wichtig ist, darauf zu achten, dass beim Kind keine Schuldgefühle oder ein niedriges Selbstwertgefühl auslöst werden! Ansonsten kann die psychische Gesundheit beeinträchtigt werden.

Muss ich für mein Kind die Kalorien berechnen?
Wenn das Kind nicht übergewichtig ist und sich gut entwickelt, muss man das absolut nicht tun. Ein gesunder Organismus reguliert von allein den Nahrungsbedarf, sodass es nicht zu Mangelerscheinungen oder Überernährung kommt. Wird ein Abweichen von der Norm in Relation zu Alter und Größe beobachtet (Abweichungen von Perzentilen bei U-Untersuchungen), besteht eine Indikation

zur engmaschigen Beobachtung der Gesundheit des Kindes (Ausschluss von Mängeln und metabolischen Störungen). Wenn sich das Kind gut entwickelt, aber sein Gewicht lässt Zweifel aufkommen, sollten wir in erster Linie die Qualität der Ernährung anpassen und die körperliche Aktivität erhöhen. Kalorische Restriktionen sollten bei Kindern nur äußerst selten durchgeführt und immer mit einem Arzt oder Ernährungsberater/Diätologen, der darauf spezialisiert ist, abgesprochen werden.

Wie wichtig ist die Rolle der Eltern bei der Ernährung von Kindern?
»Leading by Example« – also beispielhaftes Lernen – ist die wirksamste Methode bei der Motivation und Unterstützung in jedem Bereich des Lebens. Das Kind übernimmt die Gewohnheiten und die Art und Weise, die Realität zu betrachten, von den Personen, die es tagtäglich beobachtet – vor allem von Eltern/Betreuern und später auch von anderen Vorbildern. Statistiken bestätigen, dass Kinder, deren Eltern sich gesund ernähren und körperlich aktiv sind, weniger schlechte Nahrungspräferenzen haben. Sie wählen häufiger gesunde Snacks, treiben mehr Sport und leben eine weniger restriktive Ernährungsform. Auf der anderen Seite sind Kinder, deren Familien nicht auf gesunde Ernährung geachtet haben, öfter von Übergewicht und Adipositas betroffen. Ihre Geschmackspräferenzen sind deutlich weniger vielseitig – dies ist im Erwachsenenleben schwieriger zu ändern. Solche falschen Muster werden dann auch oft an die eigene Familie und Kinder weitergegeben.

Süßigkeiten in der Kinderernährung: Darf man oder darf man nicht?
Aus der Sichtweise der Physiologie sind Süßigkeiten völlig unnötig in der Ernährung – beim Kind sowie beim Erwachsenen. Aus verständlichen Gründen ist es schwierig, vom Kind zu erwarten, ganz darauf zu verzichten. Es ist auch schwierig einzuschätzen, wie viel ein Kind essen sollte. Hier empfiehlt es sich, dem gesunden Menschenverstand zu folgen. Süßigkeiten sind nichts für Kleinkinder, und auch Erwachsene sollten diese nur sporadisch essen. Die bewusste Auswahl der gesünderen Varianten, produziert auf Basis natürlicher Zutaten, die außer dem guten süßen Geschmack auch gute Nährstoffe bieten, ist sehr wichtig!

Es ist ratsam, zu Hause keine Berge von Süßigkeiten vorrätig zu haben. Ein kleines Stückchen Schokolade oder Kuchen am Sonntag schadet nicht, aber ein mit Karamell gefüllter Riegel als zweites Frühstück ein paar Mal die Woche gehört schon zur Missachtung des gesunden Menschenverstands, wenn es um Menge und Wahl der Produkte geht.

Um es nochmals deutlich zu machen: Viele Eltern sind aufgrund ihres stressigen Alltags leider nicht gerade die idealen Vorbilder, was gesundes Essverhalten angeht. Alles muss schnell gehen, übermüdet und energielos haben die meisten Eltern nur wenig Zeit zu kochen und konsumieren dann oft Fertigprodukte, die stark industriell verarbeitet sind und in den meisten Fällen versteckten Zucker beinhalten. Das Gleiche servieren sie ihren Kindern. Wir haben keine Zeit, zu genießen, was wir mit Mühe vorbereitet haben. Das spüren auch unsere Kinder und lernen dieses Verhalten von uns.

Das, was von Generation zu Generation weitergegeben wird, hat sich bewährt und muss nicht neu sortiert und bewertet werden – diese Einstellung ist oft ein großer Fehler, der im späteren Leben negative Folgen für den Nachwuchs haben kann. Hier sollte in der Schwangerschaft und im Kindergartenalter schon deutlich vorgebeugt werden, um das Risiko von damit verbundenen Erkrankungen zu minimieren. Dass wir selbst früh angefangen haben, oft das Falsche zu essen, sollte in diesem Fall kein Grund sein, es so weiterzugeben. So ganz gesund sind wir ja oft auch nicht.

Es ist natürlich nicht einfach! Erwachsene sowie Kinder werden von Industrie und Werbung überschüttet mit einer Vielzahl von Produkten, die Zucker beinhalten, ohne zu realisieren, wie ungesund diese im Übermaß sind und welche Konsequenzen diese haben.

Was viele Eltern nicht beachten, ist, dass diverse Zuckerarten nicht nur in süßen Lebensmitteln zu finden sind, sondern auch in herzhaften Produkten wie zum Beispiel Wurstaufschnitt. Überzeugt davon, dass sie nichts Süßes gegessen haben, verzehren sie jeden Tag größere Mengen von Zucker, die sich einfach durch zahlreiche Produkte summieren.

Körperliche Aktivität

Die Vorteile von körperlicher Aktivität bei Insulinresistenz

Körperliche Aktivität steigert die Insulinempfindlichkeit. Tägliche Bewegung und regelmäßiger Sport erhöhen die Anzahl an Insulinrezeptoren und lassen die Zellen so besser auf das Insulin reagieren. Des Weiteren werden Zahl und Funktion der Glukosetransportproteine, zum Beispiel von Muskelzellen, gesteigert, was zur Stabilisierung von Blutzucker- und Insulinspiegel beiträgt (Dohm, 2002).

Körperliche Aktivität steigert zusätzlich den Kalorienverbrauch. Viele IR-Patienten haben Übergewicht und können dieses mit einer IR-konformen Ernährung und Sport abbauen und ihre Werte verbessern. In unserer Facebookgruppe gibt es dafür viele Beispiele von Mitgliedern.

Obwohl Übergewicht ein grundlegender Faktor für die Entstehung einer IR ist, gibt es ebenso Normalgewichtige und schlanke Betroffene (Moltz & Holl, 2010). Grund dafür ist bei diesen Patienten das sogenannte Viszeralfett, welches sich im Körperinneren um die Organe herum ansammelt und nach außen hin nicht sichtbar ist. Diese Art Fettgewebe produziert Chemokine und Hormone, die eine IR begünstigen können (Giorgino et al., 2005; Krauss & Siri, 2004).

Mit nur 30 Minuten Bewegung und/oder Krafttraining am Tag können wir unsere Werte verbessern und das Risiko, einen Diabetes Typ 2 zu entwickeln, deutlich reduzieren (Tuomilehto et al., 2001; Manson et al.,1992).

Körperliche Aktivität ist bei der Behandlung von Insulinresistenz sehr wichtig und kommt gleich nach der Ernährungsumstellung!

Die geeignete Sportart finden

Viele Betroffene haben große Probleme, eine geeignete Sportart für sich zu finden. Wichtig ist hier vor allem, seine persönlichen Vorlieben herauszufinden. Viele Patienten sind die zusätzliche Bewegung nicht gewohnt. Da ist es umso wichtiger, eine sportliche Aktivität auszusuchen, die Spaß macht und nicht demotiviert. Die Motivation schwindet schnell, wenn Bewegung als reines Muss angesehen wird, und fällt umso leichter, wenn sie Spaß macht, leicht in den Lebensalltag eingebaut werden kann und Erfolge schnell spür- und sichtbar sind.

Körperliche Aktivität sollte deshalb immer persönlich angepasst werden. Dies kann je nach Alter, gesundheitlicher Situation und Blutwerten unterschiedlich sein.

Bevorzugt werden Sporteinheiten empfohlen, die eine niedrige oder mittlere Intensität haben, zum Beispiel schnelleres Gehen, Walking, Slow Jogging, Radfahren, Nordic Walking, Schwimmen, Aqua Fitness, Stretching, Yoga, 10.000 Schritte am Tag.

Egal, was man macht: Es zählt einzig, dass man sich bewegt. Die meisten IR-Betroffenen kommen um zusätzliche Bewegung nicht herum. Bei manchen reicht zwar tatsächlich die reine Änderung des Essverhaltens, der Großteil aber muss viel Sport treiben, um die Werte zu verbessern und abzunehmen.

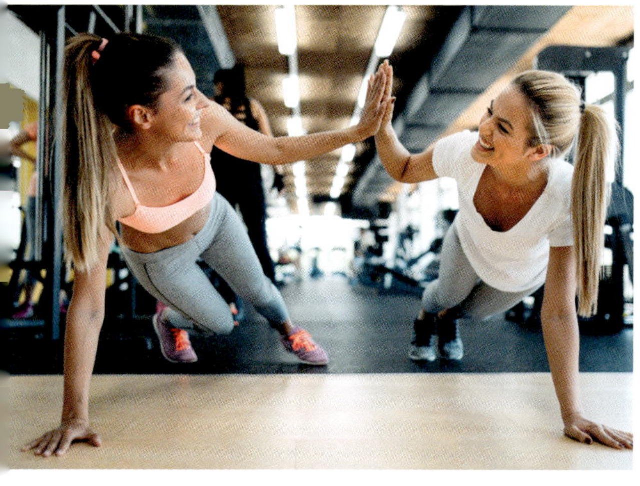

Man sollte dabei aber nicht vergessen, dass bei manchen Verletzungen oder Vorerkrankungen bestimmte Sportarten nicht zu empfehlen sind. Hierzu sollte immer eine ärztliche Meinung eingeholt werden, um bestehende Verletzungen und Erkrankungen nicht zu verschlimmern und den Gesundheitszustand insgesamt nicht zu verschlechtern. Personen mit starkem Übergewicht oder Ältere sollten Aktivitäten auswählen, die die Gelenke nicht zu stark belasten und das Verletzungsrisiko nicht steigern. Statt Joggen sind als Ausdauersport dann zum Beispiel Schwimmen oder Nordic Walking empfehlenswert.

Trainingsintensität und Tageszeit bestimmen

Die Häufigkeit des Trainings hängt davon ab, welches Training man aussucht und wie viel Zeit man danach zur Regeneration braucht. Wir sollten idealerweise jeden Tag etwas Aktivität in den Alltag einbauen. Nicht jeder Tag muss stundenlange Sporteinheiten beinhalten. Abwechslung ist ebenfalls wichtig, unsere Muskeln brauchen zum Beispiel nach einer Kraftsporteinheit eine Ruhephase, um sich zu regenerieren.

Regenerationszeit bedeutet nicht, dass man liegen soll, sie kann zum Beispiel mit Spazierengehen, Yoga oder leichten Dehnübungen verbunden sein. Wir sollten grundsätzlich Sportarten meiden, die jeden Tag eine hohe Intensität erfordern, da wir so nur unsere Muskeln und Gelenke schwächen und ermüden und dadurch eventuell keinerlei Erfolge beim Abnehmen und somit auch keine Verbesserung unseres Gesundheitszustands erkennen können.

Betroffene, die früher nie oder kaum aktiv waren, sollten am besten mit halbstündigen Spaziergängen anfangen und die Intensität langsam steigern. Bei starker Adipositas mit einem BMI > 30 sollte vor Beginn verstärkter Aktivität erst einmal ein Arzt konsultiert werden, der den allgemeinen Fitnesszustand überprüft.

Die beste Tageszeit für Sport ist bei jedem Betroffenen verschieden und vom individuellen Biorhythmus abhängig. Der eigene Körper gibt hier die besten Signale! Allerdings sind sportliche Aktivitäten bei IR morgens nüchtern nicht zu empfehlen, weil sie das Risiko einer Hypoglykämie steigern, an der viele IR-Patienten leiden.

Wer keine Möglichkeit hat, mit einem »Personal Trainer« zu arbeiten, kann sich auch im Internet über Sportprogramme und Trainingspläne informieren und diese Schritt für Schritt an die eigenen Möglichkeiten und Vorlieben anpassen.

Körperlich anstrengende Arbeit ist nicht gleich Sport!

Viele unserer Gruppenmitglieder in den Selbsthilfegruppen machen keinen oder wenig zusätzlichen Sport, weil sie körperlich anstrengend arbeiten. Körperliche Aktivität, die bewusst als Sporteinheit eingeführt wird, ist aber viel mehr als reine körperliche Betätigung. Erst einmal sind wir an die anstrengende Arbeit gewöhnt, und unser Körper hat trotzt dieser eine IR entwickelt. Bewusster Sport ist aber nicht gleich körperliche Aktivität beim Arbeiten!

Im Folgenden nennen wir dir zehn Gründe, warum bewusste Sporteinheiten mehr als nur eine tägliche körperliche Aktivität sind. Durch bewusste Sporteinheiten lernst du:

- Disziplinierter im Privatleben zu sein
- Gesundes Verhalten zu entwickeln
- Stress zu reduzieren
- Freude zu spüren
- Besser durchzuschlafen
- Dein Selbstbefinden zu verbessern
- Charakterstärke
- Zu entspannen
- Herunterzukommen
- In deiner Freizeit aktiver zu werden

MOTIVATIONSKICK

Möchtest du beim Sport für Kontinuität sorgen? Formuliere zuerst das Ziel, das du erreichen willst. Formuliere anschließend »Wenn-dann-Pläne« für die Zielerreichung wie zum Beispiel: »Wenn ich Montag von der Arbeit komme, dann mache ich Sport.« Strukturiere die Woche und behandle die Sporteinheiten wie Termine – trage die Sporttermine in den Kalender ein.

Warum Sport dir helfen kann, gesund zu werden, und wie du es bleiben kannst

Gastbeitrag von Sebastian Franke

Wir wissen bereits: Eine Insulinresistenz tritt auf, wenn der Körper ein Zuviel an Zucker im Blut nicht mehr mittels des Signalgebers Insulin in die Zellen transportieren kann.

Der (gesunde) Körper beginnt anfangs noch, dieses Mehr an Energie aus Zucker und Kohlenhydraten (die am Ende der Verdauungskette immer zu Zucker/Glukose aufgespalten werden) als Glykogen in die Muskeln und die Leber zu bringen. Später begünstigt es dann auch die Bildung von mehr Fettzellen – wir werden dicker.

Je mehr Fett zulasten von Muskelmasse im Körper aufgebaut wird, desto schlimmer wird dieser Kreislauf, denn Muskelmasse kann nicht nur Zucker viel besser verwerten als die gleiche Menge Fett, sie ist außerdem in ihrer Dichte wesentlich kompakter und damit bei gleicher Größe wesentlich schwerer. Außerdem bremst eine Vermehrung von Fett den gesamten Fettstoffwechsel aus. Die im Fett enthaltenen Enzyme, die man Aromatase nennt, bilden Hormone, die den Fettstoffwechsel ausbremsen und bestrebt sind, weiter Fettzellen zu produzieren.

Durch die ständige Anwesenheit von Insulin, die für dieses Wachstum notwendig ist, und um der Zelle das Signal zur Aufnahme des Zuckers aus dem Blut zu geben, reagieren die Zellen irgendwann immer träger und bald gar nicht mehr auf das Signal. Sie werden resistent gegen Insulin. Sie nehmen dann nur noch wenig und irgendwann gar keinen Zucker mehr auf, und wir bekommen erhöhte und gefährliche Blutzuckerwerte. Neben Übergewicht sind Bluthochdruck, bauchorientierte Fettansammlungen, Adipositas, ein gestörter Fettstoffwechsel und Fettleber nur die bekanntesten Symptome, die eine IR durch das sogenannte Metabolische Syndrom ankündigen. Die Folgen sind für das gesamte Stoffwechselsystem verheerend!

Das Risiko für Herz-Kreislauf-Erkrankungen steigt immens an, die Blutgefäße werden geschädigt, und die Blutgerinnung wird gestört. Es gibt weniger Austausch zwischen den Geweben und Gefäßsystemen, es kommt zu Durchblutungsstörungen im Bindegewebe, was zur typischen unrein wirkenden und rot gepustelten Haut führt. Die allgemeine

Entzündungsschwelle des Körpers für Krankheitsreize, von innen und auch außen, steigt enorm an.

Viele Ärzte vermitteln uns bei einer Diagnose von IR den Eindruck, man nehme hier ein bisschen Metformin, da vielleicht ein bisschen Inositol als Insulinbooster – und schon ist das Problem gelöst, und man kann weitermachen wie bisher. Das Problem ist damit aber nur umgangen. Es erscheint mir persönlich auch hochgradig unlogisch, chemische oder chemisch bearbeitete und reduzierte Substanzen zu sich zu nehmen – für etwas, das mein Körper verlernt hat, weil ich maßgeblich durch mein Ess- und Bewegungsverhalten dafür gesorgt habe. Beide eben genannten Methoden führen nämlich nur dazu, dass die Insulinsensitivität der Zellen ausgehebelt und wieder gesenkt wird. Es ist doch eigentlich logisch, dass das nicht ewig funktionieren kann und auf lange Sicht nur für eine Verschlimmerung sorgt, wenn man nichts Grundlegendes ändert und es lediglich als vorübergehendes Hilfsmittel nutzt.

Wer bis hierher aufmerksam gelesen hat, wird vielleicht schon ableiten können, wie wir diesen Kreislauf mit sehr einfachen Methoden durchbrechen, ja, sogar umkehren können. Unsere Zellen sind regenerativ und bilden sich stetig neu. So altern wir als Menschen und wachsen. Das bedeutet aber auch, dass eine IR keine bleibende Erkrankung sein muss. Wir können uns zum Beispiel im Alltag einfach mehr als bisher bewegen, die Ernährung umstellen oder auch sportlich aktiv unser Leben gestalten. Wir bauen das Übermaß an Energie so wieder ab, verhindern die Einlagerung von Fett, stärken das Herz-Kreislauf-System und trainieren unsere Muskeln als natürlichen Verbrennungsmotor.

Wir lassen unseren Körper arbeiten – wofür er auch geschaffen ist!

Motivation erarbeiten: Warum, wofür und wie will ich mein Ziel erreichen?

Hat man einmal die Diagnose Insulinresistenz bekommen, ist es nicht unbedingt einfach, die innere Einstellung zu finden, es anzupacken und Lösungswege zu suchen. Neben der Ernährung ist die körperliche Bewegung als höchster Energieverbraucher der Zellen am wichtigsten. Das bedeutet nicht unbedingt, dass man wie ein Hamster im Laufrad rennen muss. Ein aktives Arbeitsleben, straffe Spaziergänge und kurze und knackige, Puls treibende Intervalle können ebenfalls positive Effekte bewirken.

Eventuell wirst du dich gerade bei einem der folgenden Gedanken ertappen:

- Ich arbeite so viel.
- Ich habe für Sport eh keine Zeit.
- Ich habe keine Lust auf Sport.
- Ich schwitze nicht gern und finde es eklig.
- Ich bin so schnell außer Atem, es bringt eh nichts.
- Und, und, und...

All diese Gedanken sind natürlich, und man hat sie beispielsweise auch als Leistungssportler oder Freiberufler, der sich täglich aufs Neue motivieren muss.

Doch was genau ist Motivation?

Motivation speist sich immer aus den Motiven, die dich bewegen, ein bestimmtes Ziel zu erreichen. In diesem Falle könnte ein kurzfristiges Ziel sein, den Metabolismus des Körpers, also den Stoffwechsel, wieder zu aktivieren und anzutreiben. Die Energie aus den Zellen kann dann auch wieder besser verbraucht und geleert werden, um neue Energie aufzunehmen. So wird der Insulin- und Blutzuckerspiegel entlastet. Das langfristige Ziel könnte zum Beispiel sein, die Zellen wieder zu regenerieren und dauerhaft sensitiv für Insulin zu halten.

Egal, ob in deinem Familienleben, in der Arbeitswelt, im Sport oder eben, wenn es darum geht, das Leben wieder selbstbestimmt in die Hand zu nehmen: Es gibt keinen Grund dafür, der Insulinresistenz mehr Raum in deinem Bewusstsein und Körper zu geben, als es zwingend notwendig ist. Damit ist nicht gemeint, dass du dich nicht darum kümmern sollst. Ganz im Gegenteil. Befasse dich ausführlich damit! Die Lösungen liegen auf der Hand und erfordern nur den Willen, gesund zu sein.

Stelle dir vielleicht einfach einmal die folgenden drei W-Fragen: WARUM, WOFÜR und WIE will ich mein Ziel erreichen?

Ergründe damit deine Motive, etwas zu verändern. Finde so deinen eigenen Antrieb und ersticke den Leidensdruck in Aktivismus. Niemand von außen wird dir besser helfen können als du selbst. Nur du sitzt am Steuer deines Lebens – und du hast nur diese eine Gesundheit und dieses eine Leben. Das kannst du nicht auf Ebay oder Amazon einfach neu kaufen wie eine kaputte Kaffeemaschine, die verkalkt war und nicht mehr funktionieren wollte.

Ein paar Anregungen, um die drei Fragen zu vertiefen, will ich dir mit auf den Weg geben. Die folgenden Fragen könntest du dir dafür stellen:

- Wie reagiert mein Körper auf Reize, Sport, Ernährung?
- Wie reagiert meine Psyche auf den Leidensdruck, mein Umfeld, Ereignisse und meine jeweilige Tagesform?
- Wie reagieren meine Verdauung und mein Wohlbefinden auf bestimmte Lebensmittel?
- Wie verliefen die letzten Jahre seit der Diagnose?
- Wie verliefen die letzten Jahre vor der Diagnose?
- Warum könnte ich in diese Lage gelangt sein?
- Was kann ich daraus lernen und für mich mitnehmen?
- Welche Fehler muss ich nicht noch einmal machen?
- Ergibt es Sinn, etwas zu verändern oder auf dem jetzigen Kurs zu bleiben?

- Was konkret kann ich heute noch tun, um etwas zu verändern?
- Welches Ziel habe ich?

Befasse dich mit diesen Fragen selbstkritisch. Warum bist du in diese Situation und Stoffwechsellage gelangt? Beobachte dich und dein tägliches Verhalten. Finde heraus, was passiert, wenn du etwas Bestimmtes tust oder nicht tust, obwohl du es dir vorgenommen hast. Finde heraus, wie du dich dann fühlst und darauf reagierst. Nutze diese Erkenntnisse, um dich zu motivieren, und definiere neue Ziele für dich und deine Gesundheit.

Wir haben gelernt, dass Motivation sich aus Zielen speist, die ich erreichen will und mir vor Augen führe. Doch wie genau definiere ich nun Ziele, und wie erreiche ich sie dann?

Kleine und mittelfristige Ziele könnten beispielsweise sein:

- Das unmittelbare Leben aktiver gestalten und Bewegung in den Alltag einbauen
- 2- bis 3-mal pro Woche 15–30 Minuten Sport
- Weniger Zucker zu mir nehmen
- Bewusster und naturbelassener einkaufen und ernähren
- 5–10 kg weniger auf der Waage
- 5–10 cm weniger Bauchumfang
- Medikamente wie Metformin und andere kleine Helfer reduzieren können
- Nicht mehr außer Atem sein, wenn ich die Treppe zu meiner Wohnung/Arbeit laufe
- Nicht mehr außer Atem sein, wenn ich mal kurz zum Bus/zur Bahn laufen muss

Große und langfristige Ziele könnten sein:

- Spaß und Freude an Bewegung und Sport finden
- Erkennen, was sich für mich in Zeitabstand X verändert und verbessert hat
- Dauerhaft Perioden zuckerfreier Zeit bewusst genießen
- Bewusster und naturbelassener einkaufen, ernähren und selbst kochen
- Medikamente absetzen können und nicht mehr zum Diabetologen gehen müssen
- Mein Wunschgewicht erreichen und halten (nie wieder Gewicht X sehen)
- Unbeschwerter und mit weniger Sorgen leben (gesund sein)

Methoden für die Umsetzung (von Sebastian Franke)

Jetzt oder nie! Es wird keinen besseren Zeitpunkt geben, es anzupacken, als JETZT & HIER!

Tragen wir noch einmal alles nüchtern zusammen: Du weißt, du hast Insulinresistenz. Du weißt, du hast durch dein Nichthandeln zum größten Teil selbst dafür gesorgt, in dieser Lage zu sein. Du weißt nun, du selbst kannst mit einfachsten Mitteln und indem du ins Handeln kommst, etwas dafür tun, dies wieder zu ändern.

Die Wege dafür sind in erster Linie, wie bereits erwähnt, Ernährungsumstellung und Bewegung beziehungsweise sportliche Aktivität. Denn wenn du hier nichts änderst, wird kein Inositol, kein Metformin, werden keine ACE-Hemmer oder Betablocker mehr etwas daran verändern, dass du irgendwann Insulin spritzen musst. Dein Körper steigt komplett auf den Diabetes um und wird sich durch ein Zuviel an Zucker und Kohlenhydraten nicht mehr erholen, und die Bauchspeicheldrüse wird ihre Produktion von Insulin völlig einstellen.

Dies gilt es unbedingt zu verhindern, denn diese Spirale wird immer schwerer zu durchbrechen und vielleicht auch eines Tages überhaupt nicht mehr zu stoppen sein. Dann bist du ein Pflegefall und chronisch krank. Das kann nicht dein Ziel sein!

Wir haben also nun das Problem Insulinresistenz auf der einen und die Lösung auf der anderen Seite. Nun fehlt dir vielleicht noch die letzte Überzeugung oder ein letzter Funke, damit du endlich loslegst.

Essen zubereiten, Kochen, Backen, Bewegung und Sport könnten zum Beispiel gemeinsam viel mehr Spaß machen. Mit großer Sicherheit gibt es in deinem direkten Umfeld, in deiner Partnerschaft oder in deiner Familie auch Menschen, die ähnliche Ziele haben und mit denen du dich zusammentun kannst. Es gibt auch viele örtliche Sportgruppen oder Vereine, in denen du dich anmelden könntest.

Sportlich aktiv und fitter zu sein hat nämlich noch ganz andere Vorteile als nur die, den Zucker als Energie aus den Zellen zu ziehen. Vielleicht sind dir einige davon noch nicht unmittelbar bewusst oder bis jetzt sogar völlig unbekannt.

Die direkten Vorteile eines relativen Normalgewichts und des Fitseins sind:

- Du kannst langfristig Metformin, Inositol etc. reduzieren oder ganz weglassen.
- Nach einer körperlichen Anstrengung sinkt die Herzfrequenz wesentlich schneller wieder auf ein Normalmaß.
- Der allgemeine Ruhepuls sinkt.
- Der Blutdruck reguliert sich, dadurch kannst du ACE-Hemmer, Betablocker und andere Herz-Kreislauf-Medikamente absetzen.
- Das Lungenvolumen steigt.
- Das Herz kann mehr Sauerstoff in die Organe transportieren.

- Das Treppensteigen im Alltag wird leichter.
- Alltägliche Arbeiten im Haushalt oder Tätigkeiten wie den Wocheneinkauf schleppen werden leichter.
- Du kommst morgens besser aus dem Bett.
- Du kannst auch mal zum Bus oder zur Bahn rennen, ohne gleich Schnappatmung zu bekommen.
- Endorphine, Dopamin, Serotonin, Noradrenalin und andere Hormone werden ausgeschüttet und machen nicht nur unmittelbar, sondern auch langfristig glücklich.
- Die Entzündungswerte im Körper sinken.
- Der Depressionslevel im Gehirn sinkt.
- Die Belastung auf Knie, Sprunggelenke und Fersen verringert sich.
- Rücken-, Halswirbel-, Brustwirbel- und Bandscheibenproblematiken werden geringer.
- Der Fettanteil im Körper verringert sich, und der freie Wasseranteil steigt wieder.
- Mehr Muskelmasse lässt die Körperwärme ansteigen.
- Die Thermogenese erhöht sich, weil der Stoffwechsel auch in Inaktivität wieder auf einem höheren Level läuft.

Packe es am besten heute noch an und mache dir eine Aufstellung deines typischen Tagesablaufs. Plane, wie du deinen Alltag umstellen kannst!

Arbeitest du beispielsweise acht Stunden und bist zehn Stunden außer Haus, hast du vielleicht noch zwei Kinder, die ihre Zeit benötigen und diese auch von einem liebenden Elternteil einfordern, willst du am Abend noch zwei Stunden fernsehen und dann mindestens acht Stunden schlafen und hat dein Tag nur 24 Stunden, die am besten 26 sein müssten? Dann fragst du dich vermutlich: Wie soll ich hier auch noch Bewegung, Kochen oder gar Sport einbauen? Dafür stellen wir dir im Folgenden drei Methoden vor.

Methode 1:
Mehr Bewegung im Alltag – den Stoffwechsel wieder aktivieren

Als erste und direkte Maßnahme kannst du einfach immer die Treppe nehmen statt die Rolltreppe oder den Fahrstuhl. Das trainiert nicht nur das Herz-Kreislauf-System, sondern auch gleich die Beine, die eine der größten Muskelgruppen im Körper und damit einen immens großen Zellzuckerspeicher darstellen.

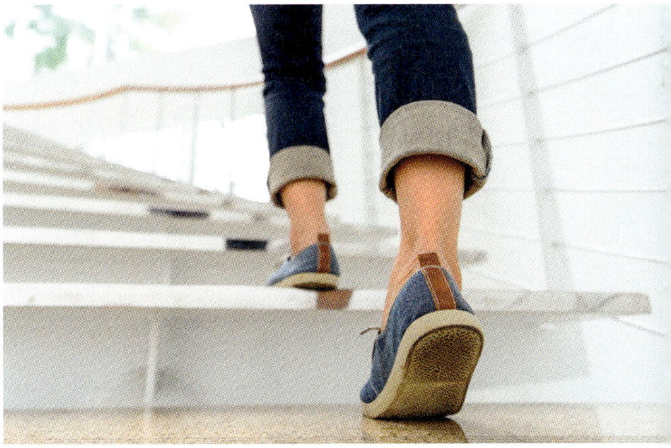

Außerdem gehe, wo immer du bist, mehr zu Fuß, fahre mit dem Rad oder parke weiter weg. Es ist vielleicht sogar viel billiger, in der Nebenstraße zu parken als direkt im Parkhaus. Die meisten Menschen kennen nicht einmal ihre direkte Umgebung. Mach doch einmal einen ausgiebigen Spaziergang mit der Familie und/oder den Kindern. Selbst ich entdecke nach Jahren noch neue Ecken und habe zum Beispiel immer eine Kamera dabei.

Die obligatorischen 10 000 Schritte am Tag entsprechen etwa 6 km Strecke. Damit ist nicht nur der Weg vom Auto zur Arbeit oder von der Bahn und dem Bus zum Bürostuhl gemeint. 30–60 Minuten konstantes straffes Spazieren oder Walken sind eine niedrigschwellige Intensität auf gleichbleibendem Level für das Herz-Kreislauf-System und damit eine super Möglichkeit, die Kohlenhydratspeicher zu leeren oder direkt nach dem Essen besser in die Verdauung zu führen, ohne sich anstrengen zu müssen. Und das kann man getrost als Sport betrachten. Im Englischen nennt man das LISS – »Low Intensity Steady State«. Low Intensity steht für niedrigschwellige Intensität und Steady State für stetig und beständig gleichbleibend.

Methode 2:
Sport suchen, treiben und genießen

Die zweite und sehr effektive Möglichkeit, die Energie aus Zucker wieder zu verbrauchen, besteht darin, die Muskeln im Körper zu trainieren. Damit verbrennen wir nicht nur Fett, wir verdrängen es regelrecht und sorgen auch nachhaltig für eine bessere Sauerstoff- und Blutversorgung im Körper. Dazu gehören zum Beispiel kurze, intensive Einheiten und Intervalle, aber auch längere, gleichbleibende Belastungen auf einem höheren Niveau. Auch intensiver Sex kann hier durchaus mit angeführt werden.

Kurze hohe und intensive Intervalle sind aktuell in aller Munde. Hierbei handelt es sich um hochintensive Intervalltrainings, im Englischen auch High Intensity Intervall Training (HIIT). Dazu gehören das klassische Zirkel- und Rundentraining mit eigenem Körpergewicht oder Zusatzgewichten wie auch Tabatas, die erst in den letzten Jahren sehr populär wurden.

Tabatas sind kurze hochintensive Sporteinheiten im Minutenbereich, bei denen man eine 20-sekündige Belastungsphase mit einer 10-sekündigen Erholungsphase abwechselt. Dies wiederholt man 8-mal und hat ein 4-minütiges Training, das nach aktuellem Stand der Sportwissenschaft bis zu 60 Minuten Joggen ersetzen kann. In einer im Jahr 2019 durchgeführten Studie beschreibt Dr. Izumi Tabata das Tabata-Training als eine der energetisch effektivsten High-Intensity-Trainingsmethoden. Mit Tabata-Training verbessert man nicht nur die aerobe Leistungsfähigkeit, sondern auch die maximale Sauerstoffaufnahme pro Minute und Kilogramm Körpergewicht bei maximaler körperlicher Belastung (Tabata, 2019). Der Nachbrenneffekt des Stoffwechsels ist außerdem enorm hoch, sodass man noch Stunden danach Energie verbrennt. Daher sind Tabatas die optimale Trainingseinheit für Menschen mit wenig Zeit. Für Tabatas gibt es Apps und Timer fürs Handy oder Videos und Beispiele auf YouTube.

Auch Joggen lässt sich mit HIIT kombinieren. Man kann zum Beispiel nach 400 m einfach 100 m sprinten, dann wieder 400 m joggen etc. Wichtig ist hier, den Körper an seine Maximalbelastung heranzuführen und diese immer wieder kurz auszureizen, um ihm dann eine »entspanntere« Erholungsphase zu gönnen.

Wie bereits erwähnt, kann auch ein Zirkel- oder Rundentraining effektiv sein, beispielsweise wenn man ein Krafttraining mit eigenem Körpergewicht aus verschiedenen Übungen wie Kniebeugen, Ausfallschritten, Liegestützen, Unterarmstütz am Stuhl oder am Barren, Klimmzügen und Rudern am Barren, Liegestütz-Hocke-Strecksprung, Hampelmann, Häschen-Hüpf und anderen kombiniert. Bei dieser Art von Training kann man sich quasi ein Leben lang steigern und sich die Arbeit auch mit Zusatzgewichten erschweren oder einfach die Belastungsphase und damit den Reiz auf die Muskulatur durch höhere Wiederholungszahlen oder eine langsamere Ausführung erhöhen. Auch die negative Phase der Belastung kann man in Zeitlupe absolvieren und so effektiv die Muskulatur reizen.

Wir können das zentrale Nervensystem und die Muskeln aber noch mehr reizen, wenn wir ein Gewichtstraining im Sport- und Fitnessstudio als Zirkel- oder Rundentraining durchführen.

Methode 3:
Isometrische Übungen zur Stabilisierung und Aktivierung der Muskulatur
Mit isometrischen Übungen sind Übungen gemeint, bei denen man bestimmte Positionen des Körpers halten muss und so die Muskulatur stärkt und stabilisiert. Hierzu zählen zum Beispiel Unterarmstütz auf Händen oder Ellenbogen – auch Plank genannt –, Reiterstellung oder Sportarten wie Yoga, Pilates oder asiatische Kampfkünste.

Isometrische Übungen haben den Vorteil, dass man sie absolvieren kann, wenn man ein schwaches Herz-Kreislauf-System hat oder gerade durch eine Schwangerschaft, Verletzung oder ähnliche Beeinträchtigungen keine Sportarten trainieren darf, in denen man sich viel und schnell bewegt. Sie belasten meistens nicht die Lunge und erfordern keinen großen Radius oder Platz. Man kann sie also auch gut zu Hause absolvieren.

Der Nachteil liegt allerdings darin, dass man das Herz-Kreislauf-System quasi nicht trainiert und die Muskeln auch nicht lernen, wie sie miteinander agieren, sich unter Last verhalten und zusammenziehen und wieder aufdehnen müssen. Statische Bewegungen sind daher eher als zusätzliches Training zu empfehlen und bieten eine Möglichkeit, die Muskulatur auch in einer entspannten Atmosphäre und ohne Sporteinheit oder unterwegs im Urlaub zu reizen.

Der Wochenplan

Aktiv das Leben zu gestalten und die Aktivität mit den Hobbys und der Familie zu verbinden, ist eine spielerische Möglichkeit, die Glykogenspeicher zu leeren. Aber wo genau fange ich nun an? Ich finde, es ist immer sinnvoll, sich die Woche als Zeitstrahl vorzustellen und sie sich so zu visualisieren. Eine Möglichkeit wäre die Erstellung eines Wochenplans, wie im Folgenden beispielhaft vorgestellt. Das wirkt auf den ersten Blick aufwendig, zeigt aber auch auf, wie man seinen Tagesablauf optimieren könnte und dass trotz Sport noch genügend Zeit bleiben kann. Die Leertabelle im Anschluss bietet dir die Möglichkeit, dir selbst deine Woche zusammenzustellen und zu schauen, wo du optimieren kannst.

Beispiel

ZEIT	MONTAG	DIENSTAG	MITTWOCH	DONNERSTAG	FREITAG	SAMSTAG	SONNTAG
6 Uhr	zur Arbeit	zur Arbeit	zur Arbeit	zur Arbeit	zur Arbeit	Ruhetag	Ruhetag
12 Uhr	Mittagspause	Mittagspause	Mittagspause	Mittagspause	Mittagspause	Einkauf Wochenende	Sonntagsessen
16 Uhr	Arbeitsende	Arbeitsende	Arbeitsende	Arbeitsende	Arbeitsende	Zeit für mich, Bewegung und Sport	Spazierengehen mit der Familie
17 Uhr	zu Hause ankommen, Freizeit, Familie	zu Hause ankommen, Freizeit, Familie	Einkauf	zu Hause ankommen, Freizeit, Familie	zu Hause ankommen, Freizeit, Familie		
18 Uhr		Zeit für mich, Bewegung und Sport	zu Hause ankommen, Freizeit, Familie	Zeit für mich, Bewegung und Sport	zu Hause ankommen, Freizeit, Familie		
20 Uhr	Freizeit Familienzeit Lesen, TV	Freizeit Familienzeit Lesen, TV		Freizeit Fam ilienzeit, Lesen, TV			
22 Uhr	ab ins Bett	ab ins Bett	ab ins Bett	ab ins Bett	ab ins Bett		ab ins Bett
Tägliche Ziele	Walking o. straff s pazieren gehen 20–30 Min.	Sport	Walking o. straff spazieren gehen 20–30 Min.	Sport	Walking o. straff spazieren gehen 20–30 Min.	Walking o. straff spazieren gehen 20–30 Min.	Walking o. straff spazieren gehen 20–30 Min.

Wochenplan zum Selbstausfüllen

ZEIT	MONTAG	DIENSTAG	MITTWOCH	DONNERSTAG	FREITAG	SAMSTAG	SONNTAG

Wie könnte nun aber ein Sportplan im Detail aussehen?
Jeder weiß: Aller Anfang ist schwer. Welche Übungen, Muskelgruppen und Abläufe kann man ohne viel Aufwand und Fehler trainieren, und das vielleicht auch noch zu Hause?

Natürlich ist es immer besser, sich einen neutralen und völlig unabhängigen Ort für den Sport zu suchen, an dem man ungestört, mental frei und fokussiert arbeiten kann. Gute Beispiele dafür sind ein Sportverein, das nächste Fitnesscenter, ein Sportstudio oder einfach der Park vor der Haustür.

Vorweg sei gesagt: Jede der folgenden Übungen lässt sich wunderbar auf Google oder YouTube suchen und wird dort erklärt. Wichtig ist, mit Bewegungen zu starten, die man ohne Probleme ausführen kann, und eine Wiederholungszahl zu wählen, die nicht der individuellen maximalen Leistung entspricht, sondern eher bei 60–80 % davon liegt. Wenn ich also maximal 20 Kniebeugen am Stück schaffe, mache ich zum Beispiel 15 Stück und davon 3–5 Sätze, um meine Muskulatur optimal zu reizen.

Hier nun einige Grundübungen für den Start, die ich teilweise bereits erwähnt habe.

Elementare Grundübungen:

- Kniebeugen (Squat) – belasten vor allem die Beine und den Rumpf und decken damit bereits die größten Muskelgruppen ab.
- Hampelmann – eine super Übung, um den gesamten Körper zu belasten und das Herz-Kreislauf-System zu trainieren
- Liegestütz-Hocke-Strecksprung (Burpees) – es gibt quasi keine bessere Übung, um den gesamten Körper so zu belasten, dass dein Fett regelrecht zu weinen beginnt und das Herz Karussell fährt.

Einige Beispiele zum Steigern:

- Kniebeugen – Ausfallschritte – Ausfallschritte mit erhöhtem Bein (Single Leg Lunges)
  Variationen: mit Zusatzgewicht, mit Sprung nach jeder Kniebeuge
- Hampelmann – Burpees – Burpees mit hohem Sprung über ein Hindernis
- Liegestütze – Unterarmstütz am Stuhl – Beugestütz am Barren
  Variationen: enge, breite, einarmige Liegestütze
- Rudern (sich heranziehen an eine Stange) – Klimmzüge

Workouts

Im Folgenden findest du drei Beispiele für Workouts.

Workout 1

1 Tabata mit Hampelmann als HIIT zum Aufwärmen.

Danach 2–3 Min. Pause, gefolgt vom Kraftanteil in 5 Runden:

- 5 Kniebeugen
- 2 Liegestützen
- 2 Rudern

Zeit: ca. 15–20 Min.

Workout 2

10–20 Min. Walken zum Aufwärmen.

Danach 2–3 Min. Pause, gefolgt vom Kraftanteil, in 10 Min. so viele Runden wie möglich:

- 10 Hampelmann
- 6 Ausfallschritte, jeweils links/rechts abwechselnd
- 4 Liegestützen

Zeit: ca. 20–35 Min.

Workout 3

- 1 Tabata: Hampelmann und Kniebeugen im Wechsel
- 1 Tabata: Sit-ups und Unterarmstütz auf Händen im Wechsel (isometrisch)
- 1 Tabata: Burpees und Ausfallschritte links/rechts im Wechsel

Dazwischen jeweils 1–2 Min. Pause

Zeit: ca. 15 Min.

Zusammenfassende Checkliste

- Befasse dich mit deiner Krankheit und den Problemen und denke lösungsorientiert.
- Definiere Ziele, schreibe sie auf und visualisiere sie.
- Mach dir klar, welche Opfer das Ziel verlangen wird – Wissen hilft, Schranken und Versagensängste abzubauen und dranzubleiben.
- Beobachte, hinterfrage dich und passe den Weg stetig an.
- Umgib dich mit positiven Dingen.
- Stelle motivierende Musik zusammen.
- Gestalte dein Leben aktiver und integriere auch Ernährung.
- Verbinde dich mit Gleichgesinnten und motiviert euch gegenseitig.
- Treibe Sport.
- Gönne dir gezielt mal etwas und genieße.

MOTIVATIONSKICK

»Humor ist, wenn man trotzdem lacht«. Laufen die Dinge anders als gedacht, nimm dich selbst nicht so ernst und versuche, darüber zu lachen. Humor gehört zu den positiven Emotionen und stärkt unsere körperliche Gesundheit. Überlege, was dich zum Lachen bringt: ein lustiger Film, gekitzelt werden oder Witze, die du liest?

Wenn wieder einmal die Abnehmphase oder Motivation stagniert, du nicht weiterkommst oder das Gefühl hast, auf der Stelle zu treten, halte kurz inne und gib dir Zeit. Nimm dir die Zeit auch für dich. Schaue dann, was du bereits erreicht hast, und nicht, was noch vor dir liegt oder woran du gescheitert bist.

Nicht alles kann jeden Tag gut laufen. Jeder Tag stellt neue Herausforderungen an uns. Weihnachten, Ostern, Geburtstage, Familien- und Firmenfeiern, Feste und andere Gelegenheiten führen uns regelmäßig vor Augen, worauf wir verzichten, woran wir arbeiten und was unser Ziel ist. Sie geben uns aber auch die Chance, dranzubleiben, und zeigen uns vielleicht sogar direkt in unserem Umfeld, weswegen wir jetzt genau hier an dieser Stelle sind und wissen, warum wir verzichten, und auch wenn man an diesen Tagen das Ziel kurz aus den Augen verlieren sollte und das Gefühl bekommt, versagt zu haben – es ist kein Grund, aufzugeben! Scheitern ist Teil eines Prozesses. Es ist menschlich. Wir dürfen und müssen Fehler machen, um zu wachsen. Es gibt kein Handbuch für den ultimativen und direkten Weg zu einem Ziel oder zum großen Gewinntopf. Führe dir diesen Prozess vor Augen. Auch das gehört dazu, wenn wir gesund werden und leben wollen. Auch ein gezieltes Ausbrechen aus dem Alltag kann ab und zu helfen, mit Spaß und Lust dabeizubleiben.

Du kannst und wirst es schaffen, wenn du hartnäckig und fokussiert bleibst und auf dich selbst vertraust!

Du darfst und musst vor allem von dir selbst lernen. Glaube an dich und deine Kraft, dass du es schaffen wirst! Es wird Zeit kosten, aber du bist ja auch nicht über Nacht krank geworden. Auch das hat Jahre gedauert, in denen du dich hast gehenlassen und nicht auf dich geachtet hat. Der Schritt, dieses Buch zu lesen und überhaupt zu erkennen, dass man ein Problem hat, ist bereits der halbe Weg.

Du wirst aus diesem Prozess stärker und selbstbewusster hervorgehen, denn du kannst nun etwas erreichen, worauf du stolz sein kannst und das die wenigsten in ihrem Leben erreichen werden – selbst wenn sie ein Problem wie Insulinresistenz oder Diabetes Typ 2 haben. Du wirst dir deiner selbst bewusster.

Fange zur Not wieder bei null an. Einmal erlerntes Wissen und erworbene Erfahrung kann dir niemand mehr nehmen.

MOTIVATIONSKICK

Positive Emotionen haben gute Auswirkungen auf unseren Körper, und es gibt Hinweise, dass sie die Folgen von Stressemotionen kompensieren. Umso wichtiger ist es, in stressigen Zeiten für schöne Momente in unserem Leben zu sorgen. Gute Dinge passieren uns nicht einfach, sondern müssen richtig geplant werden.«

Stressbewältigung

Auswirkungen von Stress auf die Insulinresistenz

Stress, vor allem als Dauerbelastung, kann eine Insulinresistenz auslösen oder begünstigen. Grund dafür sind hier vor allem Hormone, welche einen negativen Einfluss auf die Blutzuckerregulation haben und die Funktion der Insulinrezeptoren beeinträchtigen (van den Berghe, 2004; Marette, 2002).

Wir sollten also versuchen, unseren Stresslevel so weit wie möglich zu reduzieren. Studien mit Diabetespatienten haben mittlerweile gezeigt, dass bestimmte Anti-Stress-Programme eine positive Wirkung auf den Blutdruck und die Psyche haben und das Risiko einer Depression, die oft mit dieser Erkrankung einhergeht, verringern (Faude-Lang et al., 2010; Hartmann et al., 2012).

Wenn wir viel Stress haben (dieser kann auch durch zu viel Sport ausgelöst werden), schaltet unser Körper in ein Notfallprogramm und schüttet in großen Mengen Cortisol aus. Dieses körpereigene Stresshormon hat ursprünglich die Funktion, in einer Notsituation schnell Energie für den Körper bereitzustellen. Ein dauerhaft erhöhter Cortisolspiegel hat jedoch einen negativen Einfluss auf die Blutzuckerregulation und die Funktion der Insulinrezeptoren.

IR bringt sehr viele Symptome mit sich, die sich auf unser psychisches Befinden auswirken. Wenn wir uns schlecht fühlen, können wir uns auch schlechter aufraffen und an unserem neuen Lebensstil arbeiten. Es ist wichtig, auch an diesem Aspekt zu arbeiten – so wie wir jeden Tag Zeit für uns selbst finden sollten, weit weg vom stressigen Alltagsleben, egal, ob wir im Wald spazieren gehen, ein Buch lesen oder uns in der Badewanne entspannen. Manchen Menschen helfen auch Autogenes Training oder Fantasiereisen. Es gibt dazu zahlreiche Bücher, CDs, Apps und YouTube-Videos. Auch der Gang zu einem Psychologen kann sehr hilfreich sein, wenn man spürt, dass es nicht besser wird und man dauerhaft gestresst ist.

Die Änderung des Lebensstils (Ernährung und Sport) reicht in sehr vielen Fällen aus, um den Zustand der IR und seine Werte zu verbessern!

Stress und Stressbewältigung

Gastbeitrag von Nina-Rabea Wurzbach

Das Wort »Stress« begegnet uns in sämtlichen Bereichen des Lebens. Der Begriff ist sehr allgemein gefasst und umfasst eine Vielzahl an unterschiedlichen Prozessen und Situationen.

Aber was ist Stress, und warum ist das Thema bei Insulinresistenz relevant?

In der Biologie beschreibt »Stress« eine wichtige und sinnvolle Reaktion, die als Antwort auf eine potenzielle Gefahr entsteht. Dieser »Kampf-oder-Flucht-Modus« ermöglicht uns eine schnelle Anpassung an eine unbekannte Situation: Die Hände und Füße werden weniger durchblutet, damit im Falle einer Verletzung die lebenswichtigen Organe im Körperstamm ausreichend Blut zur Verfügung haben. Der Ausdruck, dass jemand »kalte Füße bekommt« drückt diesen Vorgang sprachlich aus. Die Nebennieren schütten die »Kampf-oder-Flucht-Hormone« aus: Adrenalin und Cortisol. Beides sind Stoffe, die kurzfristig Energie im Körper bereitstellen und Infektionen verhindern. Der Blutdruck steigt, und die Gerinnungsgeschwindigkeit des Blutes nimmt zu, damit im Falle einer Verletzung der Blutverlust minimiert werden kann.

Das sind nur einige Beispiele der zahlreichen Reaktionen des Körpers auf potenzielle Bedrohungen. Diese Vorgänge gewährleisten, dass wir uns schnell unbekannten Situationen anpassen und flüchten/kämpfen können. Entsteht eine dauerhafte beziehungsweise häufige Simulation der unbekannten Situation/Bedrohung durch zu viel Arbeit, zu geringe Erholungspausen, einschneidende Ereignisse im Leben, Angst etc., wird diese Stressreaktion dauerhaft hervorgerufen. Das kann gravierende Folgen für unsere Gesundheit haben.

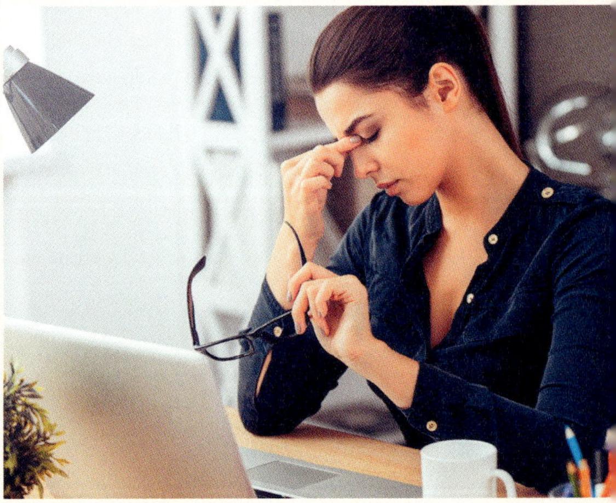

So sinnvoll das Cortisol bei kurzfristigen Anforderungen durch unsere Umweltreize ist, desto schädlicher ist es bei einer dauerhaften Belastung. Cortisol schädigt nicht nur unser Herz-Kreislauf-System und die Gehirnzellen, sondern – und das ist für uns insulinresistente

Menschen besonders wichtig – erhöht den Blutzuckerspiegel.

Zusätzlich sei erwähnt, dass unregelmäßige Mahlzeiten und Hungerzustände (Diäten) ebenfalls für eine erhöhte Cortisolausschüttung sorgen. Gerade deshalb sind regelmäßige und ausreichende Mahlzeiten für die Gesundheit (besonders für Insulinresistente) essenziell.

Was haben die physiologischen Vorgänge mit Psychologie zu tun?

Der psychologische »Schlüssel« liegt darin, auf welche Reize wir mit Stress reagieren. In der Psychologie gibt es zahlreiche Theorien dazu, wie Stress entsteht. Ohne dich mit den unterschiedlichen Ansätzen der Wissenschaft überfrachten zu wollen, möchte ich dir die Dinge mit auf den Weg geben, die wesentlich sind.

Eine wesentliche Botschaft lautet, dass wir uns den Stress selber machen. Das klingt so einfach und mag auch nicht überraschend sein. Aber ist es so einfach?

Alles, was um uns herum passiert, wird von uns bewertet. Das ist kein bewusster Prozess, sondern passiert ständig und überall, ohne dass wir uns darüber Gedanken machen. Jeder Reiz in unserer Umgebung wird eingestuft und danach bewertet, ob er in dieser Situation gefährlich oder harmlos ist. Diese Anpassung stammt aus früheren Zeiten und hat dem Menschen das Überleben gesichert. Selbstverständlich sind wir weiterhin auf diese Vorgänge angewiesen, damit wir uns im Alltag sicher bewegen und Situationen einschätzen können. Ein Schlüsselmoment ist, wie wir einen Reiz bewerten/einschätzen – weil daraus unterschiedliche Verhaltensweisen entstehen. Die Bewertung legt fest, ob wir eine Sache als »Stressor« einstufen und bewerten. Ein »Stressor« ist ein Reiz, der Stress auslösen kann. Entscheidend ist, dass Menschen unterschiedliche Dinge als Stressoren ansehen. Kennst du das aus dem Freundeskreis? Den einen stresst die bevorstehende Abgabe der Steuererklärung, während eine andere Person sich regelrecht auf die Abende voller Belege vor den Steuerformularen freut.

Worin liegt der Unterschied? Der Schlüssel ist die Bewertung der Steuererklärung. Stufen wir eine Sache als Bedrohung ein, reagieren wir entsprechend darauf. In unserem Alltag finden wir zahlreiche Beispiele dafür, wie unterschiedlich Menschen auf dieselben Sachen reagieren.

Welche Relevanz hat das nun für dich? Die Nachricht zu erhalten, dass sich bei einer Fortführung des bisherigen Lebensstils die Wahrscheinlichkeit erhöht, einen Diabetes Typ 2 zu entwickeln, kann Angst machen – muss es aber nicht. Du hast in der Hand, wie du diese Situation bewertest und was du daraus machst! Denn du kannst dein Verhalten ändern und diese Situation als Herausforderung betrachten. Jeder besitzt die Kompetenzen, diese Situation zu bewältigen – auch du!

Wie wichtig es ist, den Stress zu reduzieren, sollte deutlich geworden sein. Nur kann die

Bedeutung des Themas erneuten Stress auslösen. Deshalb auch hier: Immer mit der Ruhe! Keine Panik!

Die gute Nachricht lautet, dass du etwas tun kannst. Du kannst in einer ruhigen Minute in dich gehen und dir dein Leben aus einer gedanklichen Distanz anschauen. Stelle dir vor, dass du dich auf eine Wolke setzt und dich einen ganzen Tag lang im Zeitraffer von oben beobachtest. Passt die Wolke für dich nicht, dann stelle dir eine andere Möglichkeit vor, dich mit Abstand zu beobachten.

Wie wirkt dein Alltag auf dich? Hat dein Freundeskreis dir schon mal gesagt, dass du dir zu viel auflädst? Es kann vorkommen, dass man diese Anmerkungen wahr-, aber nicht ernst nimmt. Menschen haben in bestimmten Bereichen einen »blinden Fleck«, wenn es um ihre eigenen Baustellen geht.

Überlege, ob du in bestimmten Situationen unruhig oder angespannt bist. Kannst du gut ein- und durchschlafen? Auch Gewichtszunahme, Veränderungen im Appetit, Infektanfälligkeit, Herzklopfen und eine niedergeschlagene Stimmung können erste Hinweise liefern. Begib dich auf die Suche danach, wo es in deinem Leben Stressquellen gibt. Die Erkenntnis kann schon der erste Schritt zur Besserung sein.

Strategien, um Stressquellen zu begegnen

Wie bereits erläutert, liegt der Schlüssel in der Bewertung der Situation.

Ein Beispiel: Die Diagnose Insulinresistenz kann Ängste auslösen. Es tauchen viele Fragen und Unsicherheiten auf. Besonders die notwendige Änderung des Lebensstils erfordert eine intensive Auseinandersetzung mit Ernährung und mehr Bewegung, also ein Handeln außerhalb deiner Komfortzone. Der Gang in den Supermarkt wird zum Stressor – die gewohnten Produkte müssen in den Regalen bleiben, und bei Inspektion der Lebensmittel fällt auf, dass fast überall Zucker enthalten ist.

Deine Gedanken machen deine Gefühle.

Warum ist diese Situation stressauslösend? Die Situation ist unangenehm, weil sie unbekannt ist und eine Anforderungssituation darstellt, deren Verlauf unvorhersehbar erscheint.

Welche Gefühle werden hervorgerufen, und welche Gedanken lösen diese Gefühle aus? Gerade in solchen Situationen entsteht die größte Belastung durch Gedanken wie »Ich verliere Lebensqualität«, »Ich kann das nicht in meinen Alltag integrieren – ich schaffe das nicht«, »Wenn ich mein Leben nicht sofort zu 100 % ändere, bekomme ich zeitnah Diabetes«. Solche Gedanken sind uns gar nicht bewusst, lassen aber Gefühle wie zum Beispiel Angst, Hilflosigkeit oder auch Wut entstehen.

MOTIVATIONSKICK

Positive Emotionen sind wichtig und können von dir selbst hervorgerufen werden. Du kannst dich auf Gegenstände in deiner Umgebung konzentrieren. Erinnert dich die weiße Musikbox deines Computers an den tollen Skiurlaub mit ganz viel Schnee? Das Türkisblau des Lochers sieht aus wie das zauberhafte Wasser des Tauchurlaubs? Gönne dir regelmäßig solche kurzen gedanklichen Auszeiten und schwelge in schönen Erinnerungen – du wirst merken, wie gut es dir danach gehen wird. Je öfter du diese Strategie nutzt, desto zügiger wird die emotionale Resonanz abrufbar sein.

Hast du Angst, die Ernährungsumstellung nicht zu schaffen? Warum hast du diese Ängste? Benenne konkret, was dich an der Umsetzung hindern könnte. Notiere alle Hinderungsgründe auf einem Zettel. Im nächsten Schritt überlege dir zu jedem einzelnen Punkt eine »Gegenmaßnahme«, die du einleitest, sollte sich dir das Hindernis in den Weg stellen – einen sogenannten »Wenn-dann-Plan«. Ein Beispiel: »Wenn ich bei Freunden zum Essen eingeladen werde, dann bringe ich mein eigenes konformes Essen mit.« Du wirst merken, dass du jedem Hindernis bei der Umsetzung deiner Lebensstiländerung begegnen kannst. Du kannst was!

Durch diese unterschiedlichen Strategien ändert sich die Bewertung der Situation, weil du realisierst, dass du reichlich Kompetenzen besitzt, diese Probleme zu lösen. Dadurch entsteht unter anderem eine Umbewertung des Reizes, und dieser ist kein Stressor mehr.

Du kannst dich in Ruhe hinsetzen und deine Gedanken und Gefühle zum Thema Insulinresistenz notieren. Das Niederschreiben der Gefühls- und Gedankenwelt fördert die Selbstreflexion und hilft bei der ersten Bewältigung von Problemen.

Verändere dein Leben. Ein ganz wesentlicher Punkt ist die Veränderung der Stressquelle!

Eine Änderung der auslösenden Strukturen und Abläufe ist unbedingt anzuraten. Ziehe gegebenenfalls einen Arbeitsplatzwechsel, einen Umzug oder eine andere Veränderung der Situation in Betracht, wenn strukturelle Änderungen nicht möglich oder nicht von Erfolg gekrönt sein sollten. Ergänzend gibt es verschiedene Verfahren, den Stresspegel und somit auch die Cortisolausschüttung zu reduzieren. Klassische Verfahren wie Autogenes Training, Yoga, Progressive Muskelentspannung oder andere Formen wie Fantasiereisen oder Meditationen können in Gruppen, aber auch alleine zu Hause mithilfe von CDs oder Apps durchgeführt werden.

Sport, der dir Freude bereitet, und ausreichend Bewegung, die in den Alltag integriert wird, tragen ebenfalls wesentlich zum Stressabbau bei. Inzwischen weiß man, dass zur physischen und psychischen Gesundheit körperliche Aktivität gehört. Wenn du zu viel Sport machst, kann das jedoch in Stress ausarten. Extreme sind ungünstig! Das bedeutet, dass eine Mischung aus »ruhigen« Verfahren und Bewegung beziehungsweise Sport zur Stressreduktion optimal ist. Die Mischung macht's!

Probiere verschiedene Dinge aus und sei nicht frustriert, wenn du nicht sofort die Methode findest, mit der du »schnell« zur Ruhe kommen kannst. Außerdem bedarf es Übung, sich zu entspannen. Denn die Methoden erfordern eine gewisse Übung und müssen zu dir und deinem Leben passen. Gib nicht so schnell auf und sei geduldig mit dir. Hier geht es nicht darum, sofort auf Kommando entspannen zu können. Leistungsansprüche sind kontraproduktiv. Ein ganz entscheidender Faktor für unser Wohlbefinden ist es, Dinge zu machen, die uns guttun!

Was machst du gerne, was tut dir gut? Liest du gerne spannende Krimis, kochst du mit großer Begeisterung Vier-Gänge-Menüs, gehst du gerne im Mondschein spazieren oder liebst du es, mit einem guten Hörbuch in deiner Badewanne abzutauchen? Toll! Dann plane deine Wohlfühl-Aktivitäten bewusst in den Wochenplan ein.

Positive Dinge, die uns guttun, entstehen nicht von alleine und sollten gezielt geplant werden. Eine Planung derartiger Aktivitäten ist ein guter Ausgleich zu stressenden Bereichen in unserem Leben!

Gemeinsam sind wir stark!

Suche dir Gleichgesinnte oder auch Betroffene, mit denen du dich über die Insulinresistenz und die neuen Herausforderungen austauschen kannst. Alicja Kurzius ist Gründerin von sechs virtuellen Selbsthilfegruppen, die du bei Facebook findest. Es ist hilfreich zu merken, dass andere vor denselben Problemen stehen, ähnliche Ängste und Unsicherheiten haben. Die Gruppen bieten sich auch zum Austausch von Rezepten, bei Fragen zur Insulinresistenz und zur Bewältigung eines Motivationstiefs an. Natürlich kannst du dir auch in deinem Familien- und Freundeskreis Unterstützung holen. Gerade Nichtbetroffene können sehr gute Ideen und Anregungen haben, weil sie eine Distanz zur Problematik haben. Wichtig ist, dass du dich traust, Kontakt aufzunehmen und darüber zu reden, was dich bewegt.

Dem Stress kann auf vielen Ebenen und auf unterschiedliche Arten begegnet werden. Doch manchmal kann es vorkommen, dass man in seiner Situation feststeckt und das Licht am Ende des Tunnels nicht sehen kann. Sei dir gewiss, dass es immer Licht gibt! Steckst du in einer akuten schwierigen Situation und benötigst Hilfe, kann eine professionelle Hilfe mit dir gemeinsam das Ende des Tunnels finden.

MOTIVATIONSKICK

Kopfkino kennt jeder Mensch – manchmal fällt es schwer, den Kopf abzuschalten oder die belastenden Gedanken einfach ziehen zu lassen. Stelle dir vor, dass du die wiederkehrenden Gedanken in einen Fernseher steckst und den »Gedankenfilm« mit einer Fernbedienung ausschaltest, den Theatervorhang des »Kopftheaters« fallen oder du ein großes Stoppschild vor dem inneren Auge auftaucht lässt. Unterstützend kann es sein, die typischen Handbewegungen des Fernbedienung-Drückens nachzumachen oder auch »Stopp« dazu zu sagen. Entscheidend ist, dass du deine eigene Methode findest und diese übst, damit es funktioniert.

Schlafroutine

Chronischer Schlafmangel kann ebenfalls zu einer Veränderung der Cortisolausschüttung führen und so einen Einfluss auf die Blutzuckerregulation und die Insulinausschüttung haben. Eine verkürzte Schlafdauer steht in Verbindung mit einem erhöhten BMI und einem höheren Risiko für Diabetes Typ 2 (Vorona et al., 2005). Daher ist regelmäßiger und ausreichender Schlaf für uns besonders wichtig.

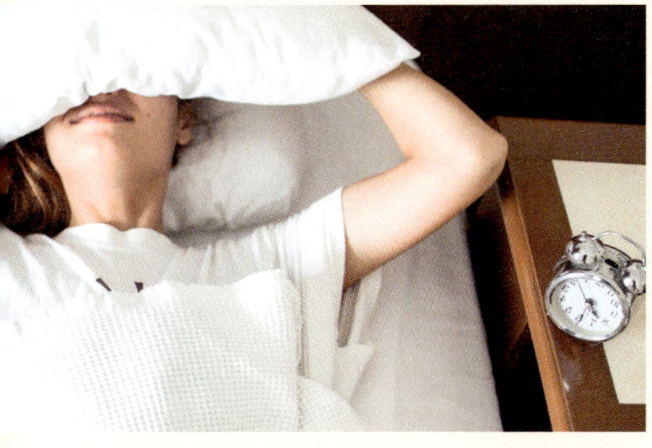

Dieser Aspekt wird jedoch häufig unterschätzt: Wir leben schnell und sind am Tag oft sehr gestresst. Dabei vergessen wir, wie wichtig es ist, dass unser Körper einfach Regeneration braucht.

Medikation und Nahrungsergänzung

Wenn es nicht die erwünschten Effekte bringt, den Lebensstil zu wechseln, oder es bestimmte Gründe gibt (zum Beispiel schon am Anfang stark erhöhte Werte nach Belastung wie bei der dreistelligen Hyperinsulinämie), ist es ratsam, eine medikamentöse Therapie zu beginnen. Ob eine medikamentöse Therapie notwendig ist, ist sehr individuell und wird durch den Arzt anhand der Anamnese und der vorliegenden Werten entschieden. In den meisten Fällen wird den Betroffenen zuerst geraten, die Ernährung umzustellen und sich mehr zu bewegen, bevor Medikamente eingesetzt werden. Ist dies dann doch der Fall, wird den Patienten in Deutschland zurzeit am häufigsten der Wirkstoff Metformin in Tablettenform verschrieben.

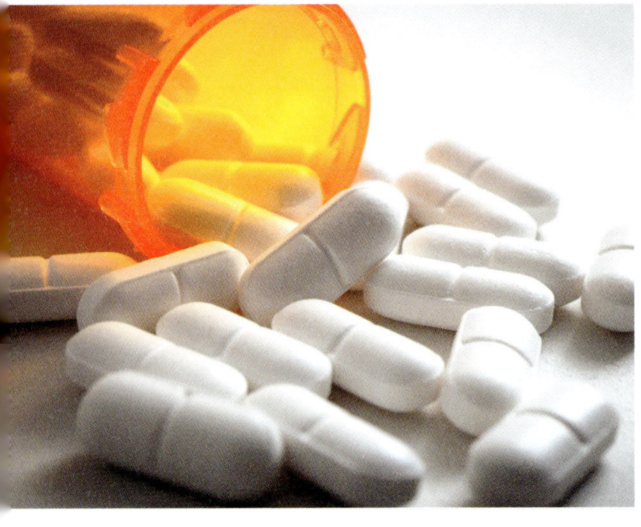

Patienten können aber auch von frei verkäuflichen Nahrungsergänzungsmitteln profitieren – von welchen genau, wird auf Seite 117 erklärt.

Metformin

Metformin ist ein Antidiabetikum aus der Gruppe der Biguanide, das normalerweise bei Diabetes Typ 2 verschrieben wird. Es wurde aber beobachtet, dass es nicht nur den Blutzuckerspiegel bei Diabetes senkt, sondern auch die Sensibilität der Zellen für Insulin bei IR verbessert.

Metformin senkt auch das Risiko bei IR- und Diabetes-Patienten, an Herz-Kreislauf-Störungen zu erkranken, und hilft bei Patientinnen mit PCOS, die Ovulation wiederherzustellen und somit beim Schwangerwerden zu helfen. Des Weiteren soll es auch eine antikarzinogene Wirkung haben (Fruzzetti et al., 2017; Lindsay & Loeken, 2017). Ein möglicher Nebeneffekt ist die Erleichterung der Gewichtsreduktion, es wird somit erfolgreich bei Insulinresistenz angewendet.

Metformin ist allerdings keine »Abnehmpille«. Es handelt sich um ein rezeptpflichtiges Diabetesmedikament, welches IR-Betroffenen vom Arzt »off label« (das heißt, die Kosten müssen selbst übernommen werden, da das Medikament bisher nur zur Behandlung von Diabetes, nicht aber für Insulinresistenz freigegeben ist) verschrieben werden muss.

In unserer Selbsthilfegruppe machen wir seit mehr als drei Jahren unterschiedliche Beobachtungen. Da die Insulinresistenz verschiedene Ursachen haben kann, wie zum Beispiel genetische Veranlagung und Umweltfaktoren, wirkt Metformin nicht bei allen Patienten gleich. Bei einigen hilft es, andere sehen nur einen Effekt in Kombination mit konformer Ernährung und Sport, einige vertragen es gar nicht. Viele Betroffene in unserem Projekt konnten mit unserem Konzept auch ohne Metformin ihr Gewicht verringern und ihre Werte verbessern.

Besteht ein unerfüllter Kinderwunsch, zum Beispiel bei Patientinnen mit PCOS, kann Metformin helfen, die Fruchtbarkeit zu erhöhen und das Risiko einer Fehlgeburt zu verringern. Allerdings müssen auch hier alle anderen Behandlungsansätze und Ursachen für eine verringerte Fruchtbarkeit beim Arzt abgeklärt werden.

Wirkprinzip

»Metformin hat mehrere Angriffspunkte, die für eine effektive Blutzuckersenkung bedeutsam sind. Metformin verzögert die Glukoseaufnahme in der Darmzelle und vermindert die Freisetzung von Glukose aus der Leber. Letzteres führt zu einer Hemmung des Blutzuckeranstiegs im Nüchternzustand. Die Insulinwirkung wird verbessert, was zu einer Steigerung der Glukoseaufnahme und des Verbrauchs durch Muskel- und Fettzellen führt. Dadurch wird der Nüchtern-Blutzuckerspiegel durchschnittlich um 25 % gesenkt, ohne dass Unterzuckerungen erzeugt werden. Der HbA1c-Wert, der die Höhe des Blutzuckers der vergangenen zwei bis drei Monate anzeigt, kann mit Metformin im Mittel um 1,5 % gesenkt werden« (www.diabetes-heute.uni-duesseldorf.de).

Dosierung

Die Dosierung des Metformins wird durch den behandelnden Arzt entschieden und individuell angepasst. Dabei achtet der Arzt auf vorliegende Werte, das Gewicht, das Alter und mögliche Wechselwirkungen mit anderen Medikamenten. Die höchste Dosis bei Metformin sollte laut Information des Herstellers 3000 mg/Tag nicht überschreiten.

Es wird empfohlen (und hat sich bisher auch in der Praxis bewährt), dass Metformin eingeschlichen wird. Das heißt, dass man mit einer kleinen Dosis anfängt (250–500 mg/Tag). In der Packungsbeilage sowie von zahlreichen Ärzten wird empfohlen, Metformin zum oder kurz nach dem Essen einzunehmen, um eventuelle Nebenwirkungen zu vermeiden.

Beispiel für eine Dosierung von 1000 mg/Tag, die sich gut bewährt hat:
250 mg abends oder vor dem Schlafengehen einnehmen (0–0–250 mg), dies für rund zwei Wochen fortführen. Treten starke andauernde Nebenwirkungen auf, sollte der Arzt kontaktiert werden. Ist dies nicht der Fall, werden nach

dieser Zeit zusätzlich 250 mg morgens eingenommen (250 mg–0–250 mg). Hier sollte wieder auf Nebenwirkungen geachtet werden.

Treten keine Nebenwirkungen auf, kann weiter in kleinen Schritten erhöht werden, also auf 250 mg–0–500 mg; danach erhöht man auf 500 mg–0–500 mg etc., bis die vom Arzt festgelegte Zieldosis erreicht ist.

Dosisbeispiele nach Körpergewicht:

- < 60 kg: 2-mal 500 mg
- 60–100 kg oder bei BMI unter 30: 2-mal 850 mg
- > 100 kg oder BMI über 30: 2-mal 1.000 mg

Die Dosierung und die Art des Supplementierens – also ob früh am Abend oder vor beziehungsweise nach dem Essen Metformin eingenommen wird – sollte immer mit dem behandelnden Arzt besprochen werden! Dies ist nur ein Beispiel, von dem viele Betroffenen bereits profitiert haben. Bei starken anhaltenden Nebenwirkungen wird nicht selten Siofor angeboten. Siofor ist ebenfalls ein Medikament mit dem Wirkstoff Metformin, es beinhaltet jedoch andere Zusätze, durch die die Nebenwirkungen bei manchen Patienten gesenkt werden oder ganz wegfallen. Die Dosierung ist hier ebenso abhängig von den Werten und wird durch den behandelnden Arzt festgelegt.

Mögliche Nebenwirkungen

- Magen-Darm-Beschwerden
- Übelkeit
- Magendruck
- Blähungen
- Durchfälle oder metallischer Geschmack im Mund
- Manche Patienten berichten auch von Senkung des Appetits, andere wiederum von gesteigerter Lust auf Kohlenhydrate.

Bei längerer Einnahme von Metformin kann es verstärkt zu Vitamin-B12-Mangel kommen, dieser Wert sollte deswegen am besten regelmäßig ärztlich kontrolliert werden. Falls die Blutwerte einen Mangel anzeigen, sollte zusätzlich ein Vitamin-B12-Präparat eingenommen werden. Nicht selten wird Metformin von Patienten als Abnehmmittel angesehen. Das ist aber ein Trugschluss – viele Patienten nehmen anfangs eher durch die Nebenwirkungen ab und danach nicht mehr, wenn die Ernährungsform nicht angepasst wird! Denn durch die möglichen Nebenwirkungen, vor allem am Anfang und/oder wenn das Medikament zu hoch dosiert ist, kann es zu Darmproblemen und Appetitverlust kommen und somit auch zu einer schnelleren Gewichtsabnahme.

Metformin ersetzt keine ausgewogene IR-Ernährung! Ohne Umstellung des Lebensstils wird die Gabe des Medikaments meist nicht ausreichen, um die Werte und das Körpergewicht dauerhaft zu verbessern.

Ebenso sollte als Ziel auch bei medikamentöser Unterstützung darin bestehen, so schnell wie möglich wieder vom Medikament wegzukommen. In den meisten Fällen ist dies durch einen IR-konformen Lebensstill auch zu erreichen.

Metformin und Alkohol

Unter medikamentöser Behandlung mit Metformin sollte Alkohol vermieden werden. Schon auf der Packungsbeilage liest man, dass Alkohol in Verbindung mit Metformin zu einer Laktatazidose (schwere Übersäuerung) führen kann. Diese endet im schlimmsten Falle tödlich. Immer wieder hört man zwar, dass »ein bisschen Alkohol ja nicht so schlimm« sei, aber für Patienten sollte die Packungsbeilage ausschlaggebend sein.

Jeder Körper reagiert anders – und nur, weil es in manchen Fällen gut geht, muss das nicht immer so sein! Betroffene berichten auch von einer deutlich intensiveren und schnelleren Wirkung des Alkohols unter Metformin. Das Risiko ist groß, weshalb Alkohol in Kombination mit Metformin ausdrücklich nicht empfohlen wird. Zu Ausnahmen sollte immer der Rat des Arztes eingeholt werden.

Nahrungsergänzungsmittel und Kräutertees

Die Wirksamkeit der Einnahme vieler Nahrungsergänzungsmittel (NEM) ohne Voruntersuchung und Verschreibung aus wichtigem Grund ist sehr umstritten. NEM müssen im Gegensatz zu Medikamenten nicht in Studien auf ihre Wirksamkeit untersucht werden. Mit vielen NEM wird nur Geld gemacht und ihr Placebo-Effekt genutzt, um Patienten Wunder zu versprechen, die dann nicht eintreten. Ganz besonders im Bereich der Gewichtsabnahme ist der Markt davon überschwemmt. Nicht alle NEM sind unwirksam, manche können, richtig eingenommen, auch vieles verbessern. Es ist aber oft sehr schwer und zeitaufwendig, zu prüfen und zu verifizieren, welche gut und welche schlecht sind.

Oft finden sich in extra für Diabetiker ausgezeichneten NEM nicht IR-konforme Zutaten wie zum Beispiel Stärke und Zucker, die Patienten meiden sollten. Man sollte auch im Kopf behalten, dass es sich bei IR-Patienten nicht um Volldiabetiker handelt und diese andere medizinische Bedürfnisse haben. Manche Wirkstoffe der NEM für Diabetiker haben als Aufgabe die Stimulierung der Bauchspeicheldrüse zur Insulinausschüttung, um den Blutzucker zu regulieren, da die Bauchspeicheldrüse nicht ausreichend Insulin ausschüttet. Bei IR ist die Bauchspeicheldrüse dagegen überstimuliert, und wir sollten sie nicht zusätzlich stimulieren. Solche Präparate können also bei einer IR kontraproduktiv sein.

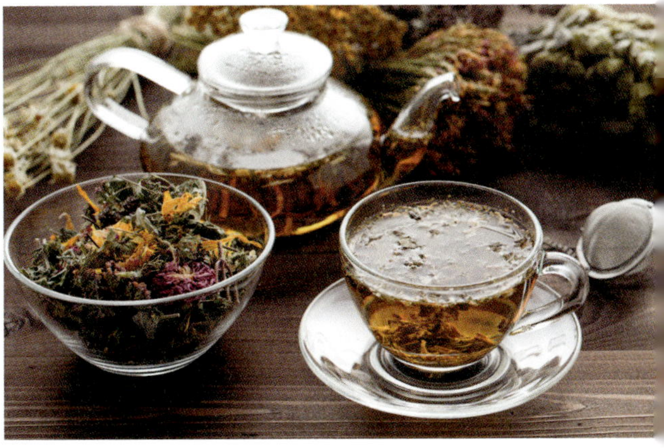

Natürliche Kräutertees und Arzneimitteltees aus guter Quelle sind da schon sicherer, da sie viele natürliche Wirkstoffe/Bestandteile haben, die schon über Jahrhunderte in ihrer Wirksamkeit getestet wurden. Deswegen sind sie oft besser für uns als die üblichen Nahrungsergänzungsmittel. Allerdings gilt auch hier, genau auf die Zusammensetzung zu achten und sich über die Inhaltsstoffe zu informieren.

Weniger Zutaten sind oft mehr, da weniger Wirkstoffe auch weniger Wechselwirkungen haben, die auch bei Tees auftreten können. Allergiker sollten natürlich besonders aufpassen, sowohl bei Tees als auch bei NEM. Viele nützliche Wirkstoffe aus NEM können wir zudem aus unserer täglichen Ernährung in ausreichender Menge erhalten: Ingwer, Zimt, Artischocke, echter Schwarzkümmel oder auch weiße Maulbeere sind hierfür einige Beispiele. Es lohnt sich oft, zu Hause oder im Garten zu suchen, statt viel Geld in der Apotheke zu lassen. In natürlicher Form sind die Wirkstoffe zudem so eingebunden, dass der Körper sie besser verarbeiten kann. In Tablettenform sind sie oft aus diesem Wirkumfeld isoliert und werden vom Körper anders verstoffwechselt.

Auch die Einnahme von Nahrungsergänzungsmitteln, vor allem von hochdosierten, sollte mit einem Arzt besprochen werden, da eine Überdosierung bei manchen Wirkstoffen schädlich sein kann.

Viele Patienten haben Mängel im Bereich Vitamine, Mineralstoffe und Spurenelemente, weil sie diese durch die Nahrung nicht zusetzen. Wenn sich die Ernährungsweise verbessert, bekommt unser Körper automatisch mehr dieser Stoffe zur Verfügung gestellt. Bei starken Mängeln ist die Ernährung nicht immer ausreichend, und zur Deckung des Bedarfs werden hochdosierte Nahrungsergänzungsmittel oder Vitamine benötigt. Diese sind in der Regel verschreibungspflichtig.

Wenn wir NEM kaufen, sollten wir sehr darauf achten, dass diese gut zusammengesetzt sind. Viele dieser Präparate bringen von der Dosis nicht mehr als das, was wir bereits durch gesunde Ernährung aufnehmen können – dieses Geld kann man sparen!

Vitamine

- Vitamin/Provitamin A findest du unter anderem in Milchprodukten, Paprika, Spinat, Karotten.
- Vitamin B12 findest du unter anderem in Milch, Eiern, Innereien, Fleisch, Fisch, Sauerkraut.
- Vitamin C findest du unter anderem in Zitrusfrüchten, Paprika, Tomaten, Spinat, Kohl, Rettich.
- Vitamin E findest du unter anderem in Avocados, Pflanzenöl, Haselnüssen, Vollkornprodukten, Butter.

Mineralstoffe und Spurenelemente

- Chrom findet man in Käse, Rindfleisch, Hefe, Pfeffer, Eigelb, Petersilie.
- Eisen findet man in Hülsenfrüchten, Nüssen, Leber, Getreide, Fleisch.

- Jod findet man in Seefischen, Eiern und Milch.
- Kalzium findet man in Vollkornprodukten, Kokosnuss, Milchprodukten, Mandeln, Karotten.
- Magnesium findet man in Tee, Bananen, Mineralwasser, Kakao, weißen Bohnen.
- Selen findet man in Vollkornprodukten, Paranüssen, Seefischen, Leber, Eiern.
- Zink findet man in Vollkornprodukten, Paranüssen, Cashewnüssen, Haferflocken, Hartkäse.

Es gibt auch aber Nahrungsergänzungsmittel, die sehr zu empfehlen sind und bei sehr vielen Patienten die Behandlung erfolgreich unterstützen. Dazu zählt Inositol, das wir im Folgenden kurz vorstellen.

Myo-Inositol und Inositol

Inositol ist eine natürliche Substanz, die sowohl Hormone des Stoffwechsels wie Insulin auch als Sexualhormone beeinflussen kann. Das Molekül Inositol besteht aus verschiedenen Atomen. Je nach Anordnung unterscheidet man neun verschiedene Inositol-Moleküle, das heißt neun verschiedene Isomere. Eines davon ist das Myo-Inositol, welches am häufigsten im Körper vorkommt.

Myo-Inositol und Inositol sind als frei verkäufliche Nahrungsergänzungsmittel erhältlich und werden oft unterstützend zur Behandlung von Insulinresistenz eingenommen. (Myo-) Inositol wird schon seit Jahren bei Frauen mit Zyklusproblemen, zu viel männlichen Hormonen und Insulinresistenz und/oder mit PCOS angewendet (Sortino et al., 2017). Es wirkt zyklus- und hormonregulierend und wird erfolgreich bei Frauen mit PCOS (Garg & Tal, 2016) und bei Männern (Gulino at al., 2016) mit Kinderwunsch eingesetzt. Studien zeigen auch positive Auswirkungen auf Patienten mit Angstzuständen (Mukai et al., 2014). Zusätzlich verbessert Inositol die Insulinsensitivität (Fruzzetti et al., 2017).

Zahlreiche Studien bestätigen, dass Inositol auch auf die männliche Fruchtbarkeit einen positiven Einfluss haben kann (besonders im Zyklus einer künstlichen Befruchtung). So konnte in einer In-vivo-Studie (Studie am lebenden Menschen) gezeigt werden, dass die Gabe von 4000 mg/Tag Myo-Inositol für zwei Monate die Spermienparameter sowohl von gesunden Männern als auch von Männern mit OAT-Syndrom (Oligo-Astheno-Teratozoospermie-Syndrom; krankhafte Veränderung der Spermien) signifikant verbesserte (Gulino et al., 2016). Deshalb wird es immer häufiger auch Männern empfohlen.

Die Zusammenhänge von Magnesium und Insulinresistenz

Gastbeitrag von Michael Siebentritt

Magnesium ist ein Mineralstoff, der für einen reibungslosen Ablauf in allen Stoffwechselprozessen sorgt. Momentan sind etwa 800 Enzyme bekannt, die Magnesium aktiviert, Tendenz steigend. Unter anderem aktiviert Magnesium Vitamin C und D und öffnet die Zelle für Insulin, damit es dort Glukose verarbeiten kann.

Magnesium und Insulin bedingen sich gegenseitig. Magnesium ist an der Insulinproduktion in der Bauchspeicheldrüse beteiligt. Das Proteinhormon gelangt in den Blutkreislauf und damit zur Zelle. Dort öffnet Magnesium die Zelle für Insulin. Insulin sorgt dann dafür, dass Magnesium in die Zelle eingelagert werden kann. Borax (ein selten vorkommendes Mineral aus der Mineralklasse der Borate) wiederum sorgt dafür, dass Magnesium in der Zelle bleibt, bis es nach getaner Arbeit wieder ausgeschieden wird. Ist zu wenig Insulin vorhanden, kann Magnesium nicht oder nur ungenügend in die Zelle eingelagert werden und wird mit dem Urin wieder ausgeschieden.

Ist nun genügend Magnesium vorhanden, kann Insulin die Glukose in die Zelle befördern, wo es für die Energiegewinnung benötigt und verarbeitet wird. So ist auch leicht ersichtlich, dass bei Magnesiummangel der Blutzucker ansteigt und die Energiegewinnung sinkt. Es kommt dann der Zeitpunkt, an dem der Zucker in Fett umgewandelt wird und als Speck an Hüften und Bauch landet. Es kommt zu Adipositas. Der Insulinüberschuss ebnet den Weg zu verstärkter Insulinresistenz, Diabetes Typ 2 und 1.

Fettabbauende Enzyme werden von Magnesium aktiviert und sorgen dann dafür, dass fetthaltige Nahrung richtig verarbeitet wird. Bei Magnesiummangel wird die Fettverdauung beeinträchtigt oder kann nahezu zum Erliegen kommen.

Insulin lagert Magnesium nicht nur in die Zelle ein, es reguliert auch den intrazellulären Magnesiumspiegel durch Aktivierung des Natrium-Magnesium-Austausches. So kommt es zu einem erhöhten Natriumspiegel in der Zelle, wenn Magnesium nicht die Pforten für Insulin öffnen kann und dieses dann Magnesium in die Zelle befördert. Dadurch kann es zu Fehlfunktionen der Nerven und der Regulierung des Wasserhaushalts kommen. Durch einen

Magnesiummangel kommt es dann auch zu einem erhöhten Kalziumspiegel in der Zelle, was eine IR verursachen kann.

Magnesium gelangt über die Haut oder den Darm ins Serum des Bluts und von dort in die Erythrozyten, die es zu den Zellen befördern. Ein niedriger Magnesiumgehalt in den Erythrozyten, auch Erys genannt, steigert die Mikroviskosität der Membran, was das Zusammenspiel von Insulin und deren Rezeptoren beeinträchtigt. Dadurch kann das Enzym Tyrosinkinase keine Signale an den entsprechenden Rezeptor an der Zelle weitergeben, um sie zu öffnen. Das heißt, dass sich ein Magnesiummangel direkt auf die Insulinsignalübertragung auswirkt. Somit bleiben Insulin und Glukose außerhalb der Zelle, und es entwickeln sich Gewebeschäden wie Entzündungen und Gefäßerkrankungen. Die Folge sind Erschöpfungszustände mit Bildung von noch mehr Säure im Blut, was zur Folge hat, dass Magnesium und Kalzium aus den Knochen abgebaut werden, um der Übersäuerung zu begegnen.

Wie wir hier in kurzer Zusammenfassung gesehen haben, wirkt sich ein Magnesiummangel auf die Entstehung von Insulinresistenz aus. Eine ausreichende, also an den Mangel angepasste tägliche Gabe von Magnesium, in Kombination mit einer Anwendung über die Haut mittels Fußbädern, Einreiben von Magnesiumöl, Vollbädern etc. und oral mittels verschiedener Magnesiumverbindungen wie Magnesiumchlorid, -malat, -glycinat etc., kann diesen Mangel verhindern bzw. helfen, ihn wieder zu beheben.

Zu berücksichtigen ist, dass bei einem Magnesiummangel auch viele andere Stoffe im Mangel sind. Diese sollten wieder ergänzt werden, um ein reibungsloses Zusammenspiel der Nährstoffe zu gewährleisten.

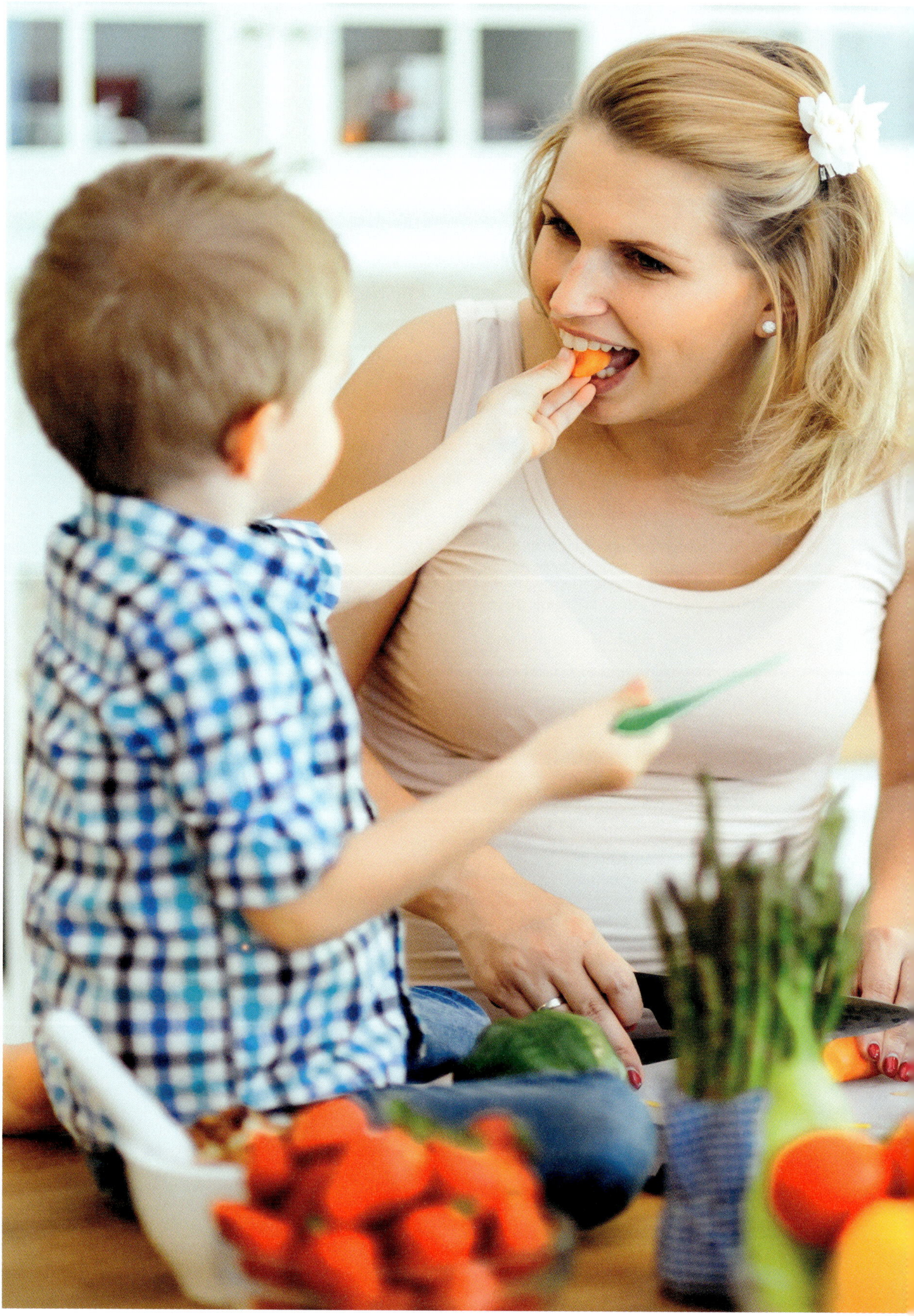

TEIL 3:

INSULINRESISTENZ, PCO-SYNDROM, KINDERWUNSCH-BEHANDLUNG UND SCHWANGERSCHAFT

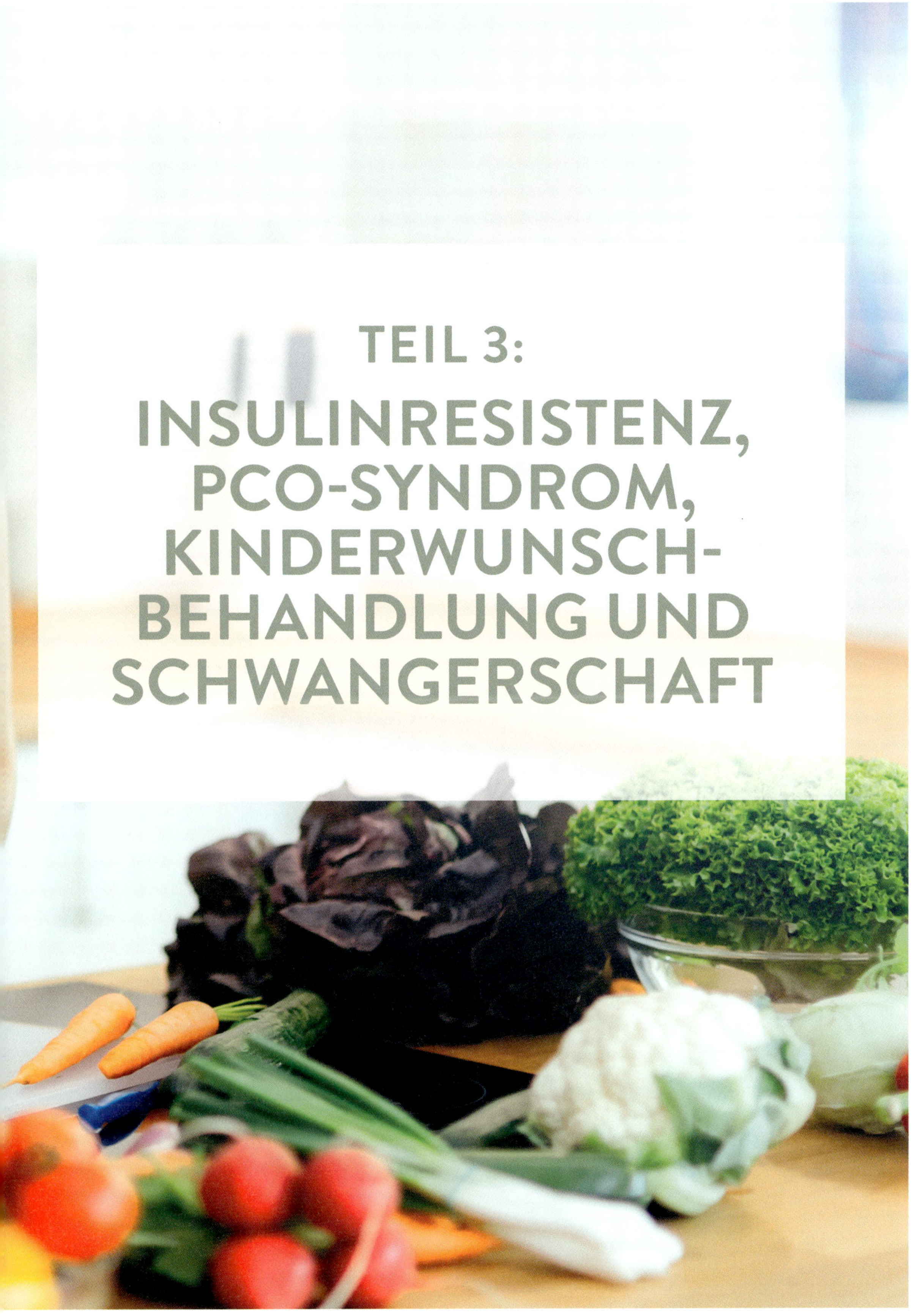

Insulinresistenz und Fruchtbarkeit: die wichtigsten Fragen

Gastbeitrag von Dr. med. Urte Reinhardt, Fachärztin für gynäkologische Endokrinologie und Reproduktionsmedizin, Leiterin des Fertility Center Bayreuth

Die Diagnose Insulinresistenz wird immer öfter gestellt, egal, ob Frau, Mann oder Kind. Die Anzahl der Betroffenen wächst jeden Tag. An sich ist IR aber keine Krankheit, oder? Was meint der Begriff Insulinresistenz?

Das Phänomen der Insulinresistenz wurde wissenschaftlich bereits in den 1930er-Jahren beschrieben, im klinischen Gebrauch ist der Begriff der Insulinresistenz seit den 1960er-Jahren. Insulinresistenz bedeutet im Grunde zunächst einmal ein vermindertes Ansprechen der Zellen des menschlichen Körpers auf Insulin, eine abgeschwächte Wirksamkeit des Insulins und eine deutliche erhöhte Insulinkonzentration im Blut nach einer Belastung mit Glukose. Hinsichtlich einer Kinderwunschsituation muss man wissen, dass erhöhte Insulinkonzentrationen einen ungünstigen Effekt auf die Eierstöcke haben, zum Beispiel die Bildung männlicher Hormone deutlich steigern können.

Die Zahl der Betroffenen ist, wie leider insgesamt die Zahl der übergewichtigen Menschen, stetig zunehmend, bedingt durch falsche Ernährung, übermäßigen Zuckerkonsum und immer mehr Genuss industriell verarbeiteter Nahrungsmittel. Hinzu kommen Stress und vor allem auch mangelnde Bewegung bereits im Kindes- und Jugendalter. Tatsache ist auch, dass Kinder stark übergewichtiger Eltern, sowohl genetisch als auch durch die Lebens- und Ernährungsweise der Eltern geprägt, häufig schon im Kleinkindalter übergewichtig sind und ein Diabetes mellitus Typ 2 im Kindesalter leider keine Seltenheit mehr darstellt.

Welche Laborwerte sind für die Diagnose der Insulinresistenz wichtig?

Während bei Diabetes verstärkter Durst, extremer Hunger, häufiges Wasserlassen, Ermüdung, Schwäche und verschwommene Sicht Hinweiszeichen auf die Erkrankung sein können, zeigt eine Insulinresistenz zumeist keine Symptome, wir sind also auf Blutuntersuchungen angewiesen. Die direkte Messung der Insulinwirkung auf die Blutzuckerkonzentration ist möglich, jedoch aufgrund des hohen methodischen Aufwands im Routinelabor nicht realisierbar. Darum verwenden wir zur Abschätzung einer Insulinresistenz verschiedene Indizes beziehungsweise Parameter, die jeweils aus den Nüchterninsulin- und Nüchternblutzuckerwerten berechnet werden.

Der HOMA-Index ist der gebräuchlichste Parameter, der bei bestehendem Verdacht auf eine Insulinresistenz sowie bei bekanntem PCO-Syndrom – mit oder ohne (!) Übergewicht – sinnvoll aus einer einmaligen Nüchternblutprobe bestimmt wird. Außerdem kann ein HbA1c-Wert bestimmt werden. HbA1c bezeichnet den prozentualen Anteil des Hämoglobins (roter Blutfarbstoff, Aufgabe: Sauerstofftransport), an das sich ein Glukosemolekül, also Traubenzucker, angelagert hat. Der HbA1c-Wert erlaubt einen Rückschluss auf die Blutzuckerwerte der letzten acht bis zwölf Wochen.

Kann die Insulinresistenz einen negativen Einfluss auf die Hormone bei Frau und Mann haben? Wenn ja, warum ist das so? Wie ist der Zusammenhang mit dem PCO-Syndrom bei Frauen?
Erhöhte Insulinkonzentrationen haben einen ungünstigen Effekt auf die Funktion der Eierstöcke und können die Bildung männlicher Hormone deutlich steigern. Viele Patientinnen, bei denen ein polyzystisches Ovarialsyndrom (PCOS) diagnostiziert wurde und bei denen die männlichen Hormone erhöht sind, leiden auch unter einer Insulinresistenz, und das mit oder ohne (!) Gewichtsprobleme. Über ständig erhöhte Insulinkonzentrationen können die sogenannten Thekazellen des Ovars aktiviert werden, die männlichen Hormone wie Testosteron und Androstendion vermehrt auszuschütten. Testosteron kann nicht mehr ausreichend in Östrogen umgewandelt werden, und der Spiegel der männlichen Hormone im Körper steigt weiter an. Zudem reagieren Körperzellen immer unempfindlicher auf Insulin, was dazu führt, dass mehr Insulin ausgeschüttet wird. Es erfolgt eine vermehrte Speicherung von aus der Nahrung gewonnenem Zucker in der Leber und anderen Fettdepots, statt sie zu verbrennen. Die Folge davon ist Übergewicht, was zu einer immer ungünstigeren hormonellen Situation führt und die Schwangerschaftsrate zunehmend beeinträchtigt.

Kann man mit Insulinresistenz schwanger werden?
Eine Insulinresistenz steht der Erfüllung eines Kinderwunsches nicht prinzipiell im Weg, sollte allerdings unbedingt abgeklärt und berücksichtigt werden, um die Chancen auf den raschen Eintritt einer gesunden Schwangerschaft zu optimieren. Individuell kann bei IR die Erfolgsaussicht einer Kinderwunschbehandlung durchaus erniedrigt sein.

Bei übergewichtigen Frauen ist in Kenntnis einer bestehenden Insulinresistenz erfreulicherweise über die konsequente Ernährungsumstellung und Steigerung der aktiven Bewegung zu sehen, dass eine deutliche Gewichtsreduktion erreicht werden kann. Allerdings ist dieser Weg oft körperlich und emotional anstrengend und erfordert erhebliche Selbstdisziplin und die klare Unterstützung durch den Lebenspartner. Wenn die Gewichtsreduktion aber gelingt, sind die Voraussetzungen für eine gesunde, glückliche Schwangerschaft für die Frau und ihr Kind umso besser.

Gerade in der Kinderwunschberatung werden in dieser Situation auch die Weichen gestellt für die Vermeidung von Risiken oder gar ernsthaften Komplikationen im Verlauf der Schwangerschaft und Geburt. Dazu zählen manifeste Schwangerschaftsdiabetes, Geburtskomplikationen bei makrosomen (für das Schwangerschaftsalter viel zu großen und zu schweren) Kindern und Frühgeburtlichkeit mit der für diese Kinder gefährlichen relativen Unreife bei vermeintlich »gutem« Gewicht.

Im Rahmen einer aktiven Kinderwunschbehandlung untersuchen wir, ob eine IR vorliegt, und empfehlen ein Gesamtkonzept von Ernährungsumstellung, aktiverem Lebensstil, unterstützt von einer individuellen medikamentösen Therapie, die zu einer besseren Zuckerverwertung führt. Die Art der empfohlenen Kinderwunschtherapie richtet sich im Wesentlichen nach den fertilitätseinschränkenden Faktoren, die bei Frau, Mann oder beiden vorliegen. Eine Insulinresistenz alleine macht also nicht zwingend zum Beispiel eine extrakorporale Kinderwunschbehandlung (künstliche Befruchtung) notwendig. Im Gegenteil: Durch die zu beobachtende deutliche Verbesserung des Zyklus (unter anderem intakte Periode mit vorhandenem Eisprung) und gegebenenfalls zusätzlich durch die Gewichtsabnahme kann ein konservativer Behandlungsweg gewählt werden, oder wir können uns in manchen Fällen sogar mit den Betroffenen über eine spontan eingetretene Schwangerschaft freuen.

Ist bei IR immer eine medikamentöse Therapie notwendig?

Das klassische Medikament zur Verbesserung einer Insulinresistenz ist Metformin. Es verbessert die Insulinwirkung und vermindert zusätzlich im Sinne eines präventiven Ansatzes das Risiko, dass sich im Laufe des Lebens ein Diabetes entwickelt. Metformin ist ein sehr gut verträgliches Medikament, allerdings reagieren einige Frauen mit für sie unangenehmen Blähungen, Flatulenz und Durchfällen, sodass die Einnahme abgebrochen wird.

Medikamente der Gruppe der sogenannten »Insulin-Sensitizer« besitzen eine nachgewiesene blutzuckersenkende Wirkung, vermutlich über eine Abschwächung der resistenzvermittelnden Faktoren, die aus dem Fettgewebe kommen. Allerdings sind sie hinsichtlich dieser blutzuckersenkenden Wirkung dem Metformin bei höheren Kosten und vor allem höherem Nebenwirkungspotenzial (Leberschädigung, Herzinfarktrisiko) nicht überlegen und werden in der Kinderwunschsituation praktisch nicht eingesetzt.

Wenn wir über Medikamente nachdenken und diese unterstützend einsetzen, sollte jedem stets bewusst sein, dass man mit einer Änderung des Lebensstils und des Ernährungsverhaltens sehr viel selbst bewegen kann und dies in jedem Fall neben der Einnahme von Medikamenten beginnen und im Grunde auf Lebenszeit beibehalten sollte.

Zur Nahrungsergänzung wird bei IR häufig Inositol empfohlen. Kann es Medikamente ersetzen, vor allem auch in Hinblick auf die Fruchtbarkeit?
Die körpereigene Substanz Inositol, die als Botenstoff in der Signalübertragung in den Körperzellen eine Rolle spielt, zeigt eine ähnliche Wirksamkeit wie das Metformin: Beide Substanzen reduzierten den Insulinspiegel und die Empfindlichkeit des Gewebes gegenüber Insulin. In einer aktuellen randomisierten Studie senkte jedoch nur Metformin die erhöhten männlichen Hormone, das Gewicht, den AMH-Spiegel und normalisierte die Menstruation häufiger. Metformin zeigte also günstige Auswirkungen, besonders in Hinsicht auf die hormonellen und klinischen Symptome des PCO-Syndroms, und bleibt damit Mittel der ersten Wahl.

Myo-Inositol ist eine gute Alternative bei Metformin-Unverträglichkeit. In der Kinderwunsch-Situation ist individuell die Einnahme von Clavella®, das neben Myo-Inositol auch Folsäure enthält, sinnvoll. Seit 2017 ist ein entsprechendes Präparat namens Folandrol® mit Myo-Inositol, Folsäure und Selen für den Mann verfügbar, das neben dem positiven Einfluss auf die Insulinresistenz und einer erleichterten Gewichtsreduktion zu besseren Spermiogrammbefunden führen soll.

Insulinresistenz und PCO-Syndrom

Gastbeitrag von Judith Greimel

Was ist das PCO-Syndrom?

Im Rahmen des polyzystischen Ovarialsyndroms (kurz: PCO-Syndrom; PCOS) kann bei Frauen auch eine Insulinresistenz auftreten. Das PCO-Syndrom ist eine komplexe Erkrankung und kann mit verschiedensten Symptomen einhergehen. Nicht jede Frau mit PCOS hat dieselben Symptome. Das macht es mitunter für Betroffene – aber auch Ärzte – schwer, die Symptome der Erkrankung richtig zuzuordnen. Außerdem kann die Schwere der Symptomatik von Frau zu Frau unterschiedlich sein.

Grob lässt sich die Symptomatik des PCO-Syndroms in zwei Bereiche einteilen: in »gynäkologisch relevante« und »stoffwechselrelevante (metabolische)« Symptome.

Gynäkologische Symptomatik (Bereich Hormone und Fruchtbarkeit)

Traditionellerweise liegt das Augenmerk der meisten PCOS-Betroffenen – aber auch der behandelnden Ärzte – auf den typischen gynäkologischen Beschwerden. Schließlich führen die unregelmäßigen Zyklen mit verzögerten oder gar ausbleibenden Eisprüngen und das hormonelle Ungleichgewicht dazu, dass eine Schwangerschaft auf natürlichem Wege meist nur erschwert eintritt. So wird die Erkrankung sehr häufig auch erst dann festgestellt, wenn ein Kinderwunsch besteht, der sich über längere Zeit nicht erfüllt. Die Behandlung des Syndroms erfolgt dann meist mit Hauptaugenmerk auf die typischen gynäkologischen Aspekte des PCOS. Im Gegensatz dazu bleibt die Stoffwechselkomponente des Syndroms leider oft unbeachtet und untertherapiert.

Häufige gynäkologische PCOS-Symptome und -Beschwerden sind:

- Oligomenorrhoe/Amenorrhoe (das heißt im Prinzip verlängerte Zyklen)
- Hyperandrogenämie (das heißt erhöhte Spiegel an typisch »männlichen Hormonen« im Blut); kann zu Akne, Haarausfall, vermehrter Körperbehaarung führen
- Polyzystische Ovarien im Ultraschallbild (das heißt zahlreiche vergrößerte Follikel im Eierstock am Ultraschallbild darstellbar)

Liegen zumindest zwei dieser drei Symptome vor, spricht man vom PCO-Syndrom. Die Diagnose gilt als gestellt, wenn gleichzeitig andere ähnliche Erkrankungen ausgeschlossen wurden.

Metabolische Symptomatik (Bereich Stoffwechsel)

Seit Jahrzehnten mehren sich Untersuchungen, die belegen, dass der Stoffwechsel und die Körperfettverteilung beim PCO-Syndrom eine wichtige Rolle spielen und die typisch »gynäkologischen« Beschwerden des Syndroms maßgeblich mit beeinflussen. Die Erkrankung sollte also nicht nur isoliert auf die »gynäkologischen« Beschwerden hin untersucht und behandelt werden. Die Symptome aus dem Bereich »Stoffwechsel« werden zwar nach wie vor nicht für die Diagnostik herangezogen, eine Anpassung der Diagnosekriterien in diese Richtung wird aber diskutiert.

Häufige metabolische PCOS-Symptome und -Beschwerden sind:

- Übergewicht/Adipositas
- Veränderte Körperfettverteilung, auch bei sonst schlanken Frauen (vermehrte Ansammlung von »Bauchfett« im Vergleich zu gesunden Frauen)
- Insulinresistenz, Hyperinsulinismus, erhöhte Nüchternglukosespiegel, verminderte Glukosetoleranz, Schwangerschaftsdiabetes, Typ 2-Diabetes
- Erhöhter Blutdruck
- Erhöhte Blutfettwerte
- Herz-Kreislauf-Erkrankungen können als Folge dieser Symptome im Laufe des späteren Lebens häufiger auftreten

Frauen mit PCO-Syndrom weisen häufig folgende Störungen des Zuckerstoffwechsels auf:

- IR (zum Beispiel Störungen der Leber oder der Eierstockfunktion, aber auch generalisiert)
- Hyperinsulinismus (zum Beispiel erhöhte Insulinspiegel nüchtern oder nach Mahlzeiten)
- Verminderte Glukosetoleranz (das heißt verminderte Fähigkeit des Körpers der Blutzuckerspiegelsenkung nach einer Mahlzeit)
- Erhöhte Nüchternblutzuckerspiegel
- Schwangerschaftsdiabetes
- Diabetes Typ 2

Bei PCOS treten diese Zuckerstoffwechselstörungen häufiger auf als bei gesunden Frauen mit gleichem Alter, Körpergewicht und Körperfettverteilung. Da ein höheres Alter, Übergewicht und vermehrtes Bauchfett das Risiko für Zuckerstoffwechselerkrankungen nochmals verstärken, ist es für Betroffene umso wichtiger, auf ein optimales Körpergewicht und eine optimale Körperzusammensetzung zu achten. Leider haben jedoch gerade Frauen mit PCO-Syndrom oftmals Schwierigkeiten, ihr Gewicht zu halten oder abzunehmen.

Sind bereits Zuckerstoffwechselstörungen bei PCOS aufgetreten, können diese maßgeblich an den verlängerten Zyklen, ausbleibenden Eisprüngen etc. beteiligt sein. Eine dahingehende professionelle und dauerhafte

Unterstützung von Frauen mit PCOS ist also für den weiteren Krankheitsverlauf entscheidend.

Folgen der Insulinresistenz bei PCO-Syndrom

Eine verminderte Insulinwirkung und ein zudem erhöhter Insulinspiegel stehen bei PCOS mit einer Vielzahl von Symptomen in Verbindung:

- Zyklusunregelmäßigkeiten: Es wurde ein Zusammenhang zwischen HOMA-Index (diagnostischer Index für IR) und der Regelmäßigkeit des Menstruationszyklus gefunden.
- Hormonelles Ungleichgewicht:
- Vermehrte Produktion von männlichen Hormonen im Eierstock, zum Beispiel Testosteron
- Verminderte Produktion von Sexualhormon-bindendem Globulin (SHBG): weniger SHBG-Bildung in der Leber. Dies führt zu erhöhtem freien Testosteron.
- Erhöhte LH-Sekretion in der Hirnanhangsdrüse
- Schwangerschaftsrate: Eine verminderte Wirkung von Insulin an Rezeptoren der Gebärmutterschleimhaut von Frauen mit PCOS wurde festgestellt und könnte als Mitverursacher für niedrigere Schwangerschafts- und Implantationsraten gelten.

Was tun?

1. Testen

Wichtig ist es, sich auf eine mögliche Insulinresistenz testen zu lassen. Dies wird auch in den aktuellen Behandlungsleitlinien des PCOS empfohlen.

Obwohl die Insulinresistenz häufig auftritt, muss nicht bei jeder Frau mit PCOS eine generalisierte Insulinresistenz feststellbar sein. Jedoch: Selbst, wenn die Tests nicht auf eine Insulinresistenz hindeuten, ist es sehr wichtig, durch einen gesunden Lebensstil das Auftreten einer solchen Störung zu verhindern beziehungsweise zumindest hinauszuzögern.

2. Behandeln

Lass dich bei einer dauerhaften Ernährungsumstellung professionell begleiten. Mit den richtigen Infos, Tipps und Tricks kannst du deine Mahlzeiten nicht nur lecker, sondern auch passend für die Stoffwechsellage gestalten. Genauso wichtig ist eine gute Bewegungsroutine bei der Vorbeugung und Behandlung der Insulinresistenz.

MOTIVATIONSKICK

Formuliere deine Ziele positiv und vermeide Negationen in deiner Sprache. Anstatt »Ich möchte nicht mehr so oft krank sein«, denke »Ich bleibe gesund«. Bitte nicht mit zwanghaftem Optimismus verwechseln!

Kinderwunschbehandlung bei Insulinresistenz

Da eine Insulinresistenz bei Frauen meist Übergewicht hervorruft, zu unregelmäßigen bis ausbleibenden Regelblutungen (zum Beispiel bei zusätzlichem PCOS) führt und stark die Hormone beeinflusst, hat sie einen großen Einfluss auf einen eventuellen Kinderwunsch. Häufig können betroffene Frauen nicht ohne Hilfe schwanger werden und leiden an weiteren hormonellen Problemen, zum Beispiel an Schilddrüsenerkrankungen.

Oft ist der Weg zum größten Wunsch dann lang und steinig. Eine Schwangerschaft ist möglich, jedoch nicht allen Frauen gelingt es auf Anhieb, schwanger zu werden, und viele Paare brauchen oft Monate oder Jahre, bis es dann klappt.

Unerfüllter Kinderwunsch bei Insulinresistenz benötigt eine fachgerechte Behandlung, nicht selten in einer Kinderwunschklinik oder endokrinologischen Praxis, wo die Behandlung oft wesentlich effektiver und schneller erfolgt als bei einem herkömmlichen Gynäkologen. Der erste wichtige Schritt ist in diesem Fall die ausführliche Untersuchung der endokrinen Drüsen und deren Funktion (Eierstöcke, Schilddrüse, Nebennieren etc.). Störungen bei der Funktion dieser Organe können negative Folgen auf die Fruchtbarkeit einer Frau haben. Die richtige Therapie führt jedoch in den meisten Fällen schnell zum Erfolg. Bei Frauen, die an PCOS, Hirsutismus und/oder Insulinresistenz leiden, kommen dabei sehr oft Medikamente zum Einsatz. Diese sollen den Eisprung auslösen, aber auch häufig den Zyklus regulieren, wie beispielsweise Metformin.

In vielen Fällen hat sich herausgestellt, dass Frauen, die an PCOS leiden, positiv auf eine Insulinresistenz-Behandlung ansprechen. Das liegt auch daran, dass 70 % der Frauen mit PCOS auch eine Insulinresistenz haben. Durch die Behandlung haben sie also sehr gute Chancen, schwanger zu werden und die Schwangerschaft zu halten.

Eine erhöhte Insulinkonzentration führt zu einer höheren Sensitivität auf Gonadotropin und IGF-1 (Insulin-like Growth Factor 1). IGF-1 ist ein Wachstumsfaktor, der in der Leber gebildet wird und eine wichtige Rolle beim Aufbau von Muskelzellen und Fettabbau spielt. Eine höhere Sensitivität bedeutet eine erhöhte Rezeptorfunktion und somit einen geringeren Spiegel an IGF-1. Dies wurde bei

Frauen mit PCOS und Frauen mit Übergewicht festgestellt. Eine Ernährung, die auf einem niedrigen glykämischen Index basiert, erhöht die Konzentration an IGF-1, fördert den Muskelaufbau und den Fettabbau, verbessert damit insgesamt die Insulinresistenz und normalisiert somit den Hormonstatus, was den Erfolg einer Kinderwunschbehandlung positiv beeinflussen kann.

Metformin in der Schwangerschaft und beim Stillen

Metformin und Schwangerschaft

Das Thema Metformin in der Schwangerschaft ist in Deutschland sehr umstritten. In den Internet-Selbsthilfegruppen ist zu beobachten, dass Patientinnen mit PCOS und/oder Insulinresistenz das Medikament in Deutschland und in Polen immer häufiger verordnet und dann auch für die Dauer der Schwangerschaft empfohlen wird.

Die Situation ist in Deutschland aber nicht endgültig geklärt. Auch wenn es immer mehr positive Berichte zu lesen gibt, ist Metformin in der Schwangerschaft nicht zugelassen. Wenn Patientinnen dieses Medikament während der Schwangerschaft einnehmen, dann tun sie es auf eigenes Risiko, und nicht selten müssen sie eine entsprechende Beratungsdokumentation unterschreiben, um den behandelnden Arzt aus der Haftung zu entlassen.

Was also ist zu tun, wenn man Metformin vor der Schwangerschaft eingenommen hat und dann schwanger wird? Manche Ärzte raten dazu, das Medikament sofort abzusetzen, andere dazu, es weiterzunehmen. Es gibt Betroffene, die Metformin die ganze Schwangerschaft hindurch nehmen, andere schleichen das Medikament langsam aus, um mögliche Komplikationen beim Absetzen zu minimieren.

Gleichzeitig berichten immer mehr betroffene Frauen davon, dass es unter der Gabe von Metformin möglich war, die Schwangerschaft erfolgreich zu beenden, während es davor ohne Metformin oft zu Fehlgeburten kam. Andere Frauen können so auch Gewichtszunahme und Schwangerschaftsdiabetes in Schach halten.

Zudem zeigen immer mehr Studien, dass Metformin in Schwangerschaft und Stillzeit sicher ist. Das heißt aber noch lange nicht, dass nichts passieren kann. Trotzdem will ich euch die Ergebnisse dieser Studien nicht vorenthalten:

Studien zu Metformin in der Schwangerschaft

Metformin wird immer häufiger bei PCOS-Patientinnen eingesetzt, da es einen fördernden Effekt auf verschiedene Stoffwechselvorgänge hat (Pratap & Kumar, 2012). Wird Metformin während der Schwangerschaft genommen, verringert es das Risiko einer großen Anzahl an Komplikationen wie zum Beispiel frühzeitigem

Schwangerschaftsabbruch, Frühgeburten und Unterentwicklungen des Kindes. Es gibt keine Berichte über Fälle, in denen das Kind im Mutterleib verstorben ist. Auch von Totgeburten oder Unterentwicklungen des Kindes in Zusammenhang mit Metformin ist nichts bekannt. Dennoch gibt es noch keine offizielle Empfehlung für Metformin während der Schwangerschaft, es sind weitere Studien und Untersuchungen dafür nötig.

Studie zur neuronalen Entwicklung von Kindern, deren Mütter in der Schwangerschaft mit Metformin behandelt wurden

Schwangerschaftsdiabetes ist eine häufige Komplikation, die zunehmend mit Metformin behandelt wird. Im Gegensatz zu Insulin wird Metformin durch die Plazenta transportiert. Die Studie von Wouldes und Kollegen (2016) untersuchte daher die neuronale Entwicklung bei Kindern, deren Mütter in der Schwangerschaft mit Metformin behandelt wurden, im Vergleich zu Kindern von mit Insulin behandelten Müttern. Das Ergebnis zeigte keine signifikanten Unterschiede zwischen der Metformin- und der Insulingruppe.

Auch wenn diverse Studien zum Thema Metfomin und Schwangerschaft positiv ausgefallen sind, sollte die Entscheidung über die Gabe und Dosis von Medikamenten immer mit einem Arzt besprochen und das Nutzen-Risiko-Verhältnis abgewogen werden!

Metformin in der Stillzeit

Auch zur Frage, ob beziehungsweise wie sich der Transfer von Metformin in die Muttermilch auf das gestillte Kind auswirkt, gibt es mittlerweile einige Studien. Die Ergebnisse deuten darauf hin, dass Metformin in der Stillzeit unbedenklich ist. In verschiedenen Studien wurde belegt, dass die Kinder dem Alter entsprechend entwickelt waren. Außerdem konnte nachgewiesen werden, dass Metformin während der Schwangerschaft und der Stillzeit keinen Einfluss auf die geistige und körperliche Entwicklung der Kinder hatte (Glueck et al., 2006; Wouldes et al., 2016).

Die Autoren kommen ebenfalls zu dem Schluss, dass die Einnahme von Metformin während der Stillzeit ungefährlich ist, da der Säugling über die Muttermilch nur einer sehr geringen Dosis ausgesetzt wird. Allerdings ist noch nichts darüber bekannt, ob Metformin während der Stillzeit einen Einfluss auf die Kindesentwicklung hat, wenn der Säugling über einen langen Zeitraum kleinsten Dosen von Metformin ausgesetzt ist. Die Autoren verweisen daher darauf, dass man Risiken und Nutzen abwägen sollte – so wie bei jedem Medikament, das man während der Stillzeit einnehmen möchte.

Da das Metformin über einen so langen Zeitraum in der Muttermilch nachweisbar ist, steht zu vermuten, dass der Transport vom Blut in die Milch über verschiedene Stoffwechselvorgänge in bestimmten Zelltypen abläuft und nicht einfach nur durch Diffusion.

Die Studie von Glueck et al. (2006) untersuchte das Wachstum sowie die motorische und soziale Entwicklung bei gestillten im Vergleich zu gefütterten Säuglingen von Frauen, die wegen PCO-Syndrom mit Metformin behandelt wurden. Das Ergebnis: Die gestillten Kinder unterschieden sich nicht von den zugefütterten Kindern; keines der Kinder war in irgendeiner Weise in seiner Entwicklung beeinträchtigt.

Trotz all dieser Ergebnisse gilt jedoch grundsätzlich: Jeder Fall ist anders, und man sollte bei Metformin das Nutzen-Risiko-Verhältnis gut abwägen. Ob eine Schwangere Metformin weiternehmen oder absetzen soll, kann nicht pauschal gesagt werden. Durch meine Erfahrung mit Betroffenen sehe ich oft, dass die Weiternahme des Medikaments positive Ergebnisse mit sich bringt und die betreffenden Kinder gesund zur Welt kommen. Ich selbst habe Metformin fast während der gesamten Schwangerschaft eingenommen; mein Kind ist gesund und munter.

Auf embryotox.de, der Seite des Pharmakovigilanz- und Beratungszentrums der Charité-Universitätsmedizin Berlin, eines mit öffentlichen Geldern geförderten Instituts, findest zu detaillierte aktuelle Informationen zum Thema Metformin in Schwangerschaft und Stillzeit (https://www.embryotox.de/arzneimittel/details/metformin/).

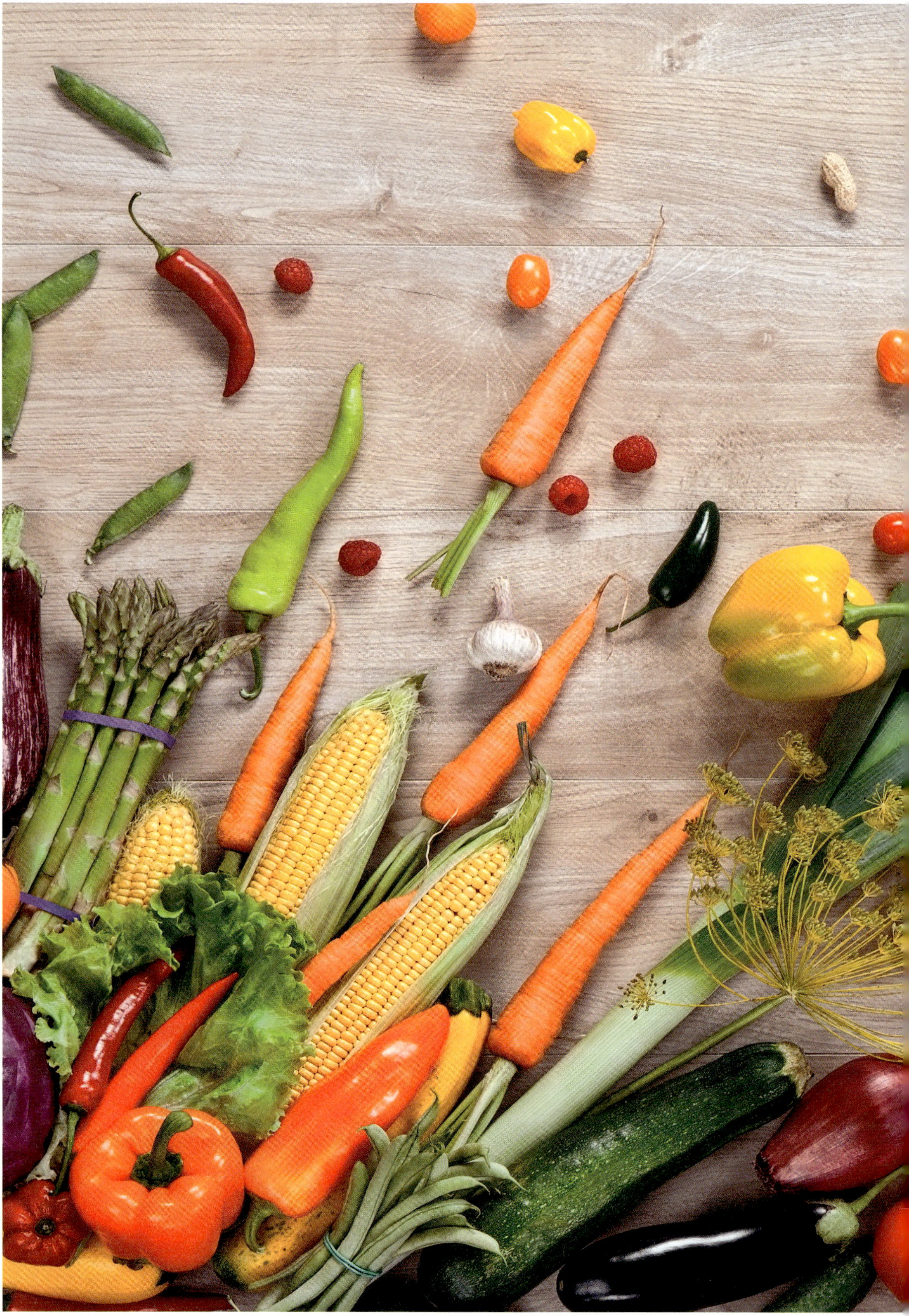

TEIL 4:

DEIN (NEUES) LEBEN NACH DER DIAGNOSE

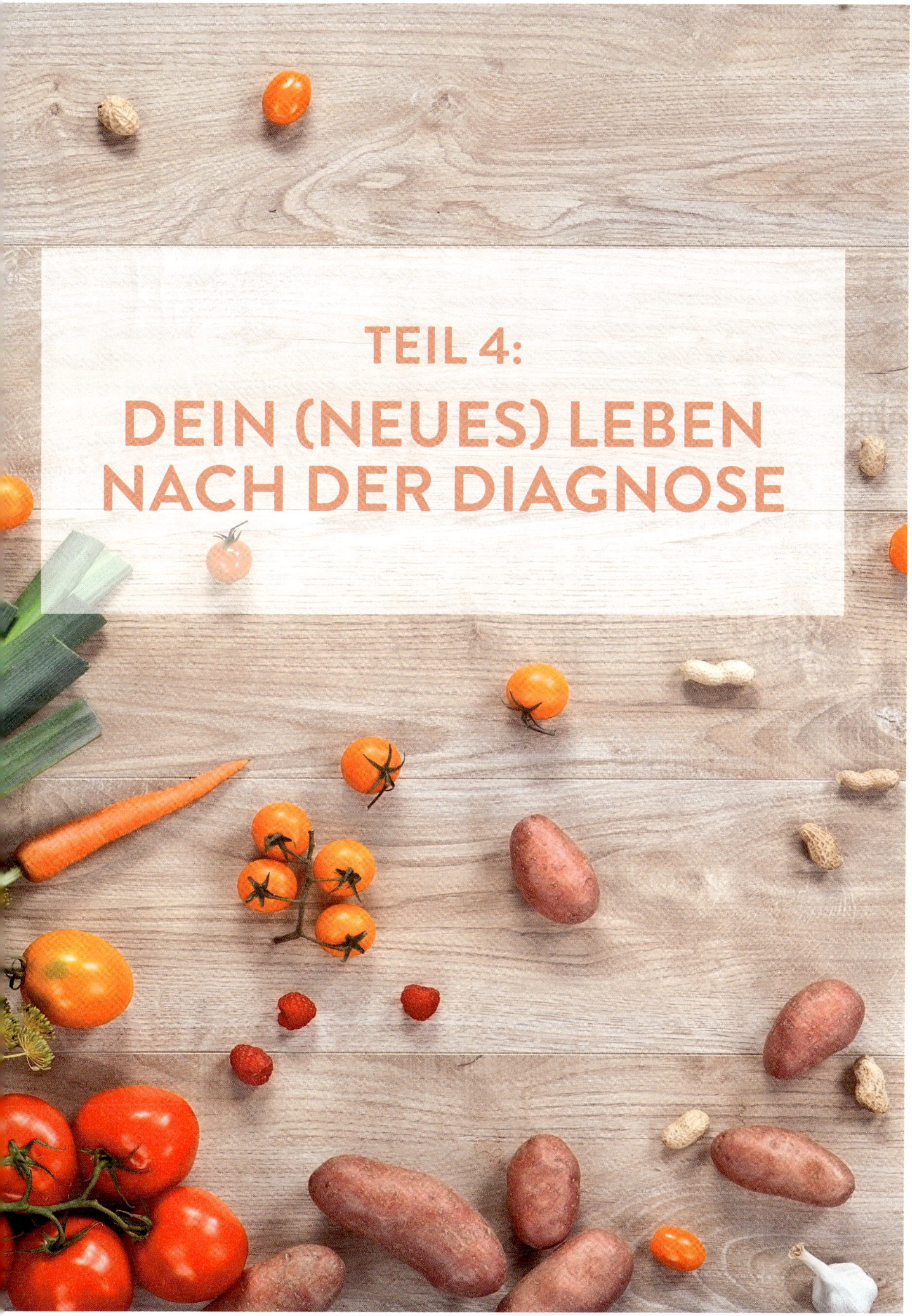

Ein neues Leben beginnen – ein Prozess

Die Diagnose »Insulinresistenz« ist für manche Menschen ein Schock, für andere eine Erlösung, weil sie endlich wissen, was mit ihnen los ist. Endlich können sie die Symptome einer Störung einem realen Problem in ihrem Körper zuschreiben. Aber nur wenige können von einem auf den anderen Tag ihr Leben umstellen und ihre Essgewohnheiten ändern. Oft ist dies ein monate- oder sogar jahrelanger Prozess. Das ist auch völlig in Ordnung. Wir sollten von uns selbst nicht erwarten, dass das, was wir uns oft jahrelang »angefüttert« haben, in ein paar Tagen oder Wochen einfach wieder so zu beheben wäre.

Information und Motivation als Ausgangsbasis

Es ist für Betroffene aber auch sehr schwierig, sich intensiv und richtig zu informieren. Im Netz finden sich sehr viele unterschiedliche Empfehlungen, die meisten sind sehr widersprüchlich. Und vom Arzt hören sie oft Sätze wie:

- »Essen Sie weniger.«
- »Dann essen Sie doch gar nichts mehr, wenn Sie nicht abnehmen können.«
- »Weniger Torte essen, dann wird das schon.«
- »Nehmen Sie einfach ab, und dann sind Sie geheilt.«
- »Sie essen einfach zu viel Fett.«
- »Essen Sie doch einfach keine Kohlenhydrate mehr.«
- »Sie müssen nicht auf die Ernährung achten, dabei spielt die Ernährung keine Rolle.«
- »Sie sind einfach zu dick.«

Diese Zitate stammen allesamt von IR-Betroffenen aus Erlebnisberichten in unseren Selbsthilfegruppen. Solche Aussagen sind für viele sehr verletzend, denn sie schieben den Betroffenen allein die Schuld an ihrem Zustand zu. Manche dieser Aussagen sind auch völliger Blödsinn, vermutlich daraus entstanden, dass manche Ärzte selbst nicht weiterwissen. Anders kann man sich das nicht erklären! Keine Kohlenhydrate? Und was dann – nur Fett und Eiweiß, und das für immer? Die Aussage mit den Torten kommentiere ich lieber gar nicht erst! Als ob jemand nur herumsitzen und Torte essen würde …

Solche Sätze hinterlassen Spuren in der Psyche. Sie sind hochgradig demotivierend, und viele Betroffene fühlen sich so alleingelassen und unverstanden. Leider sind sie das in gewisser Hinsicht auch, denn bis heute ist der Kenntnisstand vieler Ärzte in Bezug auf die Insulinresistenz erschreckend niedrig. IR wird in Krankenhäusern mit Diabetes Typ 2 gleichgestellt und von Medizinern überhaupt nicht als Problem angesehen. Vielen Patienten wird gesagt, sie hätten überhaupt nichts. Nicht selten werden Symptome, die typisch bei einer IR sind – beispielsweise aufgrund von unterzuckerungsähnlicher Symptomatik – als psychische Problematik diagnostiziert.

Viele Patienten suchen dann Hilfe im Internet, mit nur einem einzigen Ziel im Hinterkopf: »Abnehmen um jeden Preis«. Nach langen Wochen oder gar Monaten einer restriktiven Diät resignieren sie, weil sie kaum Erfolge sehen und falls doch, diese auch nicht halten können. Folgen dieser Erfahrungen sind der Jojo-Effekt und die Verschlechterung des Zustands.

Erfolge werden jedoch schnell sichtbar, wenn Betroffenen erklärt wird, was ihren Zustand ausmacht und was und vor allem warum es wichtig ist, etwas zu ändern. Ein kleines Infoblatt mit den wichtigsten Aspekten würde hier häufig schon reichen. Wenn Betroffene die IR verstehen und begreifen, warum sie etwas tun sollten und wie dies auf den Körper wirkt, können sie langfristig tolle Erfolge erzielen!

Ein etwas umfangreicheres Infoblatt steht auf unserer Webseite allen Ärzten und Spezialisten kostenlos zu Verfügung (http://insulinresistenz.club/behandlungskonzept). Dieses können Spezialisten für sich selbst als Informationsmaterial nutzen, aber auch den Patienten empfehlen oder ausgedruckt mitgeben. Das Fertility Center Bayreuth hat diese Info beispielsweise auf die eigene Webseite geladen, sodass seine Patienten einen einfacheren Zugang dazu haben.

Es ist ein großer Unterschied, ob ein Patient die Empfehlung hört: »Wenn Sie nicht abnehmen können, dann essen Sie weniger«, oder ob er erklärt bekommt: »Zur Behandlung Ihres Zustands gehört eine Ernährungsumstellung. Es ist sehr wichtig, dass Sie sich künftig an Produkten mit niedrigem glykämischen Index orientieren und mindestens dreimal die Woche für 30 Minuten Sport machen.« So bekommt der Patient kurzgefasst die wichtigsten Informationen. Die Behandlung ist gleichgesetzt mit der Umstellung der Ernährung. Es wird erklärt, welche Ernährung am besten geeignet ist und dass Sport dazugehört. Mit dieser kleinen Information kann er auf die Suche nach weiteren Informationen gehen.

Meine jahrelange Beobachtung zeigt, dass auf diese Weise beratene Betroffene bessere Chancen haben, ihr Leben selbst in die Hand zu nehmen, als die, die nur zu hören bekommen: »Sie müssen abnehmen.« Letztere fühlen sich damit erniedrigt und demotiviert. Dass sie oft Gewichtsprobleme haben, wissen sie längst selbst, auch dass sie abnehmen müssen. Aber trotz zahlreicher restriktiver Diäten hat es ja nicht funktioniert, und sie sind ratlos.

Viele dieser Probleme basieren auf Essstörungen. Professionelle Hilfe wäre in solchen Fällen besonders ratsam und sehr wichtig. Demotivation ist das Letzte, was IR-Patienten brauchen. Motivation und Informationen sind die zwei wichtigsten Bausteine für ein neues, verändertes Leben.

MOTIVATIONSKICK

Dein schönstes Erlebnis in deinem Leben? Nimm wahr, was es zu sehen, riechen, schmecken, hören oder zu fühlen gab! Gibt es ein Wort, einen Geruch, eine Farbe oder etwas anderes, was dich an das schönste Erlebnis in deinem Leben erinnert? Du kannst dieses Wort auf einen Zettel aufschreiben und in deine Arbeitsumgebung kleben, den Geruch – wenn es diesen zu kaufen gibt – gezielt schnuppern oder deine Kleidung oder ein Taschentuch damit einsprühen, die Farbe, mit der du dieses tolle Erlebnis verbindest, in deiner Umgebung unterbringen. Diese Verbindung zu deinem Erlebnis wird dich stets erinnern und positive Emotionen in dir hervorrufen.

Positive Änderungen im Lebensstil meistern

Wenn du dein Leben ändern willst, solltest du erst einmal dein jetziges Dasein unter die Lupe nehmen. Stelle dir solche Fragen wie:

- Esse ich gesund?
- Esse ich zu viel?
- Esse ich zu wenig?
- Bewege ich mich ausreichend?
- Warum bin ich übergewichtig?
- Wo liegen meine Schwächen, wo meine Stärken diesbezüglich?
- Was hat meinen Zustand ausgelöst?
- Was verschlechtert ihn?

Diese Fragen helfen dir bei der Entscheidung zu einem neuen, gesunden und glücklicheren Leben! Das Schlimmste, was dir passieren kann, ist, die neue Situation und die notwendigen Veränderungen als Buße/Strafe anzusehen. Das passiert leider oft, wenn man nicht ausreichend informiert ist. Man sieht dann nur das Negative. Die Folge? Man ändert lieber nichts.

Du solltest es dir einfach zur Gewohnheit machen, dich und deinen Körper als etwas Besonderes anzusehen und zu pflegen – von innen und außen. Wir machen uns die Haare schön, lackieren die Nägel, schminken uns ... das kostet Zeit, ist aber für uns normal. Sport, mehr Bewegung sowie gesundes Essen sollten es ebenso sein, denn damit pflegen wir uns von innen.

Solange du deinen Zustand nicht verstehst und die nötigen Veränderungen dich frustrieren, hat es keinen Sinn anzufangen! Es bringt nichts, jeden Tag mit sich zu kämpfen. Wenn du dich so fühlst, ändere das, was du jetzt zu ändern in der Lage bist. Alles Weitere kann warten, bist du spürst, dass jetzt der richtige Zeitpunkt ist, dass du dich ausreichend informiert hast, deinen Zustand und deinen Körper verstehst und Lust hast, eine Änderung in Angriff zu nehmen. Wenn das der Fall ist, kannst du anfangen.

Um die Insulinresistenz erfolgreich in den Griff zu kriegen, solltest du deinen jetzigen Zustand akzeptieren – dich jetzt und hier so nehmen, wie du bist. Dich selbst wertschätzen und lernen, dich unabhängig von Aussehen und Körpergewicht zu lieben. Nur so kannst du beginnen, dein Leben noch gesünder und attraktiver zu gestalten. Nicht für jemand anderen, sondern für dich selbst. Für dein besseres »Ich«.

Eigne dir Wissen an!
Je besser du deinen Zustand kennst, desto schneller kannst du auch verstehen, warum und wie du dein Leben ändern solltest.

Triff Entscheidungen!
Bewusste Entscheidungen darüber, was genau du verändern willst, helfen dir am Anfang. Du kannst dir einen kleinen Zettel an den Spiegel hängen, auf den du schreibst: »Ab jetzt will ich meine Gesundheit in die eigenen Hände nehmen!« Solche Wünsche, die du jeden Tag wieder liest, motivieren dich, am Ball zu bleiben, und verstärken deine Entscheidung positiv.

Setze dir Ziele!
Viel von deinem späteren Erfolg hängt davon ab, wie du dir Ziele setzt, ob sie gut durchdacht oder einfach nebenbei getroffen sind. Bei deiner Zielsetzung hilft dir die sogenannte SMART-Methode.

SMART steht für: Spezifisch – Messbar – Attraktiv – Realistisch – Terminiert.

Achte also darauf, dass du deine Ziele konkret festlegst (spezifisch), dass sie realistisch sind, auch in Bezug auf die Dauer (terminiert), und dass die Untersuchung von Werten (messbar) sinnvoll ist (da diese ja mit deiner Gesundheit zusammenhängen). Es gibt nichts Schlimmeres als die Enttäuschung nach ein paar Tagen, weil es nicht geklappt hat. Außerdem sollten deine Ziele attraktiv für dich sein (zum Beispiel das Abnehmen von X Kilo, damit du dich besser und glücklicher fühlst)!

MOTIVATIONSKICK

Studien zeigen, dass die Zielerreichung besser gelingt, wenn man zuerst den Zielzustand festlegt und dann überlegt, welche positiven Folgen die Zielerreichung haben wird. Anschließend werden die Hindernisse formuliert, die sich einem in den Weg stellen können, wenn man sich auf den Weg zum Ziel macht. Pläne, wie auf die Hindernisse reagiert werden kann, sind Wenn-dann-Pläne und trainieren die Bewältigung potenzieller Hindernisse. Dieser Ablauf nennt sich »WOOP-Technik« und wird erfolgreich in der Motivationspsychologie eingesetzt.

Involviere Freunde und Familie!
Unterstützung wirst du brauchen, denn es kommen auch schlechtere Tage! Vielleicht bist du sauer und frustriert, weil andere nicht darauf achten müssen, was sie essen. Alles wird dir ungerecht und schrecklich erscheinen. Wenn dein Partner oder deine Partnerin mitmacht und deine Problematik versteht, steigen auch die Chancen auf Erfolg. Wenn dich jemand in deinen Bemühungen und Zielen unterstützt, wird es für dich viel einfacher, solche Tiefs zu überwinden. Egal, ob Ehemann, Ehefrau, Freundin oder Freund – es hilft, Verbündete zu haben.

Wenn die Familie nicht weiß, womit du zu kämpfen hast, sorge dafür, dass sie es wissen – sorge für Infomaterial, vielleicht schenkst du ihnen dieses Buch und sprichst mit ihnen. Sie sollten verstehen, dass es nicht um eine weitere Diät geht und du einfach nur abnehmen willst, sondern dass du dich dazu entschlossen hast, dein Leben und deine Gesundheit in deine Hände zu nehmen und glücklich zu sein.

Mache deine Umgebung zuckerfrei!
Sieh in deinen Kühlschrank und deine Schränke. Entsorge und verschenke Lebensmittel, die dir nicht guttun. Du solltest sie nicht mehr essen. »Aus den Augen, aus dem Sinn«, heißt es so schön – verbanne zuckerhaltige Produkte aus deinem Umfeld. Vor allem in der Phase der Entwöhnung ist es sehr schwierig, wenn du Süßigkeiten zu Hause hast. Befreie dich! Zucker wirkt auf unseren Körper wie eine Droge, also mache dich suchtfrei!

Bewege dich!
Lass das Auto stehen und gehe häufiger zu Fuß. Bewege dich. Mache das, was dir Spaß macht. Tanze! Egal, was du machst, bleibe in Bewegung. Bewegung ist bei der Behandlung von IR – wie du ja jetzt weißt – sehr wichtig. Viele Patienten verbessern ohne gesteigerte Bewegung ihre Werte nicht, aber darum geht es. Eine Gewichtsabnahme ist nicht immer gleichzusetzen mit der Verbesserung der Werte. Gewöhne dich an die Bewegung, sie sollte ab jetzt zu deinem Leben gehören.

Lass dir Zeit!
Rom wurde auch nicht am einem Tag erbaut, oder? Wie viel Zeit du für die Umstellung brauchst, ist nicht wichtig. Du hast ja vermutlich auch nicht von heute auf morgen Insulinresistenz bekommen. Die Umstellung braucht auch Zeit. Wichtig ist das Ergebnis. Manche Betroffene können innerhalb kürzester Zeit ihr Leben drastisch ändern, andere brauchen Monate dafür. Sei ehrlich mit dir und mache es so, dass es für dich funktioniert! Es ist viel wichtiger, die Umstellung dauerhaft zu erreichen als schnell!

Reflektiere!
Schaue dir an, was gut und was nicht so gut läuft! Lass den Kopf nicht hängen, wenn einiges anders eintritt als geplant! Überdenke deine Ziele dann neu! Sie werden dich ab jetzt dein ganzes Leben begleiten. Schlechte, aber auch gute Phasen haben wir alle! Es kommen vielleicht auch Monate, in denen du verlierst, was du dir erkämpft hast, das passiert uns allen

einmal. Dann sammle dich neu und mache weiter! Krone richten und weitergehen, lautet die Devise!

Fange wieder neu an!
Der Kreis schließt sich. Lies wieder darüber, was Insulinresistenz bedeutet und welche Konsequenzen die Verschlechterung der Werte und deines Zustands haben kann. Setze dir neue Ziele und fange da an, wo du dich beim letzten Mal gut gefühlt hast – oder fange ganz neu an, dein Leben zu verbessern. Rückschläge gehören dazu, die wird es immer geben. Diese sind auch wichtig für uns, da wir dadurch lernen, uns immer wieder neu auszurichten. Gib alles, nur nicht auf!

Bist du bereit für die Umstellung deines Lebens?
Das bedeutet mehr, als du jetzt vielleicht denkst. Mit dieser Umstellung beugst du vor! Krankheiten wie Diabetes Typ 2, Herz-Kreislauf-Erkrankungen und Krebs können tödlich enden. Da sollte eigentlich niemand noch lange nachdenken! Für dich, für deine Familie – ein langes Leben streben wir doch alle an.

Aller Anfang ist schwer, aber es haben schon Tausende gemeistert, du schaffst es auch! Auch wenn du nicht alles umstellen kannst, egal – kleine Schritte führen ebenfalls zum Ziel. Jeder Schritt in die richtige Richtung ist ein Fortschritt, eine bessere Zeit als jetzt kommt nicht. Befreie dich und lebe von jetzt an leichter!

IR-konform in zehn Wochen: deine persönliche Challenge

Hier stelle ich dir deine persönliche Challenge vor, die zehn Wochen dauert. Sie ist aber nur dann für dich geeignet, wenn du dazu bereit bist und wenn sie dich nicht unter Druck setzt. Wenn du möchtest kannst du dir diese Seiten kopieren und sie zum Beispiel in der Küche aufhängen, wo du sie jeden Tag im Blick hast.

1. Woche: Zucker out!
Raume deine Schränke auf. Entferne alles, was nicht IR-konform ist. Das hilft dir, die zehn Wochen durchzustehen, und du kommst nicht in Versuchung.

2. Woche: Trinke mehr!
Versuche in dieser Woche, dich an mehr Wasser zum Trinken zu gewöhnen. Kleine Zettelchen in der Wohnung als Memos können dir dabei helfen. Das Verteilen von Wasserflaschen oder eine App, die dich erinnert, mehr zu trinken, können Wunder bewirken. Mehr trinken gehört ab jetzt zu deinem neuen Lebensstil. Aber Achtung! Nicht gleich drei Liter auf einmal trinken. Dein Körper sollte sich langsam an das Trinken gewöhnen, also übertreibe nicht.

3. Woche: Schluss mit ständigen Zwischenmahlzeiten!
Versuche, für dich passende Pausen zwischen Mahlzeiten einzuhalten. Beginne mit drei Stunden. Du kannst auch fünf Stunden Abstand halten, aber daran müssen sich viele erst gewöhnen, und diese Zeitspanne ist nicht

für alle Betroffenen gleich gut. Passe die Abstände an dein individuelles Befinden an. Finde heraus: Womit fühlst du dich selbst gut?

4. Woche: Essen nicht vergessen!
Lerne, regelmäßig zu essen. Mindestens drei Mahlzeiten am Tag wären sehr gut. Die Zahl kannst du dann auch in dieser Woche für dich herausfinden. Beobachte, was dir guttut: drei, vier oder fünf Mahlzeiten?

5. Woche: Bewege dich!
Mach dir Gedanken und plane, wie du mehr Bewegung in dein Leben einbauen kannst. Dazu kannst du den Sportplan in diesem Buch benutzen. Fahrrad statt Auto fahren ist da eine tolle Option.

6. Woche: IR-konform kombinieren!
Du hast bestimmt ein paar Lieblingsrezepte. Wandle sie IR-konform ab und kombiniere sie gut. Liebst du Pommes? Versuche, selbst Pommes aus Süßkartoffeln herzustellen, und iss dazu einen pfiffigen Salat. So musst du nicht auf dein Lieblingsessen verzichten. Oft können Gerichte IR-konform ein »zweites Leben bekommen« und schmecken dann sogar noch besser. Hab Spaß dabei und genieße!

7. Woche: Zeit für dich!
Bist du oft gestresst? Lerne Entspannungstechniken und Strategien, die dir helfen, entspannter zu werden! Manchmal hilft es, wenn man sich vor dem Schlafengehen Zeit zum Relaxen nimmt. Lege das Handy weg und schalte den Fernseher aus. Bleib nur für dich. Entspann dich! Autogenes Training oder eine Traumreise im Kopf leisten hier sehr gute Hilfe.

8. Woche: IR-konforme Ausnahmen
Vielleicht hast du wieder Verlangen nach Süßem. Kein Problem! Es gibt viele Dessert-Rezepte, die IR-konform sind. Schau dir die Rezepte in diesem Buch an – vielleicht findest du eines, das dir schmecken wird.

9. Woche: Schlaf dich aus!
Du weißt jetzt, dass eine mangelnde Schlafhygiene nicht gut bei Insulinresistenz ist. Nimm dir die Zeit zum Schlafen. Ein erholter Organismus kann auch viel mehr leisten als ein übermüdeter. Da sich in deinem Leben vermutlich gerade vieles ändert, wird dein Körper es gut brauchen können.

10. Woche: Reflektiere!
Schaue dir an, was in den letzten Wochen gut und was nicht so gut geklappt hat an der Umstellung, und denke darüber nach, was du verbessern kannst! Nur so kannst du selbst darauf achten und an dir weiterarbeiten. Finde heraus, was dich gesünder und glücklicher macht.

Dies alles sind nur Grundsätze – du kannst noch viel mehr für dich tun als das.

Ernährungsplan für sieben Tage mit Rezepten

Dein individueller Plan

Den folgenden Ernährungsplan sowie zusätzliche Rezepte in Kapitel 16 hat die auf IR spezialisierte Ernährungsberaterin Małgorzata Słoma-Krześlak zusammengestellt. Der Plan ist auf etwa 1800 kcal ausgelegt. Je nach Produkt, zum Beispiel Brot oder Wurst, können die Werte um einige Kalorien variieren, dies ist jedoch nicht gravierend für die Tagesbilanz.

Wenn du vegetarisch oder vegan lebst, kannst du dich auch von den Rezepten in diesem Buch inspirieren lassen und unpassende Zutaten im Plan austauschen. Wenn du mehr als 1800 kcal am Tag brauchst, füge zusätzliche Lebensmittel/Mengen hinzu.

Jeder Tagesplan beinhaltet vier Mahlzeiten mit jeweils vier Stunden Abstand (8–12–16–20 Uhr) mit einer kleinen Abweichung am Wochenende. Viele Menschen schlafen am Wochenende gerne länger und frühstücken dadurch auch später. Am Wochenende gibt es deswegen kein zweites Frühstück, sondern eine kleine Mahlzeit am Nachmittag.

Wenn du kürzere oder längere Pausen als vier Stunden brauchst, weil du zum Beispiel stark unterzuckerst, kannst du den Plan an dich persönlich anpassen. Ebenso können die Zeiten für die Mahlzeiten individuell angepasst werden, zum Beispiel 8–13–18 Uhr. Dann ändert sich jedoch die Kalorienzahl der einzelnen Mahlzeiten, und man sollte bei drei Mahlzeiten alle Kalorien verbrauchen, was oft sehr schwierig ist. Drei Mahlzeiten am Tag mit zum Beispiel vier bis fünf Stunden Pause dazwischen werden Patienten empfohlen, die sehr hohe Insulinwerte – zum Beispiel Hyperinsulinämie nach Belastung (oGTT-Messmethode) – und keinen allzu langen Tag haben. Fünf Mahlzeiten sind sehr gut für Personen, die unterzuckern, und eventuell dann, wenn Patienten Probleme mit den Nüchterninsulinwerten haben, aber normale Insulinwerte nach der Belastung zeigen.

Dein erster professioneller IR-konformer Ernährungsplan dauert eine Woche. Du kannst diesen Plan aber auf zwei Wochen strecken und die erste Woche einfach wiederholen. Viele Rezepte kannst du für ein paar Tage im Voraus kochen, deswegen wiederholen sich manche Rezepte. Die Zubereitung soll einfach sein und möglichst schnell gehen. Viele von euch haben es sich so auch in den Selbsthilfegruppen gewünscht. Es ist hilfreich, sich den Wochenplan erst einmal in Ruhe anzuschauen, um herauszufinden, wie viel zu kochen sinnvoll wäre.

Suchst du mehr oder andere ausgefallene Rezepte, schau dir die zusätzlichen Rezepte in Kapitel 16 an. Du kannst außerdem auf Instagram bei INSULINRESISTENZ direkt oder auf anderen Accounts viele Inspirationen finden:

- @ insulinresistenz
- @ frau_vom_mars
- @ insulinogram
- @ insulinresistance_lifestyle
- @ eatclean_mituns

Wenn du ein Produkt nicht magst oder nicht essen darfst, zum Beispiel wegen einer Allergie oder Unverträglichkeit, tausche es einfach gegen ein anderes geeignetes aus. Solange Kalorienzahl und Konformität eines Produkts stimmen, wirst du auch Erfolge haben. Du kannst die zusätzlichen Rezepte in diesem Buch, die mit einer Kalorienzahl angegeben sind, ebenso an diesen Plan anpassen. So kannst du ihm auch über mehrere Wochen folgen. Außerdem kannst du deine Lieblingsgerichte in eine App tracken und deine entsprechenden Tagesmahlzeiten an den Plan anpassen und ersetzen.

MOTIVATIONSKICK

Gute gedankliche Unterstützung liefern dir Klebepunkte, die du in jedem Büroladen kaufen kannst. Diese kannst du überall dort ankleben, wo du an etwas erinnert werden möchtest: am Badezimmerspiegel, am Rückspiegel des Autos, am Kühlschrank, an deinem Arbeitsplatz im Büro etc. Vorher musst du den Klebepunkt mit dem Ziel verbinden, an das du dich erinnern willst. Ganz einfach geht das, indem du den Zielzustand gedanklich oder laut formulierst, zum Beispiel: »Ab jetzt will ich mich IR-konformer ernähren«, und den Punkt dabei in der Hand hältst oder anschaust.

Beginne dein Essen immer mit dem Produkt, das den kleinsten glykämischen Index (GI) hat, zum Beispiel mit einem kleinen Salat. Das hilft dir, die glykämische Reaktion noch mehr einzudämmen.

Du solltest nie unter dem Grundumsatz essen, also keine Hungerdiäten machen. Bestimme dein Kaloriendefizit.

Bei der IR-Ernährung werden folgende Proportionen von Makronährstoffen empfohlen:

- Eiweiß: 10–25 % Energie
- Fett: 20–35 % Energie
- Kohlenhydrate:45–55 % Energie

Die meisten Forscher sind sich einig, dass die minimale Menge von Kohlenhydraten am Tag, also rund 130 g, die reibungslose Arbeit in unseren Körperorganen unterstützt und für die Funktion der Schilddrüse notwendig ist.

Sollst du mehr als 1800 kcal am Tag zu dir nehmen? Iss ein paar Nüsse mehr!

1 Portion (30 g) Paranüsse	= 207 Kalorien
1 Portion Erdnüsse mit Haut (28 g)	= 168 Kalorien
1 Portion (30 g) Cashewkerne	= 181 Kalorien
1 Esslöffel (14 g) Pinienkerne	= 90 Kalorien
1 Portion (10 g) geröstete Haselnusskerne	= 67 Kalorien

Deine Einkaufsliste

Im Folgenden findest du deine Einkaufsliste für sieben Tage als Basis für den Ernährungsplan im nächsten Abschnitt.

- Dinkelvollkornbrot 280 g
- Roggenvollkornbrot 455 g
- Vollkornspaghetti 130 g
- Dinkelvollkornmehl 30 g
- Graham-Vollkornbrot 45 g
- Vollkornbrötchen 90 g
- Vollkornnudeln, Spiralen 150 g
- Basmatireis 160 g
- Roggenvollkornbrot 115 g
- Tomaten 1900 g
- Gelbe Paprika 220 g
- Radieschen 330 g
- Gurke 180 g
- Spinat, frisch 150 g
- Zwiebel, Schalotte 50 g
- Knoblauch 35 g
- Schnittlauch 100 g
- Feldsalat 50 g
- Zwiebel 250 g
- Zucchini 450 g
- Rote Paprika 535 g
- Rote Zwiebel 60 g
- Blattsalat 15 g
- Karotte 70 g
- Porree 150 g

- Wurst/Wiener 60 g
- Putengeschnetzeltes 220 g
- Eigelb 10 ml (½ Stück)
- Schinken 60 g
- Putenbrust, ohne Haut 400g
- Hähnchenfilet 100g
- Kaltgepresstes Rapsöl 80 ml
- Olivenöl 20 ml
- Leinöl 20 ml
- Thunfisch im Eigensaft 60 g
- Geräucherte Makrele 30 g
- Äpfel 730 g
- Blaubeeren 50 g
- Leinsamen 5 g
- Avocado 245 g
- Grüne Banane 120 g
- Walnüsse 50 g
- Zitrone 50 g
- Ingwerwurzel 5 g
- Kürbiskerne 30 g
- Champignons 80 g
- Rucola 30 g
- Petersilie 20 g
- Cocktailtomaten 300 g
- Eisbergsalat 650 g
- Schwarze Oliven 25 g
- Erbsen (Dose) 30 g
- Weiße Zwiebel 10 g
- Radieschensprossen 8 g
- Getrocknete Tomaten 20 g
- Petersilienwurzel 20 g
- Tomaten (Dose) 100 g
- Rote Linsen 45 g
- Salzgurke 10 g
- Butter 100 g
- Erdnussmus 25 g
- Naturjoghurt 1,5 % 500 g
- Mozzarella 50 g
- Sahne 18 % 90 g
- Milch 2 % 30 ml
- Gouda 25 g
- Quark Halbfettstufe 300 g
- Frischkäse mit Kräutern 40 g
- Putenschinken 180 g
- Eier 13 Stück
- Zimt 6 g
- Vanilleextrakt 4 g
- Majoran, getrocknet 5 g
- Schwarzer Pfeffer 11 g
- Chilipulver 3 g
- Basilikum, getrocknet 2 g
- Oregano, getrocknet 8 g
- Paprikapulver 5 g
- Rosmarin, getrocknet 2 g
- Meersalz 5 g
- Koriander 2 g
- Ingwerpulver 1 g
- Mayonnaise 30 g
- Tomatenmark 300 g
- Fleischbrühe 1000 ml
- Basilikum, frisch 35 g
- Thymian, getrocknet 6 g
- Senf, zum Beispiel Dijon 7 g
- Kümmel, getrocknet 2 g
- Bio-Mandelmilch 125 ml

Hier noch ein paar Tipps, wie sich die genannten Lebensmittel IR-konform austauschen oder ersetzen lassen:

10 g Brot	= 6 g Grütze, Nudeln oder 5 g Getreideflocken
100 g Milch	= 100 g Kefir oder Buttermilch, 15 g Quark
1 Ei	= 60 g Fleisch, 55 g Fisch, 200 ml Buttermilch
150 g Fleisch	= 100 g Wurst, 200 g Fisch

Deine Rezepte für sieben Tage

Von Małgorzata Słoma-Krześlak

	Tag 1	Tag 2	Tag 3	Tag 4	Tag 5	Tag 6	Tag 7
Frühstück	1 Portion Quarkaufstrich mit Radieschen (siehe S. 147) 77 kcal	Rührei mit Schnittlauch (siehe S. 150) 431 kcal	Brot mit Schinken und Tomatensalat (siehe S. 151) 379 kcal	Rührei mit Avocado und Rucola (siehe S. 155) 574 kcal	Biskuit aus der Pfanne (siehe S. 157) 523 kcal	Avocadosalat mit Tomate (siehe S. 161) 381 kcal	Eier-Muffins (siehe S. 166) 261 kcal
	2 Scheiben (80 g) Dinkel-vollkornbrot 196 kcal 2 EL (10 g) Butter 74 kcal 1 Stück (170 g) Tomate 31 kcal		½ Stück (70 g) gelbe Paprika 19 kcal 5 Stück (75 g) Radieschen 11 kcal				
2. Frühstück	Brot mit Ei und Paprika (siehe S. 148) 475 kcal	Brot mit Schinken und Tomatensalat (siehe S. 151) 387 kcal	Bananen-Avocado-Cocktail (siehe S. 150) 296 kcal	Brot mit Käse und Feldsalat (siehe S. 156) 302 kcal	Reissalat mit Thunfisch (siehe S. 158) 296 kcal		
Mittagessen	Spaghetti mit Spinat und Mozzarella (siehe S. 149) 462 kcal	Spaghetti mit Spinat und Mozzarella (siehe S. 149) 480 kcal	Nudelsalat mit Pute (siehe S. 152) 379 kcal	Nudelsalat mit Pute (siehe S. 152) 640 kcal	Letscho (Leczo) mit Zucchini (siehe S. 159) 360 kcal	Putenhamburger mit Tomatensalsa und Porreesalat (siehe S. 163) 547 kcal	Biryani mit Linsen, Karotten und Tomaten (siehe S. 167) 601 kcal

Zwischenmahlzeit						Apfeldessert (siehe S. 164) 311 kcal	Apfelkuchencocktail (siehe S. 168) 322 kcal
Abendessen	½ Portion Quarkaufstrich mit Radieschen (siehe S. 147) 38 kcal	½ Portion Quarkaufstrich mit Radieschen (siehe S. 147) 38 kcal	Tomatensuppe mit Reis (siehe S. 153) 374 kcal	Tomatensuppe mit Reis (siehe S. 153) 478 kcal	Brot mit Makrele (siehe S. 160) 503 kcal	Brot mit Champignonaufstrich (siehe S. 165) 302 kcal	Gemüsemix und Brot mit Hähnchen (siehe S. 169) 420 kcal
	1 Scheibe (40 g) Dinkelvollkornbrot 100 kcal 2 EL (10 g) Butter 74 kcal 1 Stück (170 g) Tomate 31 kcal	2 Scheiben (80 g) Dinkelvollkornbrot 200 kcal					
Gesamtwerte	1558	1536	1458	1890	1682	1541	1604

Quarkaufstrich mit Radieschen

Pro Portion: 377 kcal, 17,8 g Eiweiß, 19 g Fett, 37,7 g Kohlenhydrate, 8 g Ballaststoffe

Zutaten für 1 Portion

30 g Radieschen
5 g Schnittlauch
25 g Naturjoghurt (1,5 %)
60 g Quark (Halbfettstufe)

Dazu:
2 Scheiben (80 g) Dinkelvollkornbrot
10 g Butter
170 g Tomate

1. Radieschen und Schnittlauch waschen. Radieschen reiben, Schnittlauch hacken und beides mit Joghurt und Quark vermischen.

2. Brotscheiben mit Butter und Quarkaufstrich bestreichen. Tomate waschen und in Scheiben schneiden. Das Brot damit belegen.

Tipp:

Am besten gleich zwei Portionen zubereiten!

Brot mit Ei und Paprika

Pro Portion: 475 kcal, 16,6 g Eiweiß, 18 g Fett, 61,5 g Kohlenhydrate, 15 g Ballaststoffe

Zutaten für 1 Portion:

2 Scheiben (70 g) Roggenvollkornbrot
20 g Quark (Halbfettstufe)
10 g Butter
10 g Schnittlauch
115 g rote Paprika
15 g Radieschen

1 hartgekochtes Ei
⅓ TL Majoran, getrocknet
180 g Apfel

1. Roggenvollkornbrot mit Quark und Butter bestreichen.
2. Schnittlauch, Paprika und Radieschen waschen und klein schneiden. Brot mit Paprika, Radieschen und Schnittlauch belegen. Das Ei in Scheiben schneiden und auf das Brot legen. Mit Majoran bestreuen. Apfel waschen, in Scheiben schneiden und als Nachtisch genießen

Spaghetti mit Spinat und Mozzarella

Pro Portion: 462 kcal, 15,6 g Eiweiß, 23,6 g Fett, 42,4 g Kohlenhydrate, 6,5 g Ballaststoffe

Zutaten für 1 Portion:

60 g Vollkornspaghetti
1 Knoblauchzehe
25 g Zwiebel
1 EL (10 ml) kaltgepresstes Rapsöl
60 g frischer Spinat
45 g saure Sahne (18 % Fett)
Salz
Pfeffer
25 g Mozzarella

1. Nudeln nach Packungsanweisung al dente kochen.
2. Knoblauch und Zwiebel abziehen und fein hacken. Öl in einer Pfanne erhitzen. Zwiebeln und Knoblauch darin anbraten bis sie glasig sind.
3. Spinat waschen, verlesen und abtropfen lassen. In die Pfanne geben und einige Minuten garen. Sahne zugeben und mit Salz und Pfeffer würzen.
4. Mozzarella in grobe Würfel schneiden.
5. Nudeln auf einem Teller anrichten, Soße darauf geben und mit Mozzarellawürfeln dekorieren.

Rührei mit Schnittlauch

Pro Portion: 431 kcal, 23 g Eiweiß, 22 g Fett, 31,7 g Kohlenhydrate, 7,6 g Ballaststoffe

Zutaten für 1 Portion

10 g Schnittlauch
40 g Schinken
2 Eier
Salz
Pfeffer
10 g Butter

Dazu:
80 g Tomate
2 Scheiben (70 g)
Roggenvollkornbrot)

1. Schnittlauch waschen, trocken schütteln und fein hacken. Schinken würfeln.

2. Eier in eine Schüssel schlagen und mit einer Gabel verquirlen. Mit Salz und Pfeffer würzen.

3. Butter in einer Pfanne erhitzen und die Schinkenwürfel darin anbraten. Die verquirlten Eier in die Pfanne geben und auf kleiner Stufe braten, bis es stockt. Dabei zwischendurch mit einem Pfannenwender vorsichtig am Pfannenboden entlang rühren. Währenddessen Tomate waschen und würfeln. Das Rührei mit Schnittlauch bestreuen und mit Roggenvollkornbrot und Tomaten servieren.

Bananen-Avocado-Cocktail

Pro Portion: 296 kcal, 4,9 g Eiweiß, 18,4 g Fett, 24,7 g Kohlenhydrate, 9,7 g Ballaststoffe

Zutaten für 1 Portion:

70 g Avocado
120 g Banane
30 g Spinat (frisch)
5 g Leinsamen

Das Fruchtfleisch der Avocado mit einem Löffel herauslösen und in den Mixer geben.

Banane schälen. Spinat waschen, verlesen und abtropfen lassen und beides zusammen mit den Leinsamen in den Mixer geben und zu einem cremigen Cocktail pürieren

Brot mit Schinken und Tomatensalat

Pro Portion: 379 kcal, 23,8 g Eiweiß, 15,3 g Fett, 35 g Kohlenhydrate, 8,6 g Ballaststoffe

Zutaten für 1 Portion:

170 g Tomate
5 g Schnittlauch
1 TL (5 ml) Olivenöl
⅓ TL Majoran, getrocknet
1 TL schwarzer Pfeffer
20 g Zitrone
2 Scheiben (70 g) Roggenvollkornbrot
10 g Butter
90 g Putenschinken

1. Tomaten und Schnittlauch waschen. Tomaten würfeln, Schnittlauch trocken schütteln und fein hacken. Beides in eine Schüssel geben und Olivenöl und Gewürze hinzufügen. Mit Zitronensaft beträufeln und vermischen.

2. Brot mit Butter bestreichen und mit Schinken belegen. Zusammen mit dem Salat servieren.

Nudelsalat mit Pute

Pro Portion: 379 kcal, 28,3 g Eiweiß, 17,5 g Fett, 28,6 g Kohlenhydrate, 2 g Ballaststoffe

Zutaten für 2 Portionen:

40 g Vollkorn-Spiralnudeln
100 g Putenbrust ohne Haut
1 TL (5 ml) kaltgepresstes Rapsöl
1 Prise Knoblauchpulver
Frische Kräuter nach Wahl
100 g Eisbergsalat
50 g Cocktailtomaten
2 schwarze Oliven, entsteint
140 g Naturjoghurt (1,5 %)
10 g Mayonnaise (z. B. selbst gemachte)
Oregano

1. Nudeln in kochendem, leicht gesalzenem Wasser nach Packungsanweisung al dente kochen.

2. Putenbrust in mittelgroße Stücke schneiden. In eine Schüssel geben und mit Öl, Knoblauch und Kräutern vermischen.

3. Eine Pfanne erhitzen, Putenbruststücke hineingeben und einige Minuten von allen Seiten braten.

4. Salat waschen und grob zerpflücken, Tomaten waschen und schneiden. Oliven fein hacken. Alles in eine große Schüssel geben. Nudeln und Putenbrust zugeben und gut vermischen.

5. Für das Dressing Joghurt, Mayonnaise und Oregano in einer kleinen Schüssel verrühren und über den Salat geben.

Tomatensuppe mit Reis

Pro Portion: 478 kcal, 18 g Eiweiß, 16,3 g Fett, 60,7 g Kohlenhydrate, 9,5 g Ballaststoffe

Zutaten für 1 Portion:

30 g Vollkorn-Basmatireis
500 ml Brühe
1 Lorbeerblatt
3 Körner Piment
50 g Zwiebel
40 g Porree
1 EL (10 ml) kaltgepresstes Rapsöl
250 g Tomaten
1 Knoblauchzehe
Salz
Pfeffer
150 g Tomatenmark
10 g Kürbiskerne
20 g Schnittlauch

1. Reis nach Packungsanleitung kochen.

2. Brühe in einen Topf geben, Lorbeerblatt und Piment hinzugeben und alles aufkochen lassen.

3. Zwiebel und Porree fein hacken. Etwas Öl in einer Pfanne erhitzen, Zwiebel- und Porreestücke zugeben und 2 Minuten glasig braten. Zur kochenden Brühe hinzugeben. Tomaten waschen und schneiden, Knoblauch abziehen und fein hacken. In der eben benutzten Pfanne Tomaten kurz anbraten, gehackten Knoblauch hinzufügen und ca. 5 Minuten dünsten. Mit Salz und Pfeffer würzen.

4. Zur Brühe hinzufügen und 10 Minuten köcheln lassen. Lorbeerblatt und Piment herausnehmen. Tomatenmark dazugeben und pürieren bis eine cremige Suppe entsteht.

5. 5 Minuten köcheln lassen. Währenddessen Schnittlauch waschen, trocken schütteln und fein hacken. Die Suppe mit Reis, Kürbiskernen und Schnittlauch servieren.

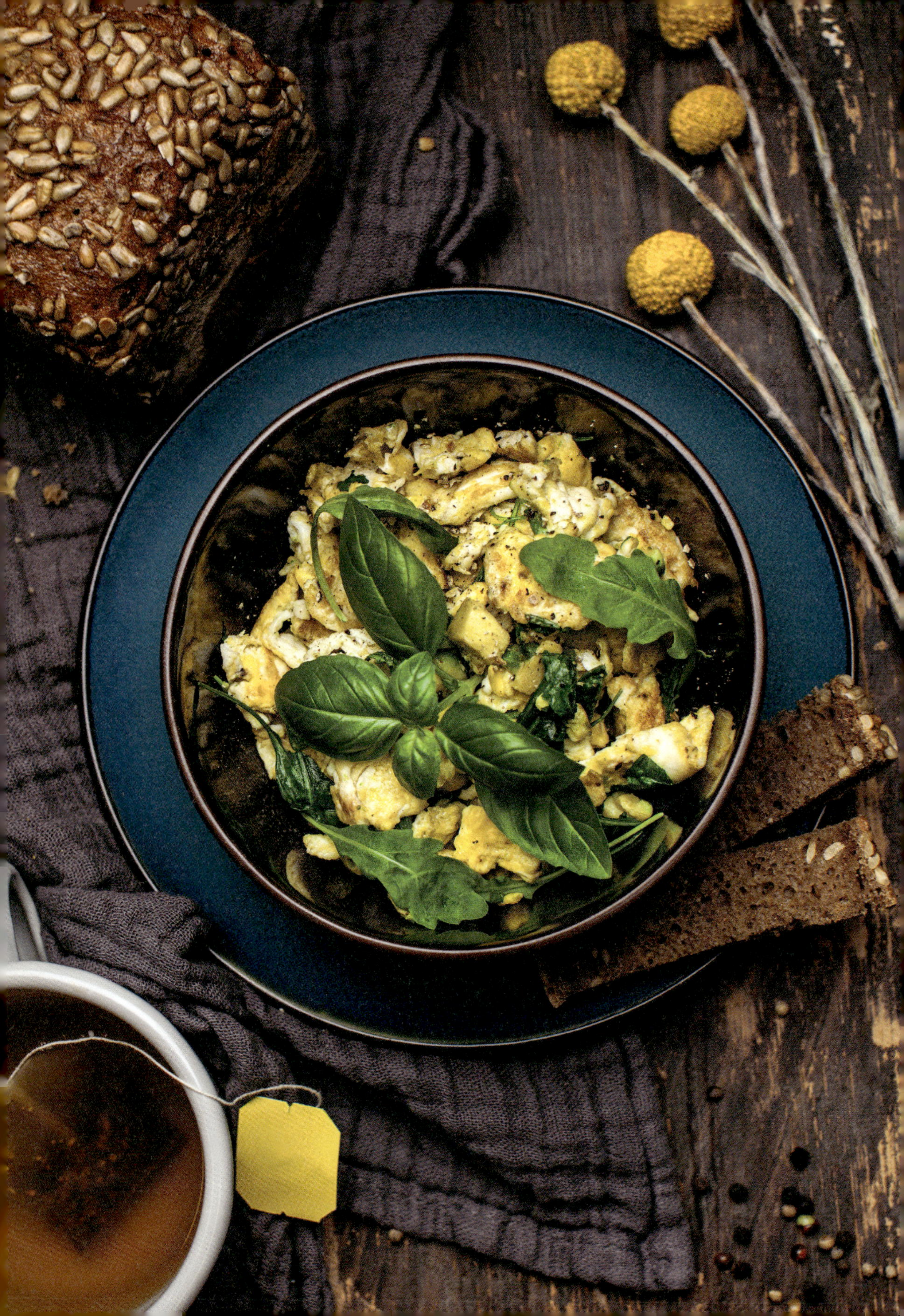

Rührei mit Avocado und Rucola

Pro Portion: 574 kcal, 25,5 g Eiweiß, 37,8 g Fett, 30 g Kohlenhydrate, 11,5 g Ballaststoffe

Zutaten für 1 Portion:

70 g Avocado
20 g Rucola
10 g Basilikum (frisch)
3 Eier
⅓ EL Himalayasalz
1 TL schwarzer Pfeffer, gemahlen
1 TL (5 ml) kaltgepresstes Rapsöl

Dazu:
2 Scheiben (70 g) Roggenvollkornbrot

1. Avocado halbieren, den Kern entfernen und das Fruchtfleisch aus einer Hälfte herauslösen und würfeln. Rucola und Basilikum waschen, verlesen, abtropfen lassen und grob hacken.

2. Eier in eine Schüssel schlagen und mit einer Gabel verquirlen. Mit Salz und Pfeffer würzen.

3. Öl in einer Pfanne erhitzen. Die verquirlten Eier in die Pfanne geben und auf kleiner Stufe braten, bis es stockt. Dabei zwischendurch mit einem Pfannenwender vorsichtig am Pfannenboden entlang rühren.

4. Sobald die Eier zu stocken beginnen, Avocadowürfel dazugeben und kurz mitbraten. Rucola und Basilikum zugeben und vermischen.

5. Rührei auf einen Teller geben und mit Roggenvollkornbrot servieren.

Brot mit Käse und Feldsalat

Pro Portion:302 kcal, 9,7 g Eiweiß, 10,5 g Fett, 42,7 g Kohlenhydrate, 8,8 g Ballaststoffe

Zutaten für 1 Portion:

1 Scheibe (35 g) Roggenvollkornbrot
2 g Butter
25 g Gouda
25 g Feldsalat

Dazu:
180 g Apfel
90 g Gurke
60 g Radieschen

1. Roggenvollkornbrot mit Butter bestreichen und mit Käse und Feldsalat belegen.
2. Apfel, Gurke und Radieschen waschen, schneiden und mit dem Brot servieren.

Biskuit aus der Pfanne

Pro Portion: 523 kcal, 32,4 g Eiweiß, 29 g Fett, 30 g Kohlenhydrate, 6,6 g Ballaststoffe

Zutaten für 1 Portion:

3 Eier
30 g Vollkorndinkelmehl
30 ml Milch (1,5 %)
Optional Vanilleschote oder -extrakt

Dazu:
50 g Blaubeeren
25 g Erdnussmus

1. Eier, Mehl und Milch in eine Schüssel geben und zu einer glatten Masse verrühren, ggf. Vanille dazugeben.

2. Eine Pfanne auf mittlere Stufe erhitzen. Teig in die Pfanne geben und mit einem Deckel ein paar Minuten garen lassen. Sobald sich der Biskuit leicht bräunt, mit einem Pfannenwender wenden.

3. Blaubeeren waschen und verlesen. Biskuit mit Erdnussmus und Blaubeeren belegen und servieren.

Reissalat mit Thunfisch

Pro Portion: 296 kcal, 23 g Eiweiß, 2 g Fett, 46 g Kohlenhydrate, 3,4 g Ballaststoffe

Zutaten für 1 Portion:

50 g Naturreis
10 g Zwiebel
30 g Cocktailtomaten
10 g Petersilie
1 Knoblauchzehe
25 g Naturjoghurt (1,5 %)
⅓ TL Oregano, getrocknet
1 TL schwarzer Pfeffer, gemahlen
60 g Thunfisch in Eigensaft
30 g Erbsen (Dose)

1. Reis nach Packungsanweisung zubereiten.
2. Zwiebel abziehen und in feine Würfel schneiden. Cocktailtomaten waschen und halbieren. Petersilie waschen, trocken schütteln und fein hacken. Alles in eine große Salatschüssel
3. Für das Dressing Knoblauch abziehen, fein pressen und mit dem Joghurt und den Gewürzen vermischen.
4. Thunfisch und Erbsen abgießen und abtropfen lassen. Thunfisch, Erbsen und Reis in die Schüssel zum Gemüse geben. Mit dem Dressing beträufeln und gut vermischen.

Letscho (Leczo) mit Zucchini

Pro Portion: 360 kcal, 15 g Eiweiß, 14 g Fett, 40 g Kohlenhydrate, 14 g Ballaststoffe

Zutaten für 1,5 Portionen:

50 g Zwiebel
100 g rote Paprika
100 g gelbe Paprika
250 g Zucchini
200 g Tomaten
35 g Wiener mit IR-konformer Zutatenliste
1 Knoblauchzehe
⅓ TL Chilipulver
1 TL Basilikum, getrocknet
⅓ TL Majoran, getrocknet
⅓ TL Oregano, getrocknet
⅓ TL Paprika, getrocknet
⅓ TL Rosmarin, getrocknet
1 Prise Meersalz
1 TL schwarzer Pfeffer, gemahlen
1 Scheibe (30 g) Graham-Vollkornbrot

1. Zwiebel abziehen und in Würfel schneiden. Paprika und Zucchini waschen und ebenfalls in Würfel schneiden. Einen Topf mit sehr wenig Wasser erhitzen, die Zwiebeln hineingeben und andünsten. Paprika und Zucchini hinzufügen und kurz mitdünsten.

2. Tomaten blanchieren. Dafür die Tomaten kurz in kochendes Wasser geben und dann mit eiskaltem Wasser abschrecken. Die Haut abziehen, das Fruchtfleisch würfeln und zum Gemüse hinzugegen. Wurst in Scheiben schneiden und dazugeben, ca. 15 Minuten kochen, bis das Gemüse weich ist.

3. Knoblauch abziehen und fein pressen und zum Gemüse geben. Die anderen Gewürze hinzufügen und mit Salz und Pfeffer abschmecken. Mit einer Scheibe Brot servieren.

Brot mit Makrele

Pro Portion: 503 kcal, 19,5 g Eiweiß, 34,4 g Fett, 32,5 g Kohlenhydrate, 6,6 g Ballaststoffe

Zutaten für 1 Portion:

30 g geräucherte Makrele
90 g Gurke
40 g Frischkäse mit Kräutern
10 g Kürbiskerne
1 TL Thymian, getrocknet
1 TL Oregano, getrocknet
1 TL schwarzer Pfeffer, getrocknet
2 Scheiben (80 g) Dinkelvollkornbrot
10 g Butter

1. Makrele mit einer Gabel zerdrücke. Gurke waschen und klein schneiden oder raspeln und mit der zerdrückten Makrele, Frischkäse, Kürbiskernen und Kräutern vermischen.

2. Das Brot mit Butter und der Fischcreme bestreichen.

Avocadosalat mit Tomate

Pro Portion: 381 kcal, 5,8 g Eiweiß, 32 g Fett, 20 g Kohlenhydrate, 8,3 g Ballaststoffe

Zutaten für 1 Portion:

70 g Avocado
80 g Tomate
1 TL Limettensaft
50 g Eisbergsalat
1 Handvoll (25 g) Feldsalat
25 g rote Zwiebel
25 g frischer Basilikum
⅔ TL Oregano, getrocknet
⅔ TL Thymian, getrocknet

Für das Dressing:

1 EL Honig
½ TL Dijon-Senf
1 EL (10 ml) Leinöl
2 EL Limettensaft
⅓ TL Himalayasalz
10 g Walnüsse

1. Avocado halbieren und den Kern entfernen. Das Fruchtfleisch einer Hälfte mit einem Löffel herauslösen und in Würfel schneiden. Tomate waschen und würfeln. Beides in eine Schüssel geben und mit etwas Limettensaft beträufeln.

2. Eisbergsalat und Feldsalat waschen, zerpflücken und in eine große Salatschüssel geben. Zwiebel abziehen und in feine Streifen schneiden. Zwiebelscheiben, Avocado- und Tomatenstücke, Basilikum, Oregano und Thymian zum Salat hinzufügen.

3. Für das Dressing Honig, Senf, Leinöl, Limettensaft und Salz in eine kleine Schüssel geben und miteinander verrühren.

4. Salat mit Dressing beträufeln und mit Nüssen servieren.

Paprika mit Ei und Gemüse

Pro Portion: 473 kcal, 13,7 g Eiweiß, 36,6 g Fett, 18 g Kohlenhydrate, 11,4 g Ballaststoffe

Zutaten für 1 Portion:

Für das Pesto:

1 Handvoll Basilikum
1 Knoblauchzehe
3–4 getrocknete Tomaten
3 EL (30 ml) Olivenöl

115 g rote Paprika
10 g Schnittlauch
2 EL (20 ml) kaltgepresstes Olivenöl
1 Ei
Salz
Pfeffer
100 g Eisbergsalat
80 g Tomate
35 g Avocado
2 Scheiben getrocknete Tomaten
1 EL Radieschensprossen

1. Für das Pesto Basilikum waschen, Knoblauch abziehen und mit den getrockneten Tomaten und dem Olivenöl in einem Mixer zu einer Paste verarbeiten und beiseite stellen.

2. Paprika waschen und in Streifen schneiden. Schnittlauch waschen und hacken. Öl in einer Pfanne erhitzen und die Paprikastreifen hineingeben und einige Minuten braten.

3. In die Mitte der Paprikastücke ein aufgeschlagenes Ei geben. Mit Schnittlauch bestreuen und so lange auf kleiner Stufe braten, bis das Ei stockt. Mit Salz und Pfeffer würzen.

4. Eisbergsalat waschen und abtropfen lassen. Tomate waschen und würfeln, Das Fruchtfleisch der Avocado mit einem Löffel herauslösen und würfeln. Alles mit Salat und getrockneten Tomaten in eine Schüssel geben und mit Pesto servieren. Mit den Sprossen dekorieren.

Putenhamburger mit Tomatensalsa und Porreesalat

Pro Portion: 547 kcal, 39,5 g Eiweiß, 20 g Fett, 48,7 g Kohlenhydrate, 10,8 g Ballaststoffe

Zutaten für 1 Portion:

Für den Salat:
50 g Porree
70 g Karotte
25 g Naturjoghurt (1,5%)
1 Prise Meersalz
1 TL schwarzer Pfeffer
100 g Putenhackfleisch
½ Eigelb (10 ml)
3 g Knoblauch, gerieben
5 g Ingwer, gerieben
⅔ TL Paprikapulver
etwas Öl zum Braten

Für die Tomatensalsa:
120 g Tomate
30 g rote Zwiebel
⅔ TL Korianderblätter, getrocknet
1 TL Olivenöl
1 EL Tomatenmark
1 TL schwarzer Pfeffer
1 Prise Meersalz
1 Graham-Vollkornbrötchen (90 g)
115 g Gouda
2 Salatblätter

1. Für den Salat Porree waschen, längs halbieren und in Ringe schneiden. Mit heißem Wasser blanchieren, abgießen und mit eiskaltem Wasser abschrecken. Karotte waschen, schälen und fein reiben. Porree mit geriebener Karotte, Naturjoghurt, Salz und Pfeffer vermischen.

2. Putenhackfleisch in eine Schüssel geben. Eigelb, Knoblauch, Ingwer und Paprikapulver hinzufügen und vermengen. Aus der Masse zwei flache Brätlinge formen. Öl in einer Pfanne erhitzen und die Brätlinge einige Minuten darin anbraten. Ab und zu wenden. Beiseite stellen.

3. Währenddessen die Tomatensalsa zubereiten. Dafür Tomate waschen, Zwiebel abziehen, beides in Würfel schneiden und in eine Schüssel geben. Koriander, Olivenöl, Tomatenmark, Pfeffer und Salz hinzugeben und miteinander vermischen.

4. Das Brötchen halbieren und mit Brätling, Käse, Salatblättern und Tomatensalsa belegen. Die andere Brötchenhälfte darauf legen. Mit Porreesalat servieren.

Apfeldessert

Pro Portion: 311 kcal, 13,3 g Eiweiß, 12 g Fett, 38,6 g Kohlenhydrate, 4,7 g Ballaststoffe

Zutaten für 1 Portion:

180 g Apfel
10 ml Zitronensaft
⅓ TL Ingwer, gemahlen
½ TL Zimt
10 g Walnüsse
5 g Kürbiskerne
180 g Naturjoghurt (1,5 %)

1. Apfel waschen, reiben und mit Zitronensaft beträufeln. Mit Ingwer und Zimt bestreuen und vermischen.

2. Walnüsse grob hacken. Walnüsse, Kürbiskerne und Joghurt auf das Apfeldessert geben und servieren.

Brot mit Champignonaufstrich

Pro Portion: 302 kcal, 13,5 g Eiweiß, 11,4 g Fett, 44,5 g Kohlenhydrate, 11,3 g Ballaststoffe

Zutaten für 1 Portion:

80 g Champignons
10 g Butter
5 g Schnittlauch
40 g Quark (Halbfettstufe)
1 TL schwarzer Pfeffer
3 Scheiben (115 g) Roggenvollkornbrot

1. Champignons putzen und fein hacken. Butter in einer Pfanne erhitzen und Champignons hineingeben und einige Minuten braten. Dabei gelegentlich wenden.

2. Schnittlauch waschen, trocken schütteln und fein hacken. Die gebratenen Champignons mit Quark und Schnittlauch mischen. Mit Pfeffer würzen.

3. Brot mit der Champignoncreme bestreichen und servieren.

Eier-Muffins

Pro Portion: 261 kcal, 16,3 g Eiweiß, 15,7 g Fett, 13 g Kohlenhydrate, 5,7 g Ballaststoffe

Zutaten für 1 Portion:

50 g Zwiebel
1 Knoblauchzehe
15 ml Öl zum Braten
60 g Zucchini
115 g rote Paprika
10 g Rucola
2 Eier
⅓ TL Salz
1 TL schwarzer Pfeffer

1. Backofen auf 180 °C Umluft vorheizen.
2. Zwiebeln und Knoblauch schälen und fein hacken. Etwas Öl in einer Pfanne erhitzen, Zwiebeln und Knoblauch zugeben und anbraten. Zucchini und Paprika waschen, klein schneiden und in die Pfanne geben. 2 Minuten braten.
3. Muffinformen zu drei Vierteln mit der Gemüsemischung befüllen.
4. Rucola waschen, abtropfen lassen und hacken. Die Eier in eine Schüssel schlagen, verquirlen und mit Rucola vermischen. Nach Geschmack mit Salz und Pfeffer würzen und die Mischung auf das Gemüse in die Muffinformen geben.
5. Ca. 20 Minuten im Ofen backen.

Biryani mit Linsen, Karotten und Tomaten

Pro Portion: 601 kcal, 40,4 g Eiweiß, 16 g Fett, 67,7 g Kohlenhydrate, 8,6 g Ballaststoffe

Zutaten für 1 Portion:

15 g Zwiebel
1 Knoblauchzehe
10 g Porree
1 EL (10 ml) Olivenöl
125 g Putenhackfleisch
⅓ TL Paprikapulver
⅔ TL Kümmel
⅓ TL Chilipulver
20 g Karotte
20 g Petersilienwurzel
45 g rote Linsen
50 g Basmatireis
100 g Tomaten (Dose)
½ EL Petersilie

1. Backofen auf 180 °C Ober-/Unterhitze vorheizen.

2. Zwiebeln und Knoblauch schälen und fein hacken. Porree waschen und schneiden. Die Hälfte des Olivenöls in einen hitzebeständigen Topf geben. Zwiebeln und Porree hineingeben und anbraten. Gemüse zur Seite schieben, das restliche Olivenöl hinzufügen und Putenhackfleisch und Knoblauch dazugeben und anbraten.

3. Paprika, Kümmel und Chili hinzufügen. Karotte und Petersilienwurzel schälen und in Scheiben schneiden. In den Topf geben und 5 Minuten unter ständigem Rühren braten.

4. Drei Gläser Wasser hinzufügen, mit einem Deckel zudecken und ca. 10 Minuten köcheln lassen. Linsen und Reis hinzufügen und aufkochen. Tomaten aus der Dose und Petersilie dazugeben. Erneut aufkochen lassen. Topf mit Deckel oder mit Alufolie zudecken und ca. 20 Minuten in den Backofen stellen.

Apfelkuchencocktail

Pro Portion: 322 kcal, 5,6 g Eiweiß, 21,4 g Fett, 27,8 g Kohlenhydrate, 6 g Ballaststoffe

Zutaten für 1 Portion:

125 ml Mandel- oder Kokosmilch
180 g Apfel
1 TL Vanilleextrakt
1 TL Zimt
30 g Walnüsse

1. Milch, Apfel, Vanilleextrakt und Zimt in einen Mixer geben. Mixen, bis eine homogene Masse entsteht.
2. Mit Walnüssen servieren.

Gemüsemix und Brot mit Hähnchen

Pro Portion: 420 kcal, 27,2 g Eiweiß, 16,5 g Fett, 33,6 g Kohlenhydrate, 10,8 g Ballaststoffe

Zutaten für 1 Portion:

100 g Eisbergsalat
60 g Cocktailtomaten
60 g Radieschen
40 g rote Paprika
1 Prise Meersalz
1 TL Pfeffer
1 EL (10 ml) Leinöl
1 TL frische Petersilie
100 g Hähnchenfilet
2 Scheiben (70 g) Roggenvollkornbrot
1 TL Dijon-Senf
5 g Butter
1 Blatt Salat
1 Salzgurke

1. Backofen auf 175 °C Ober-/Unterhitze vorheizen.
2. Eisbergsalat waschen, zerpflücken und in eine große Salatschüssel geben. Tomaten, Radieschen und Paprika waschen, schneiden und dazugeben. Alles miteinander vermischen und mit Salz und Pfeffer würzen. 1 EL Öl darüber geben und mit Petersilie bestreuen.
3. Hähnchenfilet mit Salz und Pfeffer würzen und in einem Bratschlauch im Backofen 20 Minuten garen (alternativ zwischen Backpapier in einer Pfanne braten oder grillen).
4. Brot mit Senf und Butter bestreichen und mit Fleischstreifen, Salat und Gurkenscheiben servieren.

Zusätzliche Rezepte für deine Gesundheit

Von Małgorzata Słoma-Krześlak

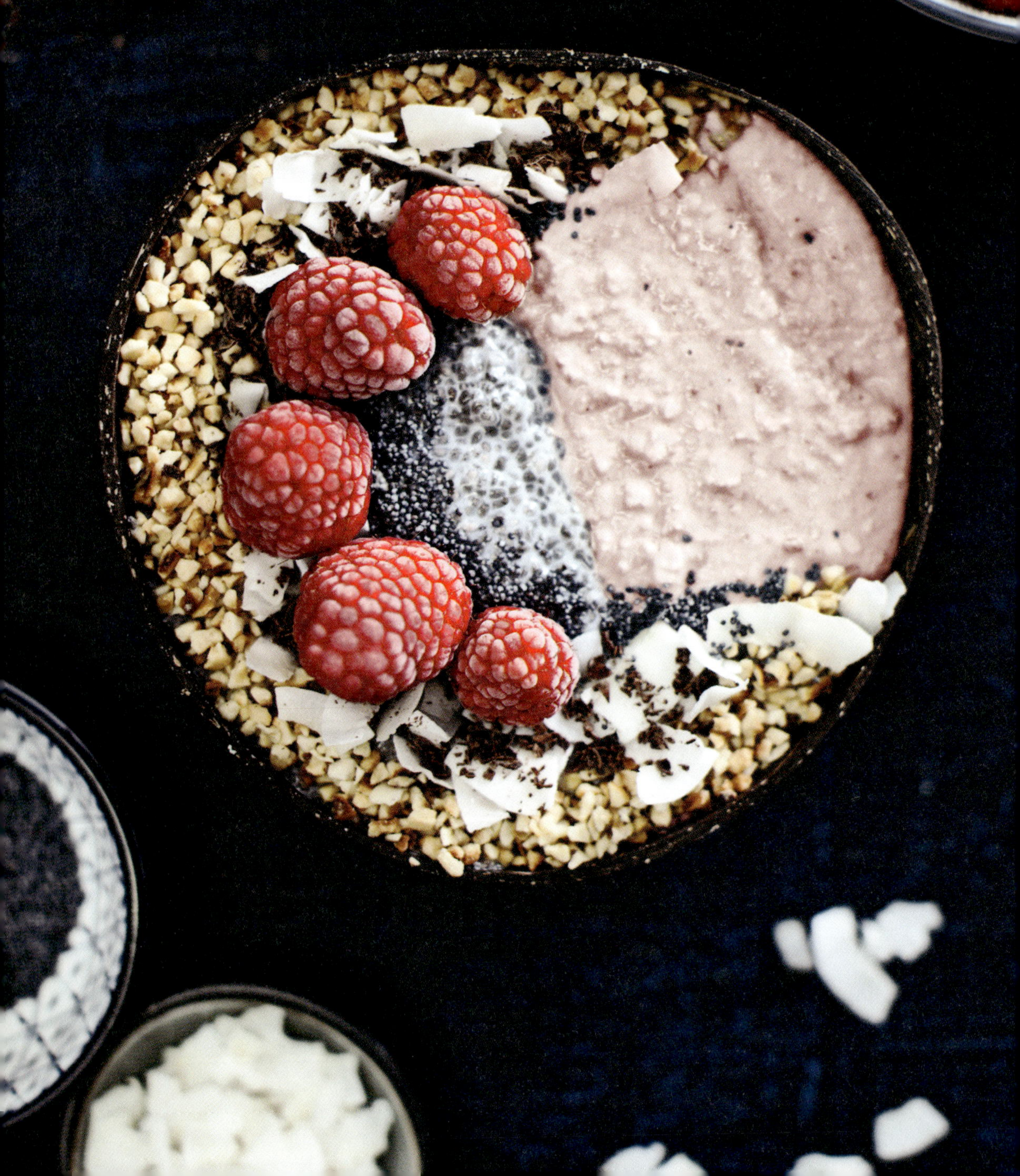

Frühstücksbowl

Pro Portion: 563 kcal, 11 g Eiweiß, 44,6 g Fett, 21 g Kohlenhydrate, 10,8 g Ballaststoffe

Zutaten für 1 Portion:

20 g Chiasamen
150 g Kokosmilch (Dose)
20 g kernige Haferflocken
25 g Himbeeren
10 g Haselnüsse
10 g dunkle Schokolade (90 % Kakao)

1. Chiasamen mit 50 g Kokosmilch in einer kleinen Schüssel vermischen.
2. Die Haferflocken mit der restlichen Kokosmilch in einer weiteren Schüssel mischen. Beides über Nacht im Kühlschrank einweichen lassen.
3. Am nächsten Tag die Haferflocken leicht erwärmen. Himbeeren waschen und verlesen. Haferflocken mit Nüssen, Himbeeren, Chiapudding und dunkler Schokolade dekorieren.

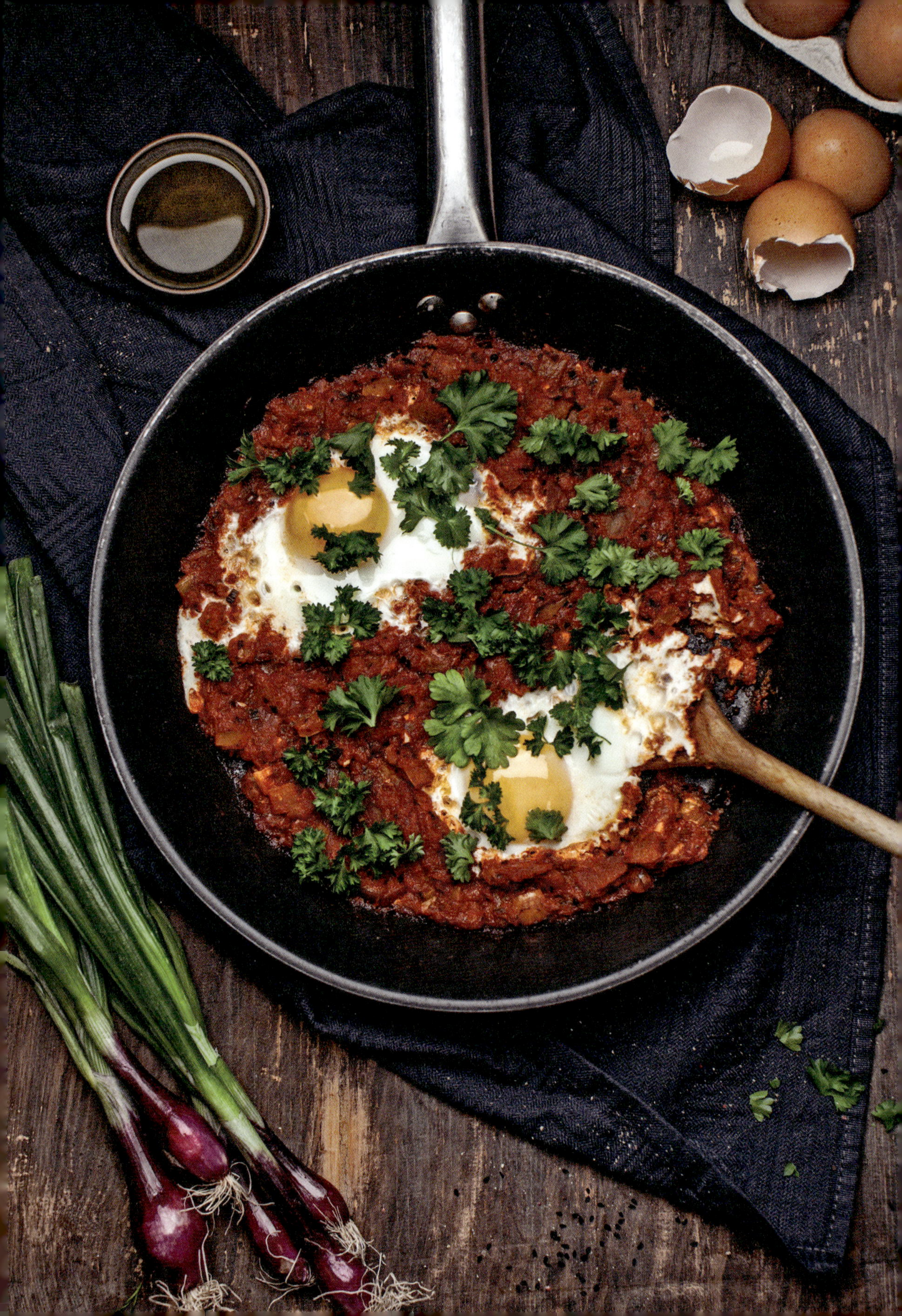

Shakshouka: Eier in Tomaten

Pro Portion: 334 kcal, 15,7 g Eiweiß, 24,5 g Fett, 10 g Kohlenhydrate, 1,4 g Ballaststoffe

Zutaten für 2 Portionen:

20 g Zwiebel
70 g gelbe Paprika
30 ml kaltgepresstes Rapsöl
5 g Knoblauch, gepresst
1 TL Paprikapulver
400 g Tomaten (Dose)
Salz
Pfeffer
4 Eier
Petersilie

1. Zwiebeln abziehen, Paprika waschen und beides in Würfel schneiden. In der Zwischenzeit das Öl in einer Pfanne erhitzen. Zwiebel und Paprika in der Pfanne braten, bis sie weich sind.

2. Knoblauch hinzufügen und einige Minuten mitbraten. Paprikapulver dazugeben und alles gut durchmischen.

3. Anschließend Tomaten in die Pfanne geben und einige Minuten garen, bis das Wasser verdampft ist. Mit Salz und Pfeffer würzen.

4. In die Tomatensoße zwei Mulden drücken und die Eier dort hineinschlagen. Deckel aufsetzen und so lange garen, bis die Eier gestockt sind. Mit viel Petersilie bestreut servieren.

Sonnenblumenkern-Aufstrich

Pro Portion: 309 kcal, 8,6 g Eiweiß, 27 g Fett, 12 g Kohlenhydrate, 2 g Ballaststoffe

Zutaten für 2 Portionen:

1 Knoblauchzehe
100 ml Limettensaft
20 ml Leinöl
70 g Sonnenblumenkerne (geschält)
Pfeffer
Himalayasalz
frische Petersilie

Knoblauch abziehen und pressen, mit den anderen Zutaten in einen Mixer geben und fein pürieren. Nach Geschmack mit Gewürzen verfeinern.

Tipp:

Um die Paste einfacher herzustellen, kann man die Sonnenblumenkerne über Nacht in Wasser einweichen (das Wasser sollte die Kerne nur leicht bedecken).

Räucherlachs-Aufstrich

Pro Portion: 186,5 kcal, 19 g Eiweiß, 8 g Fett, 3,5 g Kohlenhydrate, 1,2 g Ballaststoffe

Zutaten für 2 Portionen:

125 g Räucherlachs
100 g Quark (Halbfettstufe)
80 ml Zitronensaft
Salz
Pfeffer
20 g frischer Dill

1. Lachs und Quark in den Mixbehälter füllen und so lange mixen, bis eine glatte Masse entsteht.
2. Zitronesaft dazugeben. Mit Salz, Pfeffer und Dill würzen.
3. Den fertigen Aufstrich 30 Minuten kaltstellen.

Bohnenpaste mit Gurke

Pro Portion: 166 kcal, 10,7 g Eiweiß, 5,6 g Fett, 17,7 g Kohlenhydrate, 8,6 g Ballaststoffe

Zutaten für 5 Portionen:

170 g weiße Bohnen (getrocknet)
50 g Sonnenblumenkerne
120 g Salzgurke
30 g Petersilie

1. Die Bohnen über Nacht in reichlich Wasser einweichen.
2. Am nächsten Tag das Wasser abgießen. Wasser in einem Topf erhitzen und die Bohnen kochen, bis sie weich sind. Abgießen und abtropfen lassen.
3. Sonnenblumenkerne in einer Pfanne ohne Öl rösten und zu den abgetropften Bohnen in eine Schüssel geben. Mit dem Pürierstab zu einer homogenen Masse verarbeiten.
4. Die Salzgurken in Würfel schneiden und unter die Bohnenmasse rühren (die Paste nicht nachsalzen, durch die Salzgurken ist sie schon salzig genug). Im Anschluss Petersilie drüberstreuen und über Nacht in den Kühlschrank stellen.

Vegane Eierpaste (Aufstrich)

Pro Portion: 273 kcal, 12,7 g Eiweiß, 20 g Fett, 2 g Kohlenhydrate, 1,5 g Ballaststoffe

Zutaten für 2 Portionen:

20 g Zwiebel
180 g Tofu (natur)
30 ml kaltgepresstes Rapsöl
1 TL Kurkuma
½ TL Knoblauchgewürz
Salz
Pfeffer
Schnittlauch

1. Zwiebel schälen und fein hacken. Tofu in Würfel schneiden und zwei Drittel davon in den Mixer füllen. Den restlichen Tofu beiseite stellen. Tofu im Mixer zerkleinern und Zwiebelstücke, Öl, Kurkuma, Knoblauchgewürz, Salz und Pfeffer hinzugeben. Alles mit einer Gabel vermengen.

2. Schnittlauch waschen, fein hacken und mit dem beiseite gestellten Tofu zur Paste geben.

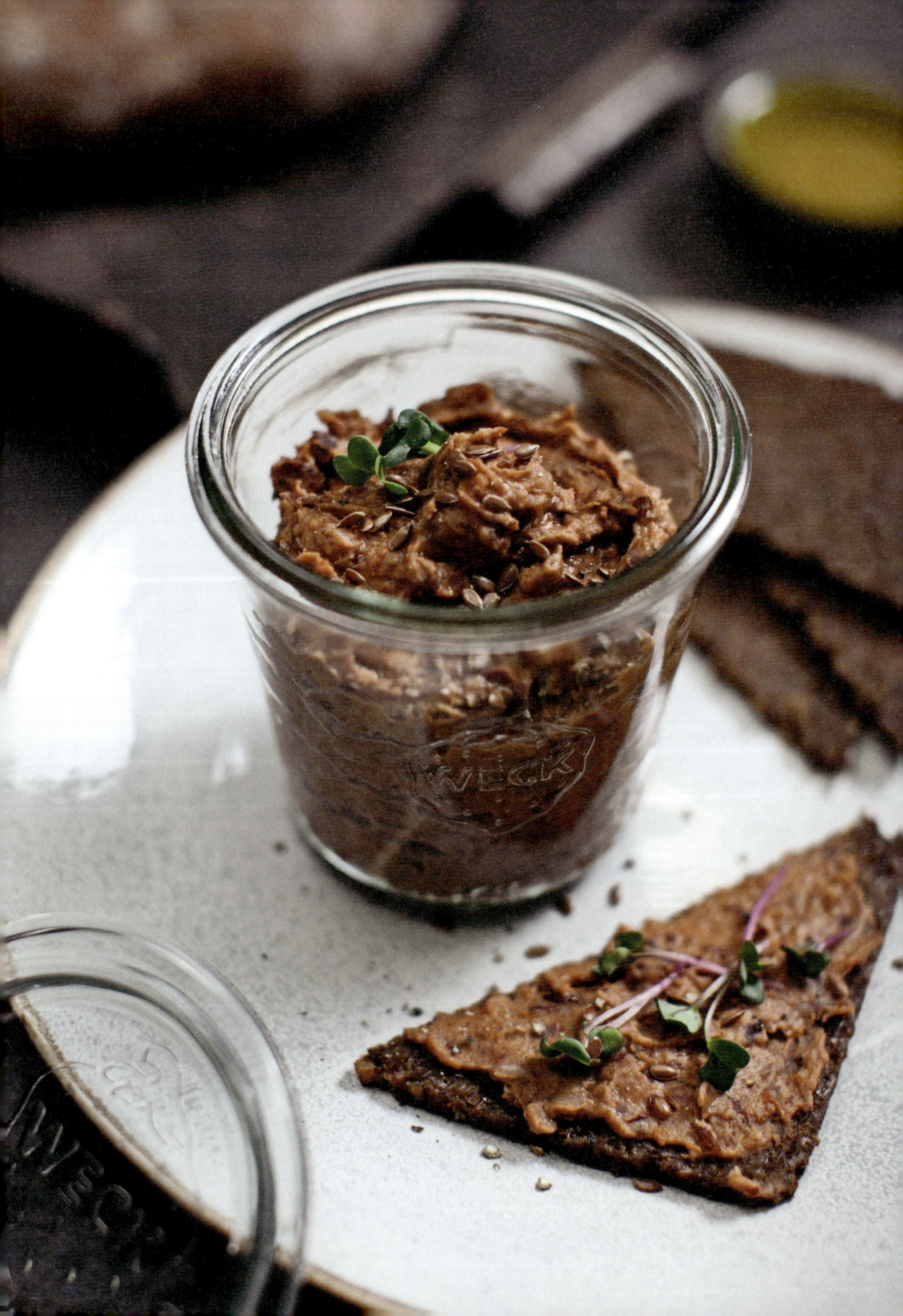
WECK

Bohnenpaste

Pro Portion: 115,7 kcal, 5 g Eiweiß, 5 g Fett, 9 g Kohlenhydrate, 3,7 g Ballaststoffe

Zutaten für 4 Portionen:

50 g Zwiebeln
1 Knoblauchzehe
etwas Öl zum Braten
200 g Kidneybohnen (Dose, ohne Zucker)
15 g Tomatenmark
30 g getrocknete Tomaten
Kreuzkümmel
Zimt
Koriander, gemahlen
Himalayasalz
Pfeffer
Chili
etwas Limettensaft
20 ml Leinöl

1. Zwiebel und Knoblauch schälen, fein hacken und in einer Pfanne mit sehr wenig Öl glasig anbraten.

2. Kidney-Bohnen mit der Dosenflüssigkeit, Tomatenkonzentrat und getrockneten Tomaten hinzufügen. Nach Geschmack würzen, Limettensaft und Leinöl hinzufügen. Alles gut durchmischen und 10 Minuten kochen.

3. In einen Mixer füllen und zu einer Paste verarbeiten.

Tipp:

Man kann auch getrocknete Bohnen nehmen und diese über Nacht in Wasser einweichen.

Hausgemachte Putenwurst

Pro Portion: 138 kcal, 14,5 g Eiweiß, 7,6 g Fett, 3 g Kohlenhydrate, 1 g Ballaststoffe

Zutaten für 10 Portionen:

Für das Pesto:

1 Knoblauchzehe
20 ml Olivenöl
150 g in Öl eingelegte, getrocknete Tomaten
10 g Pinienkerne
25 g Parmesan
Salz
Cayenne-Pfeffer
20 ml kaltgepresstes Rapsöl
25 g Tomatenpesto (zum Beispiel selbstgemacht,)
20 g Dijon-Senf
1 Lorbeerblatt
Thymian
500 g Putenbrust ohne Haut

1. Für das Pesto Knoblauch abziehen, pressen und mit den restlichen Zutaten in einem Mixerbehälter zu einer glatten Masse mixen.

2. Für die Marinade Öl, Pesto, Senf, Lorbeerblatt, Thymian und 45 ml Wasser in einer kleinen Schüssel vermengen. Das Fleisch mit der Marinade einreiben. Danach das Fleisch in eine Backtüte legen und über Nacht im Kühlschrank lagern.

3. Bei 180 °C Ober-/Unterhitze 30 Minuten (falls größere Mengen zubereitet werden: eine Stunde pro Kilo Fleisch) im Backofen garen.

Tipp:

Falls vom Pesto etwas übrig bleibt, kann der Rest sehr gut mit Vollkornnudeln als Mittagsgericht verwendet werden.

Putenbruststreifen mit Apfel-Zwiebel-Mus

Pro Portion: 308 kcal, 28,5 g Eiweiß, 14 g Fett, 16,7 g Kohlenhydrate, 5,7 g Ballaststoffe

Zutaten für 4 Portionen:

400 g Putenbrust ohne Haut
Knoblauchpulver
Thymian
Salz
Pfeffer
160 g Zwiebel
160 g Apfel
15 ml Balsamicoessig
50 ml Rapsöl
500 g grüne Paprika
500 g Tomaten
25 g Pesto

1. Backofen auf 180 °C vorheizen.
2. Putenbrust mit Lieblingsgewürzen (zum Beispiel Knoblauch, Thymian, Salz, Pfeffer) einreiben und im Backofen ca. 30 Minuten backen.
3. Anschließend in Streifen schneiden und auf einen Teller legen.
4. Zwiebel abziehen, Apfel waschen, beides klein schneiden und in eine Schüssel geben. Essig und Öl zugeben und mit eine Pürierstab pürieren.
5. Paprika waschen, klein schneiden und mit dem Apfel-Zwiebel-Mus beträufeln. Tomaten waschen, vierteln und auf das Mus legen. Pesto darüber geben und servieren.

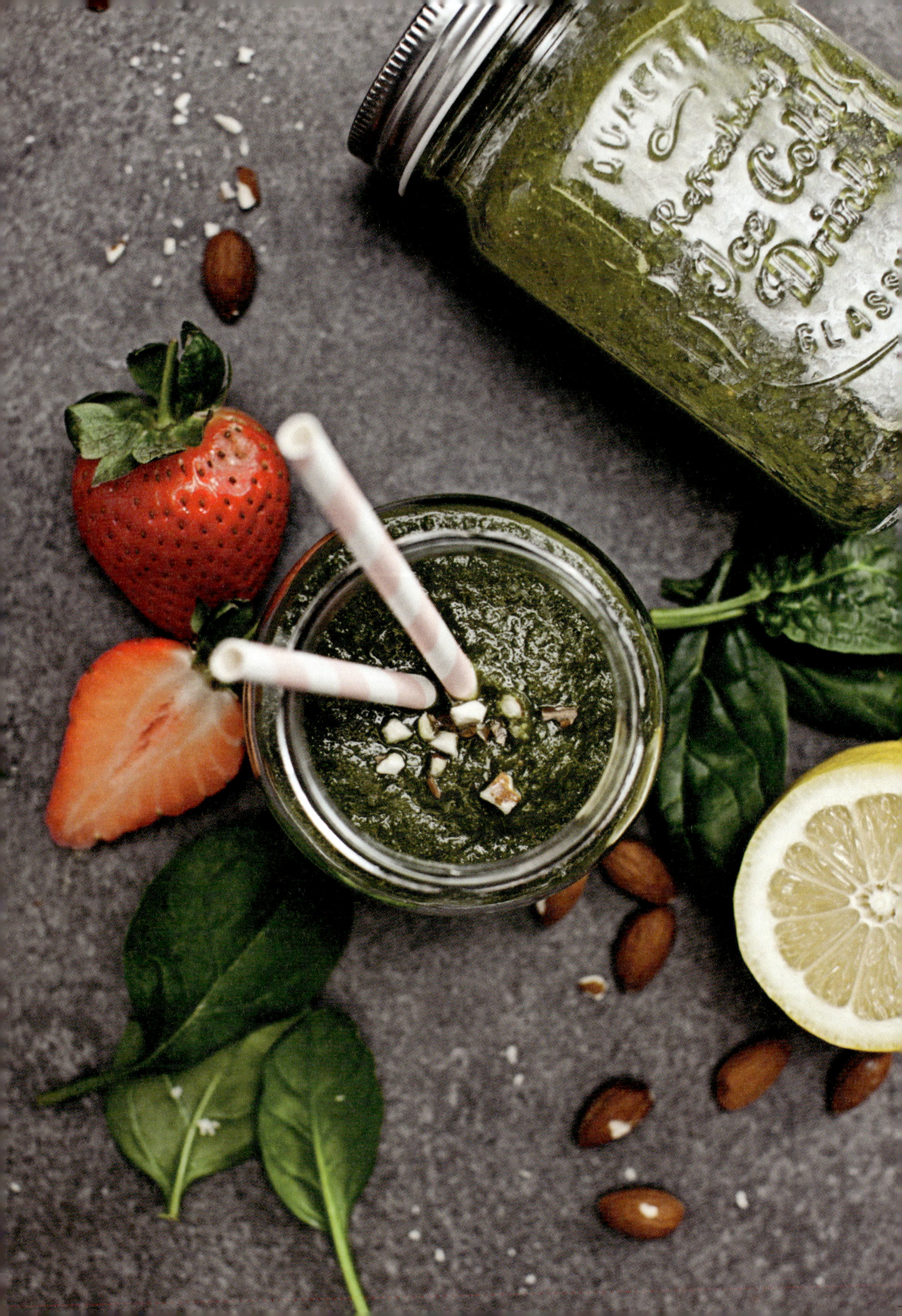
Refreshing
Ice Cold
Drink

Beauty-Smoothie

Pro Portion: 282 kcal, 9,2 g Eiweiß, 7,5 g Fett, 43,4 g Kohlenhydrate, 12 g Ballaststoffe

Zutaten für 1 Portion:

180 g Apfel
180 g Gurke
100 g Spinat (frisch)
150 g Erdbeeren
80 g Zitrone, Saft daraus (oder geschälte Zitrone in den Mixer geben)
1 Handvoll Mandeln

1. Apfel und Gurke waschen, schälen und in grobe Stücke schneiden.
2. Alle Zutaten außer den Mandeln im Mixer zu einer homogenen Masse verarbeiten.
3. Den so zubereiteten Cocktail mit einer Handvoll Mandeln servieren.

Grüner Salat mit fruchtiger Note

Pro Portion: 448 kcal, 36,6 g Eiweiß, 9,3 g Fett, 39 g Kohlenhydrate, 30 g Ballaststoffe

Zutaten für 1 Portion:

500 g Spinat (frisch)
500 g Brokkoli
50 g Zwiebel

Für das Dressing:
180 g Orange
20 g Zitrone
1 TL (5 ml) Olivenöl
10 g Dijon-Senf

1. Spinat waschen. verlesen und abtropfen lassen. Brokkoli waschen und in kleine Röschen teilen. Wasser in einem Topf erhitzen und Brokkoli 5–7 Minuten darin kochen. Abgießen und auskühlen lassen.

2. Die Zwiebel abziehen und sehr fein hacken. Spinat, Brokkoli und Zwiebeln in eine große Salatschüssel geben.

3. Für das Dressing den Saft aus Orange und Zitrone pressen und mit Olivenöl und Senf vermischen. Dressing über den Salat geben und gut vermengen.

Bulgur-Salat

Pro Portion: 274,5 kcal, 8,2 g Eiweiß, 6 g Fett, 43,8 g Kohlenhydrate, 23,3 g Ballaststoffe

Zutaten für 2 Portionen:

100 g Bulgur
0,5 l Brühe
70 g gelbe Paprika
360 g Gurke
170 g Tomate
100 g Zwiebel
10 ml kaltgepresstes Rapsöl
etwas Zitronensaft
Salz
schwarzer Pfeffer

1. Bulgur in ein Sieb geben und mit kaltem Wasser gründlich abwaschen. Brühe aufkochen und Bulgur hineingeben. Bei geschlossenem Deckel auf mittlerer Stufe ca. 15 Minuten garen. Bulgur zum Abkühlen in eine große Schüssel füllen.

2. Paprika, Gurke und Tomaten waschen und in Würfel schneiden. Zwiebel abziehen und fein hacken. Das Gemüse zum Bulgur hinzufügen und alles gut vermischen. Öl und Zitronensaft hinzugeben und mit Salz und Pfeffer abschmecken.

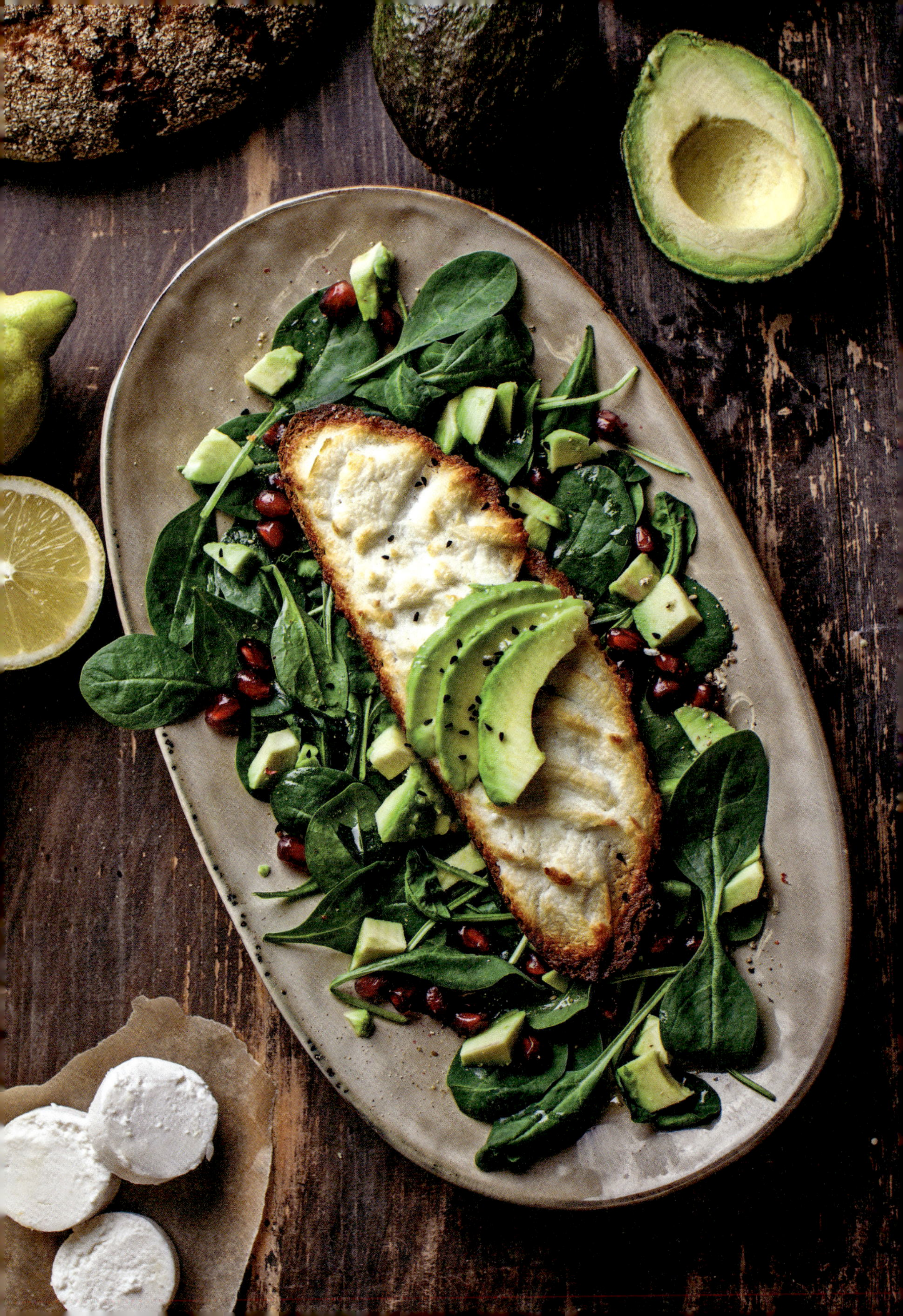

Spinatsalat mit Avocado, Granatapfelkernen und Ziegenkäse

Pro Portion: 347 kcal, 11,2 g Eiweiß, 25,5 g Fett, 16 g Kohlenhydrate, 6 g Ballaststoffe

Zutaten für 1 Portion:

25 g Spinat (frisch)
1 TL (5 ml) Olivenöl
Salz
Pfeffer
45 g Avocado
3 ml Zitronensaft
25 g Granatapfelkerne
30 g Ziegenkäse
30 g Vollkornbrot

1. Den Backofen auf 180 °C Ober-/Unterhitze vorheizen.

2. Spinat waschen, verlesen und abtropfen lassen. Anschließend in eine große Schüssel geben, Olivenöl darüber geben und mit Salz und Pfeffer nach Geschmack würzen.

3. Die Avocado halbieren, den Kern entfernen und mithilfe eines Löffels das Fruchtfleisch der Avocado herauslösen. In Würfel schneiden und mit Zitronensaft beträufeln. Granatapfelkerne herauslösen und zusammen mit den Avocadowürfeln zum Spinat geben.

4. Das Vollkornbrot mit Ziegenkäse belegen und ca. 3 Minuten im Ofen backen. Mit dem Salat servieren.

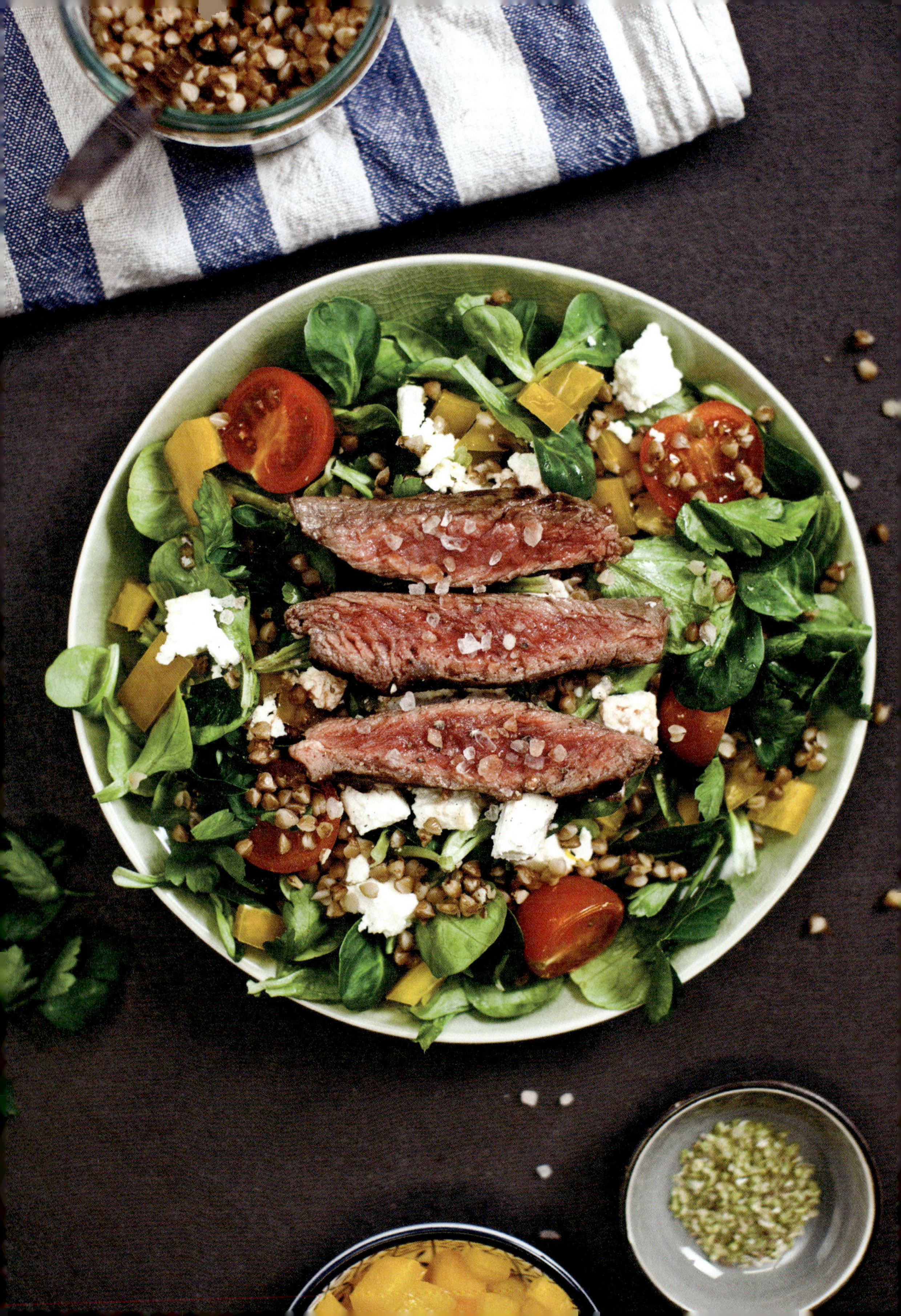

Salat mit Buchweizen

Pro Portion: 340 kcal, 30,8 g Eiweiß, 24,3 g Fett, 22 g Kohlenhydrate, 4 g Ballaststoffe

Zutaten für 2 Portionen:

100 g Feldsalat
50 g Buchweizen
1 EL (10 ml) Rapsöl zum Braten
200 g Rindersteak
Salz
Pfeffer
pikante Gewürzmischung
Majoran
Thymian
50 g Fetakäse
75 g Cocktailtomaten
150 g gelbe Paprika
15 ml Zitronensaft
10 g Petersilie

1. Feldsalat waschen und abtropfen lassen.
2. Buchweizen nach Packungsanweisung zubereiten.
3. Öl in einer Pfanne erhitzen, Rindersteak hineingeben und 1–2 Minuten von beiden Seiten scharf anbraten. Aus der Pfanne nehmen und mit Salz, Pfeffer, pikanter Gewürzmischung, Mayoran und Thymian würzen. In Streifen schneiden.
4. Fetakäse in Würfel schneiden, Tomaten und Paprika waschen und klein schneiden, Feta, Tomaten und Paprika mit Feldsalat und gekochtem Buchweizen in einer großen Salatschüssel vermengen. Mit Salz und Pfefer würzen. Fleisch darauflegen und alles mit Zitronensaft beträufeln. Mit Petersilie dekorieren.

Salat mit Hähnchen und Zucchini

Pro Portion: 452 kcal, 40,8 g Eiweiß, 26 g Fett, 9 g Kohlenhydrate, 4 g Ballaststoffe

Zutaten für 2 Portionen:

200 g Hähnchenbrust ohne Haut
Chili
Curry
Paprika
Salz
Pfeffer
250 g Zucchini
170 g Tomate
150 g Mozzarella
16 g Radieschensprossen

Für das Basilikumdressing:

50 g Basilikum (frisch)
20 ml Olivenöl

1. Das Fleisch mit Chili, Curry, Paprika, Salz und Pfeffer würzen und mindestens für 30 Minuten im Kühlschrank ziehen lassen.

2. Grillpfanne erhitzen und das marinierte Fleisch ca. 15 Minuten von beiden Seiten braten. Aus der Pfanne nehmen, etwas ruhen lassen und in dünne Streifen schneiden.

3. Zucchini waschen und in Scheiben schneiden. In der eben verwendeten Pfanne 8 Minuten braten. Dabei gelegentlich wenden.

4. Tomaten waschen in Scheiben schneiden. Mozzarella in Scheiben schneiden und abwechselnd mit Tomaten, Hähnchen und Zucchini auf einen Teller anrichten. Mit den Sprossen bestreuen und mit Salz und Pfeffer würzen.

5. Für das Dressing Basilikumblätter waschen und mit Olivenöl in einem Mixer pürieren. Mit Salz und Pfeffer abschmecken. Wenn die Soße zu dickflüssig ist, etwas Wasser dazugeben.

Gemüsesalat mit Feta

Pro Portion: 379 kcal, 19 g Eiweiß, 22,4 g Fett, 34 g Kohlenhydrate, 9 g Ballaststoffe

Zutaten für 1 Portion:

240 g rote Paprika
260 g Tomaten
60 g Fetakäse
60 g Zwiebel

Für das Dressing:
60 g Joghurt (1,5 %)
Basilikum, getrocknet
1 EL (10 ml) Olivenöl
Salz
Pfeffer

1. Paprika und Tomaten waschen und zusammen mit dem Feta in Würfel schneiden. Zwiebel abziehen und fein hacken. Alles in eine große Salatschüssel geben.

2. Joghurt mit Basilikum und Olivenöl vermengen und mit Salz und Pfeffer würzen. Das Dressing über den Salat gießen.

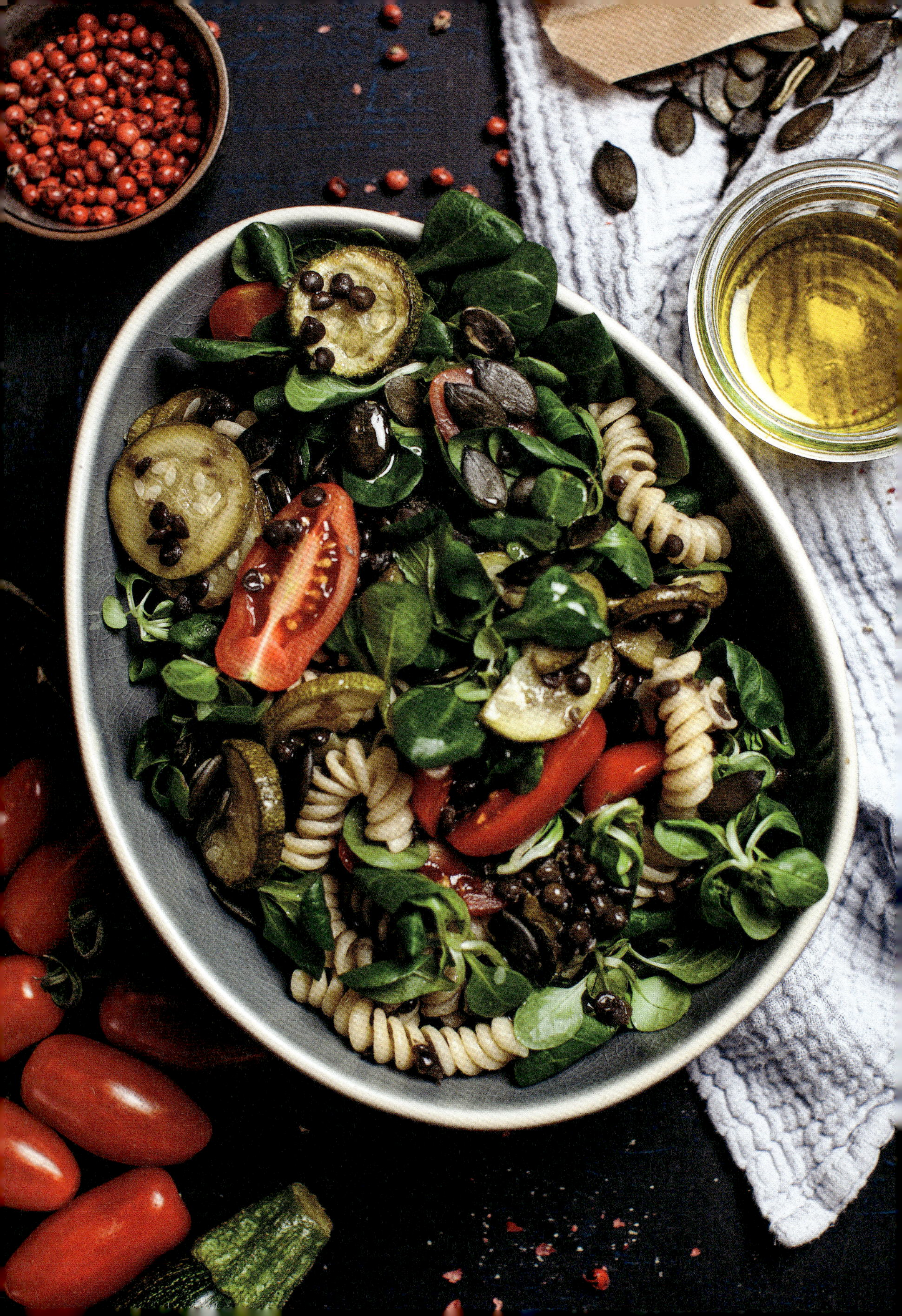

Pasta mit Feldsalat, Linsen, Zucchini und Kürbiskernen

Pro Portion: 508 kcal, 24,8 g Eiweiß, 15,5 g Fett, 60 g Kohlenhydrate, 17,3 g Ballaststoffe

Zutaten für 1 Portion:

45 g Vollkornnudeln
45 g Beluga-Linsen
250 g Zucchini
1 EL (10 ml) kaltgepresstes Rapsöl
25 g Feldsalat
170 Cocktailtomaten
7 g Kürbiskerne
Salz
Pfeffer

1. Nudeln nach Packungsanweisung al dente kochen.
2. Linsen nach Packungsanweisung kochen.
3. Zucchini waschen, in Scheiben schneiden und mit etwas Öl in einer Pfanne garen. Feldsalat und Tomaten waschen. Tomaten klein schneiden, Gemüse, Nudeln und Linsen in einer großen Schüssel vermengen.
4. Das Öl über die Mischung geben und Kürbiskerne drüberstreuen. Mit Salz und Pfeffer würzen.

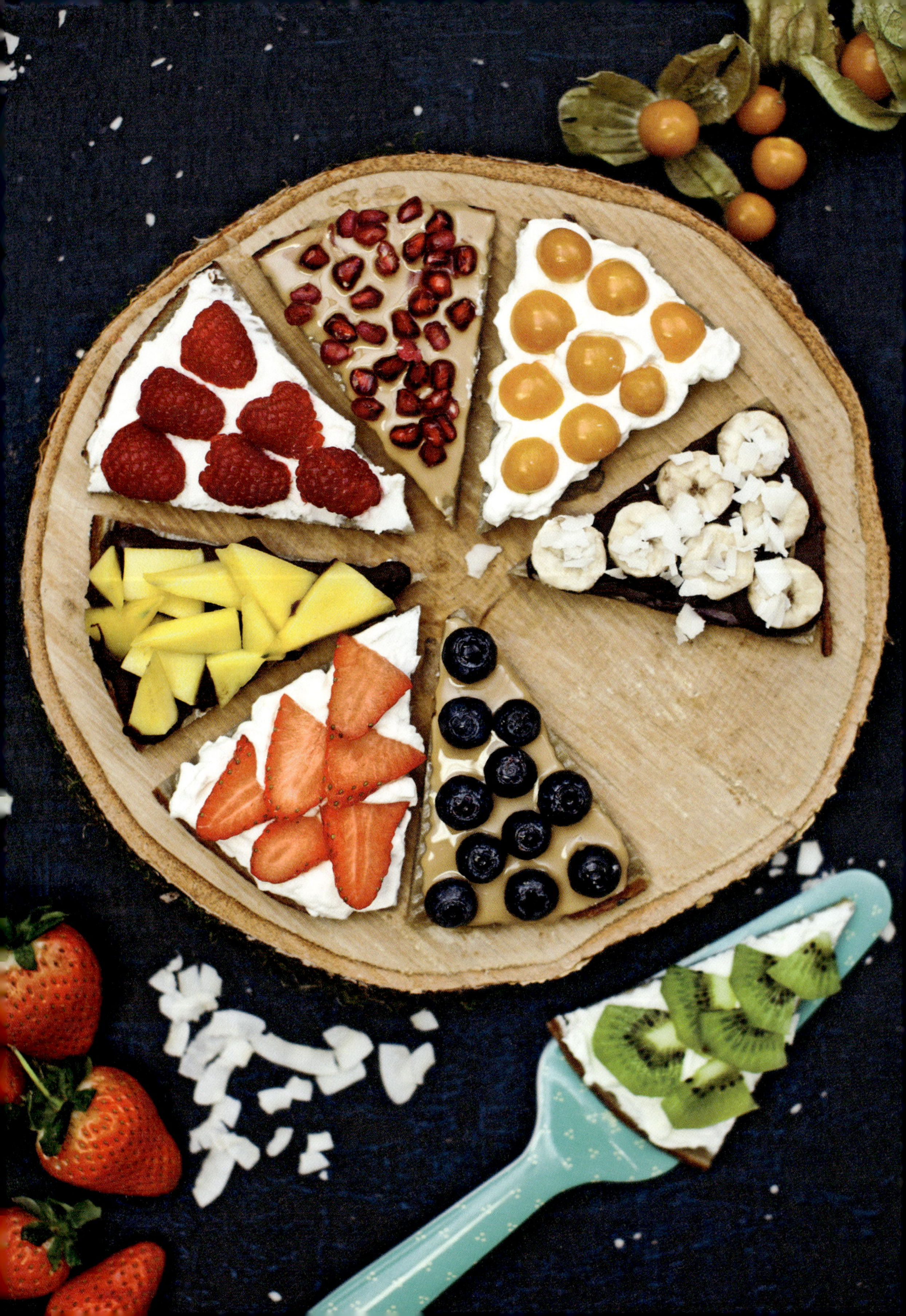

Sweet Quinoa-Pizza

Pro Portion: 170 kcal, 5,6 g Eiweiß, 7,8 g Fett, 18 g Kohlenhydrate, 2,3 g Ballaststoffe

Zutaten für 8 Portionen:

150 g Quinoa
4 g Backpulver
12 g Erythrit

Für den Belag:
40 g Frischkäsezubereitung
40 g dunkle Schokolade
50 g Erdnussmus
20 g Schlagsahne
120 g grüne Banane
100 g Granatapfelkerne
15 g Blaubeeren
30 g Erdbeeren
20 g Mango
10 g Himbeeren
20 g Kiwi

1. Quinoa in der doppelten Menge Wasser über Nacht einweichen.

2. Backofen auf 220 °C Ober/-Unterhitze vorheizen. Quinoa in ein Sieb geben und gut abspülen.

3. Quinoa, 260 ml Wasser, Backpulver und Erythrit in einen Mixer geben und pürieren bis eine homogene Masse entsteht.

4. Eine runde Backform (ca. 24–28 cm Durchmesser) mit Backpapier auslegen. Die Quinoa-Masse darauf verteilen und 10–15 Minuten backen.

5. Danach vorsichtig umdrehen und erneut 6 Minuten backen. Die Quinoa-Pizza in acht Stücke schneiden und nach Belieben belegen. Als »Pizza-Soße« eignen sich Frischkäse, dunkle Schokolade (geschmolzen), Schlagsahne oder Nussmus, als Belag eignet sich jegliches Obst.

Hähnchenpuffer

Pro Portion: 475 kcal, 55,4 g Eiweiß, 10 g Fett, 44 g Kohlenhydrate, 3,3 g Ballaststoffe

Zutaten für 1 Portion:

200 g Hähnchenbrust ohne Haut
110 g rote Paprika
100 g Zwiebel
15 g schwarze Oliven (ohne Stein)
25 g Vollkornweizenmehl
1 Ei
Salz
Pfeffer
etwas Öl zum Braten

1. Hähnchenbrust in kleine Stücke schneiden. Paprika waschen, Zwiebel schälen und beides mit den Oliven in kleine Würfel schneiden.

2. Mehl mit Ei vermischen und mit Salz und Pfeffer würzen. Fleisch und Gemüse zugeben und vermengen. Sollte die Masse zu fest sein, etwas Milch hinzufügen. Sollte die Masse zu flüssig sein, mit etwas Mehl verdicken.

3. Zu einem Brätling formen und in einer Pfanne bei mittlerer Hitze von beiden Seiten goldbraun braten.

Lachs mit Linsen

Pro Portion: 551 kcal, 39,5 g Eiweiß, 20 g Fett, 39,6 g Kohlenhydrate, 12,8 g Ballaststoffe

Zutaten für 3 Portionen:

50 g Porree
45 g Karotten
230 g rote Paprika
30 ml Rapsöl
180 g rote Linsen
Lorbeerblatt
Salz
Pfeffer
Curry
300 g Lachs
15 g Vollkornweizenmehl
20 ml Zitronensaft
500 ml Wasser oder Brühe
60 g Schnittlauch

1. Porree, Karotten und Paprika waschen und fein hacken. 15 ml Öl in einer Pfanne erhitzen und Porree darin anbraten. Karotte und Paprika zugeben und gemeinsam mit dem Porree ein paar Minuten anbraten.

2. Linsen und Lorbeerblatt zum Gemüse geben und die Brühe in die Pfanne gießen. Bei geschlossenem Deckel auf niedriger Stufe ca. 30 Minuten garen, bis die Linsen weich sind. Nach Geschmack mit Salz, Pfeffer und Curry würzen.

3. Den Lachs mit Zitronensaft beträufeln, mit Salz und Pfeffer würzen und in Mehl wenden. 15 ml Öl in einer Pfanne erhitzen, Lachs hineingeben und von beiden Seiten anbraten. Linsengemüse und Schnittlauch auf einen Teller geben und mit dem Lachs servieren.

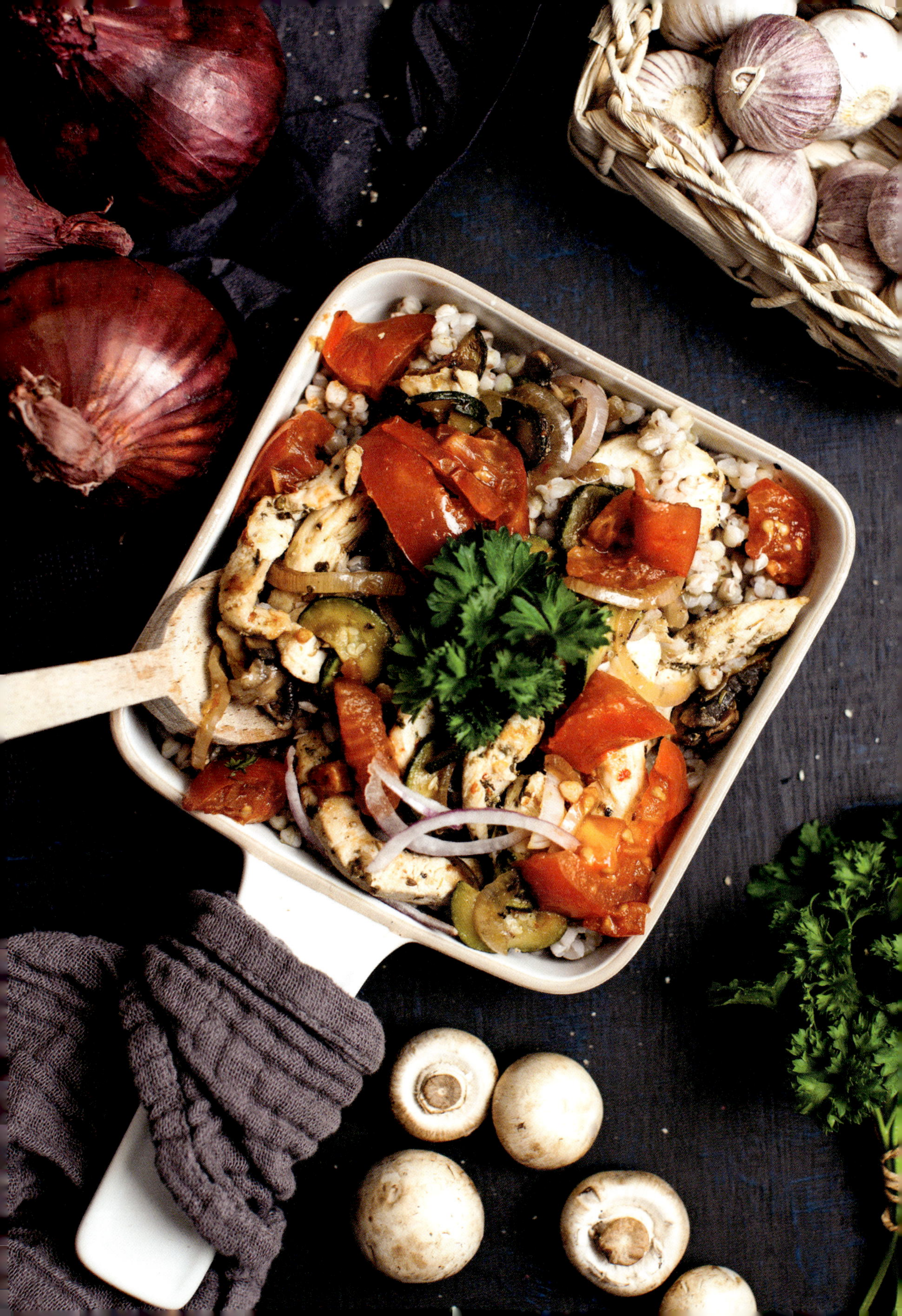

Hähnchen mit Champignons und Zucchini

Pro Portion: 481 kcal, 56 g Eiweiß, 8,7 g Fett, 43,4 g Kohlenhydrate, 6,7 g Ballaststoffe

Zutaten für 1 Portion:

50 g Buchweizen
60 g Champignons
50 g Zwiebel
100 g Zucchini
200 g Hähnchenbrust
Salz
Pfeffer
Kräuter der Provence
Oregano
1 TL (5 ml) Rapsöl
1 Knoblauchzehe
130 gTomate
Petersilie zum Dekorieren

1. Buchweizen nach Packungsanweisung zubereiten.

2. Champignons putzen und in Scheiben schneiden. Zwiebel abziehen und fein hacken. Zucchini waschen, der Länge nach halbieren und in Scheiben schneiden.

3. Hähnchenfleisch mit Salz, Pfeffer, Kräuter der Provence und Oregano würzen und in Streifen schneiden. Rapsöl in einer Pfanne erhitzen, Hähnchen hineingeben und ca. 10 Minuten braten. Herausnehmen und beiseite stellen. Gemüse in die Pfanne geben und einige Minuten braten.

4. Knoblauch abziehen und fein pressen, Tomate waschen, vierteln und beides mitdünsten, bis die Tomatenstücke weich sind. Hähnchenbrust zugeben und mit Petersilie bestreut servieren.

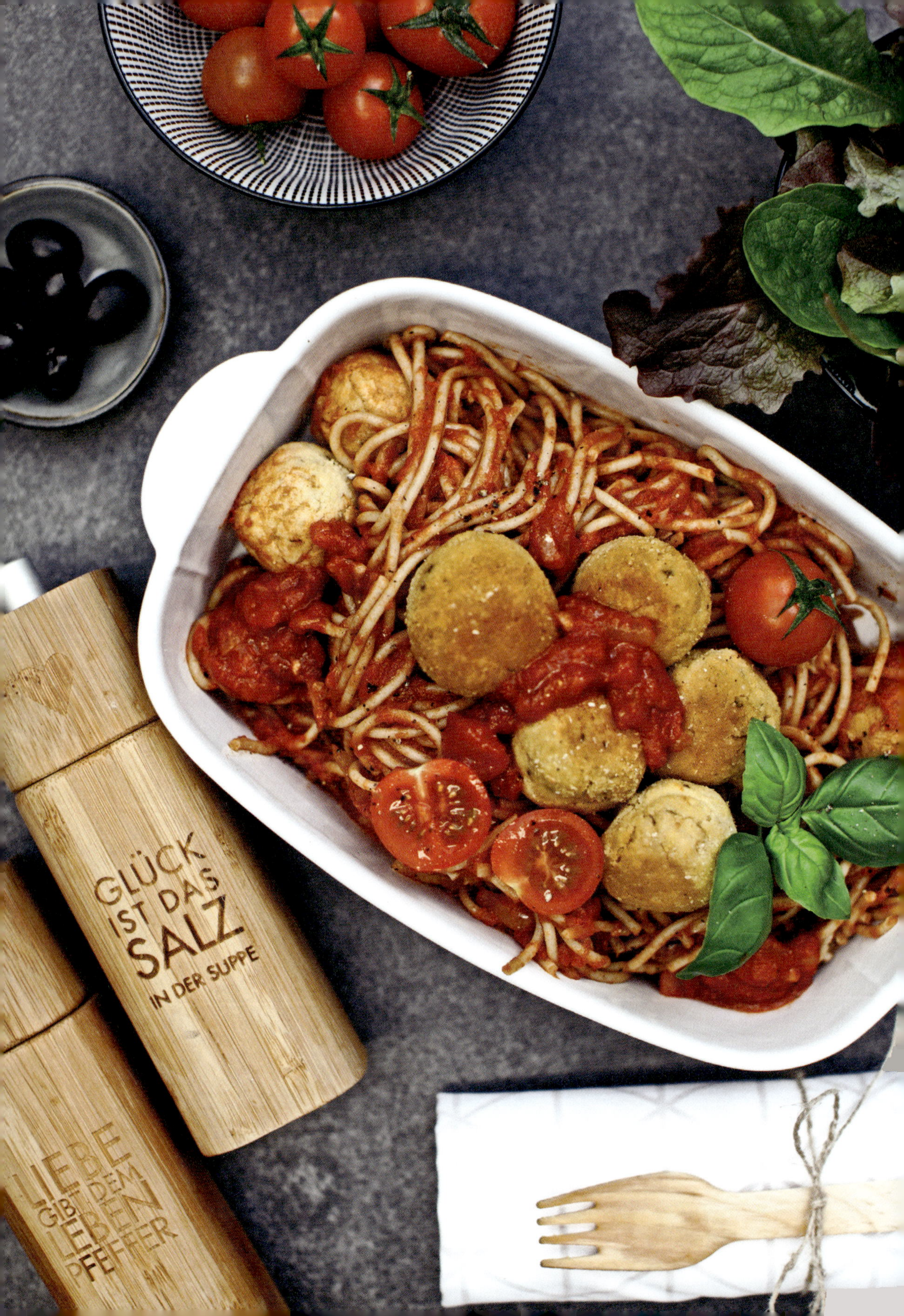
GLÜCK
IST DAS
SALZ
IN DER SUPPE
LIEBE
GIBT DEM
LEBEN
PFEFFER

Tofu-Frikadellen mit Vollkornspaghetti

Pro Portion: 514 kcal, 28 g Eiweiß, 14,3 g Fett, 64 g Kohlenhydrate, 15,8 g Ballaststoffe

Zutaten für 4 Portionen:

80 g Zwiebel
1 Knoblauchzehe
20 ml Rapsöl
800 g passierte Tomaten
6 ml Balsamicoessig
300 g Vollkornspaghetti
360 g Tofu (natur)
50 g Kichererbsenmehl oder Vollkornpaniermehl
20 g Dijon-Senf
Chili
Oregano
Rosmarin
Thymian
Sojasoße
Kurkuma
Salz
Pfeffer

1. Zwiebel und Knoblauch abziehen und fein hacken. 10 ml Öl in einer Pfanne erhitzen und Zwiebeln braten, bis sie goldbraun sind. Knoblauch zugeben und kurz mitbraten. Anschließend Tomaten-Passata und Balsamico hinzufügen und alles auf niedrigster Stufe ca. 30 Minuten köcheln lassen.

2. In der Zwischenzeit die Vollkornnudeln nach Packungsanweisung kochen.

3. Für die Frikadellen den Tofu in Würfel schneiden und mit Kichererbsenmehl und Dijon-Senf in einen Mixer geben und zu einer homogenen Masse verarbeiten. Die Gewürze hinzufügen. Aus der Masse walnussgroße Frikadellen formen. 10 ml Öl in einer Pfanne erhitzen und die Frikadellen von allen Seiten goldbraun anbraten.

4. Frikadellen aus der Pfanne nehmen und mit einem Küchentuch abtupfen.

5. Tomatensoße noch einmal kurz erhitzen und nach Geschmack mit Salz und Pfeffer würzen. Nudeln und Frikadellen untermischen und servieren.

Nudeln mit Petersilienpesto

Pro Portion: 701 kcal , 18 g Eiweiß, 51 g Fett, 40 g Kohlenhydrate, 9 g Ballaststoffe

Zutaten für 1 Portion:

50 g Vollkornnudeln
30 g Haselnüsse
60 g Petersilie (frisch)
15 g Parmesankäse
schwarzer Pfeffer
30 ml Leinöl
3 ml Balsamicoessig

1. Nudeln nach Packungsanweisung al dente kochen.
2. Die Haselnüsse in einer Pfanne ohne Öl rösten.
3. Haselnüsse mit Petersilie, Parmesan, Pfeffer, Öl und Balsamico in einen Mixer geben und zu Pesto verarbeiten.
4. Pesto mit den Nudeln vermischen, kurz erwärmen und servieren

Süßkartoffel-Chips

Pro Portion: 476 kcal, 4 g Eiweiß, 30 g Fett, 48 g Kohlenhydrate, 7 g Ballaststoffe

Zutaten für 1 Portion:

230 g Süßkartoffeln
30 ml Sonnenblumenöl
10 g Kartoffelgewürz

1. Backofen auf 170 °C Ober-/Unterhitze vorheizen.
2. Süßkartoffeln schälen, in dünne Scheiben schneiden und mindestens 2 Stunden in Salzwasser legen.
3. Danach gründlich abtrocknen. In eine Schüssel geben und mit Öl und Gewürz mischen.
4. Süßkartoffeln auf ein mit Backpapier ausgelegten Blech mit minimalem Abstand zueinander legen und 30 Minuten backen.

Tipp:

Für noch knusprigere Chips ab und zu den Dampf aus dem Ofen ablassen!

Kichererbsen-Pommes

Pro Portion: 511 kcal, 26,7 g Eiweiß, 18 g Fett, 62 g Kohlenhydrate, 22 g Ballaststoffe

Zutaten für 1 Portion:

300 ml Wasser
1 EL (10 ml) Rapsöl
6 g Salz
130 g Kichererbsenmehl
zusätzliches Öl zum Frittieren

1. Das Wasser mit dem Öl und Salz in einem kleinen Topf aufkochen und anschließend vom Herd nehmen.

2. Nach und nach das Mehl hinzufügen und ständig kräftig rühren, damit die Masse nicht klumpt. Wenn die Masse doch klumpig werden sollte, kann ein Mixer behilflich sein.

3. Eine flache, ca. 2–3 cm hohe Auflaufform einfetten. Die Masse in die Form füllen und die Oberfläche glatt streichen. Die Masse kalt stellen.

4. Nachdem alles fest geworden ist, die Masse aus dem Gefäß entfernen und in Streifen schneiden. Frittieröl in einem Topf erhitzen und die Streifen goldbraun frittieren.

5. Die Kichererbsen-Pommes am besten mit Salat kombiniert servieren.

Quinoa mit Hähnchen und Brokkoli

Pro Portion: 416 kcal, 34 g Eiweiß, 20 g Fett, 26 g Kohlenhydrate, 10,4 g Ballaststoffe

Zutaten für 2 Portionen:

50 g Quinoa
120 g Brokkoli
100 g Zwiebel
2 EL (20 ml) kaltgepresstes Rapsöl
200 g Hähnchenbrust ohne Haut
20 g getrocknete Tomaten in Öl
30 g schwarze Oliven (ohne Kerne)
Salz
Pfeffer
Oregano
Paprikapulver
Knoblauchpulver
150 g Naturjoghurt (1,5 %)

1. Quinoa nach Packungsangabe zubereiten.

2. Brokkoli waschen und in Röschen zerteilen. Wasser in einem Topf erhitzen und Brokkoli ca. 7 Minuten kochen. Abgießen und beiseite stellen.

3. Zwiebeln schälen und fein hacken. In einer Pfanne etwas Öl erhitzen. Hähnchenbrust und Zwiebeln zugeben und einige Minuten braten.

4. Tomaten und Oliven halbieren und mit Brokkoliröschen und Quinoa in eine Schüssel geben. Mit Salz, Pfeffer, Oregano, Paprikapulver und Knoblauchpulver würzen, Alles vermischen und mit Naturjoghurt servieren.

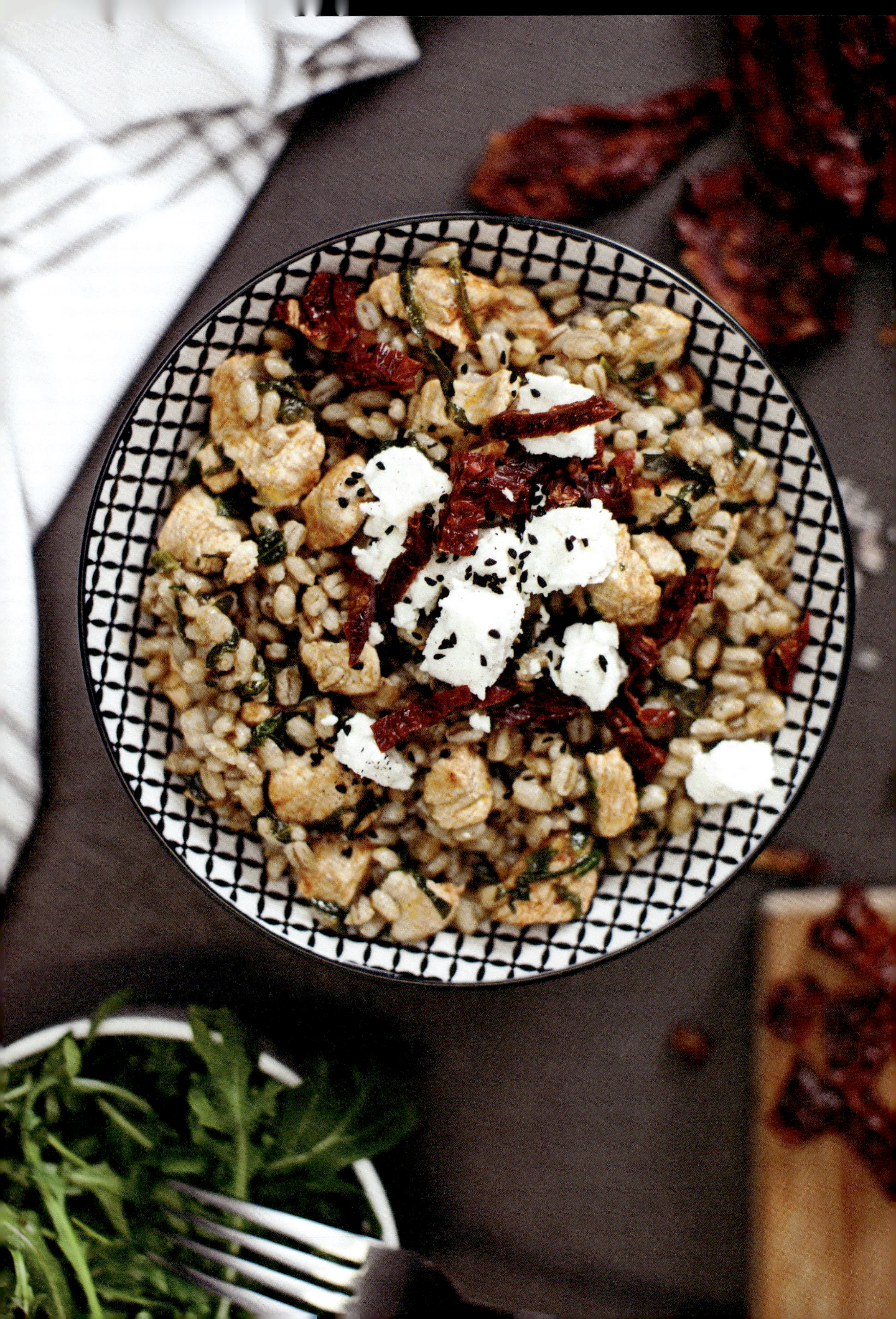

Graupotto

Pro Portion: 467 kcal, 35 g Eiweiß, 15,3 g Fett, 46 g Kohlenhydrate, 2 g Ballaststoffe

Zutaten für 2 Portionen:

200 g Putenbrust ohne Haut
Chili
Oregano
Salz
80 g Zwiebel
1 Knoblauchzehe
15 ml Rapsöl
120 g Graupen
0,7 l Gemüsebrühe
100 g Spinat (frisch)
1 Handvoll Basilikum (frisch)
Salz
Pfeffer
50 g Feta
1 EL getrocknete Tomaten

1. Fleisch in Würfel schneiden und mit Chili, Oregano und Salz würzen.

2. Zwiebeln und Knoblauch schälen und fein hacken. In einer Bratpfanne etwas Öl erhitzen und die Zwiebel anbraten, anschließend das Fleisch hinzugeben. Wenn das Fleisch Farbe bekommen hat, die Graupen hinzufügen und ca. 2 Minuten braten.

3. Ein Glas der heißen Brühe in die Pfanne geben und dünsten bis die Brühe eingezogen ist. Diesen Vorgang wiederholen, bis keine Brühflüssigkeit mehr übrig ist. Spinat und Basilikum waschen und abtropfen lassen. Spinat, Basilikum und fein gehackten Knoblauch hinzufügen. Salzen, pfeffern und weiter braten bis keine Flüssigkeit mehr in der Pfanne ist.

4. In kleinen Schüssel servieren und mit Feta und getrockneten Tomatenstücken dekorieren.

Tortilla mit Hähnchen und Knoblauchsoße

Pro Portion: 443 kcal, 27 g Eiweiß, 13 g Fett, 45 g Kohlenhydrate, 10,5 g Ballaststoffe

Zutaten für 2 Portionen:

150 g Hähnchenbrust ohne Haut
Paprikapulver
1 EL (10 ml) Öl zum Braten
150 g Vollkornweizenmehl (Typ 2000)
Salz
1 EL (10 ml) Rapsöl
50 g Naturjoghurt (1,5 %)
Basilikum
1 Knoblauchzehe
Salz
Pfeffer
20 g Spinat (frisch)
50 g rote Paprika
80 g Gurke
Chili

1. Hähnchenbrust in Würfel schneiden und mit Paprikapulver würzen. In einer Pfanne etwas Öl erhitzen. Fleisch zugeben und ein paar Minuten von allen Seiten anbraten.

2. Für die Tortilla das Mehl mit Salz und 75 ml heißem Wasser mischen. Rapsöl hinzugeben und alles mit einem Holzlöffel durchrühren. Den Teig so lange kneten, bis er glatt wird. In kleinere Portionen teilen und daraus dünne Fladen formen. In einer Pfanne ohne Öl bei mittlerer Hitze braten.

3. Für die Knoblauchsoße Joghurt, Basilikum, Knoblauch, Salz und Pfeffer mischen.

4. Für die Gemüsefüllung Spinat waschen und hacken, Paprika und Gurke waschen und in Stifte schneiden.

5. Knoblauchsoße auf eine warme Tortilla geben. Fleisch und Gemüse darauf anrichten und Tortilla einrollen.

Gebackener Kabeljau in Tomatensoße mit grünen Bohnen und Sesam

Pro Portion: 596 kcal, 52 g Eiweiß, 20 g Fett, 48 g Kohlenhydrate, 11 g Ballaststoffe

Zutaten für 1 Portion:

200 g frisches Kabeljaufilet ohne Haut
1 EL Zitronensaft
5 g Knoblauch, gepresst
1 EL (10 ml) Olivenöl
Salz
schwarzer Pfeffer
Oregano
200 g grüne Bohnen
45 g Buchweizen
Basilikum
190 g passierte Tomaten
30 g Feta
20 g Petersilie
5 g Sesam

1. Kabeljaufilet waschen und abtrocknen. Das Filet mit Zitronensaft beträufeln, Knoblauch und Öl einmassieren, dann mit Salz, Pfeffer und Oregano würzen. In einem hitzebeständigen Gefäß ca. 1 Stunde im Kühlschrank ziehen lassen.

2. Backofen auf 180 °C Ober-/Unterhitze vorheizen und das Kabeljaufilet ca. 25 Minuten abgedeckt garen.

3. Währenddessen Buchweizen nach Packungsanweisung zubereiten. Wasser mit Salz in einem Topf erhitzen. Die Enden der grünen Bohnen abschneiden. Bohnen in den Top geben und ca. 10 Minuten kochen.

4. Fisch aus dem Ofen nehmen und Salz, Basilikum und Passata darauf geben. Gefäß wieder verschließen und weitere 10 Minuten backen. Feta darüber geben und noch einmal wenige Minuten backen.

5. Fisch mit Petersilie bestreuen und mit Buchweizen, gegarten grünen Bohnen und etwas Sesam servieren.

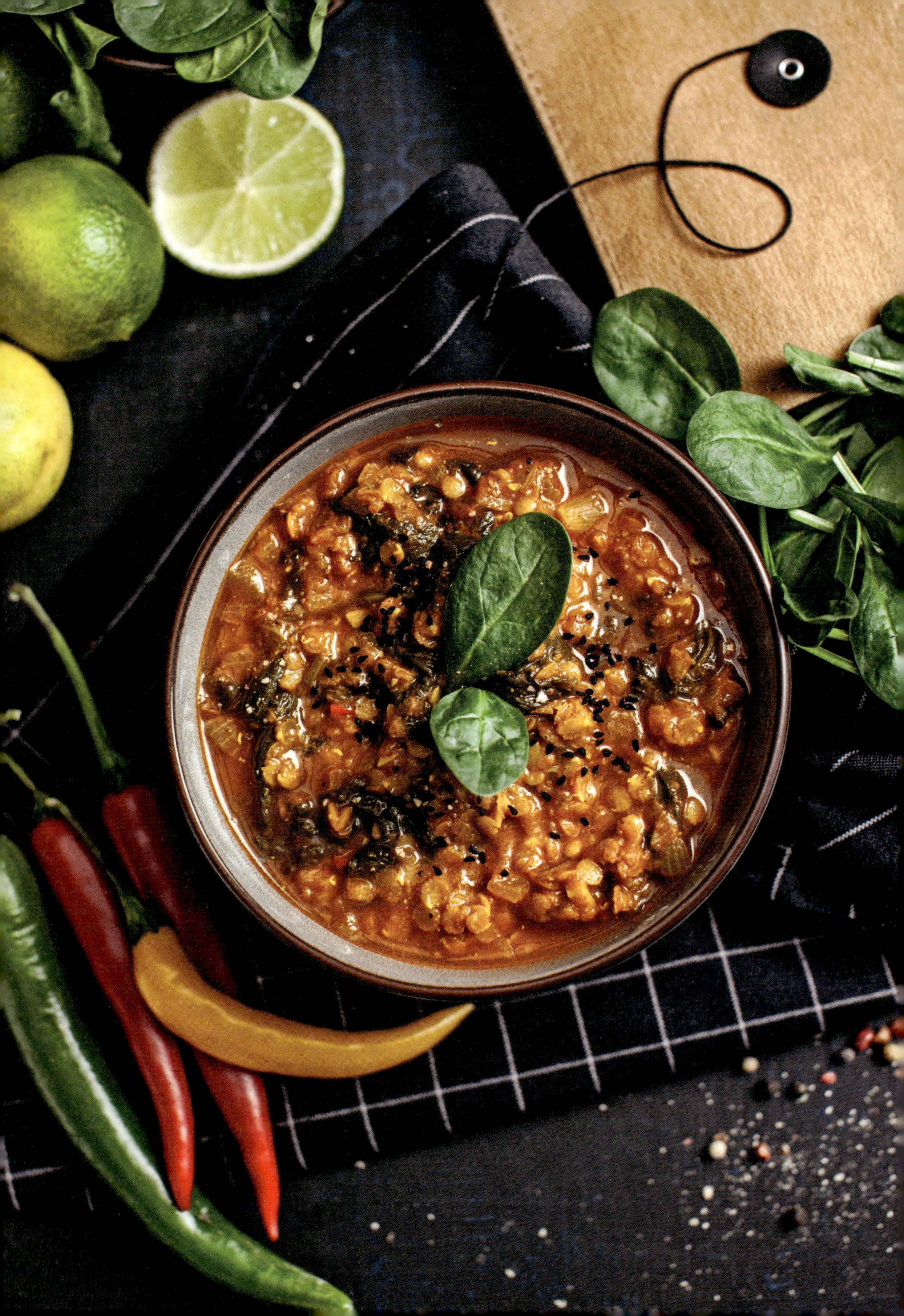

Veganes Curry

Pro Portion: 484 kcal, 26 g Eiweiß, 14,6 g Fett, 53 g Kohlenhydrate, 16 g Ballaststoffe

Zutaten für 1 Portion:

100 g Zwiebeln
2 Knoblauchzehen
20 g Chilischote
10 ml Sesamöl zum Braten
125 g Spinat
70 g rote Linsen
230 ml Tomatensaft, 100 %
Salz
Cayennepfeffer
Curry
Paprikapulver
1 Limette, Saft daraus

1. Zwiebel und Knoblauch abziehen und fein hacken, Chilischote in feine Ringe schneiden. Öl in einer großen Pfanne erhitzen und die Zwiebel anbraten. Gehackten Knoblauch und Chilischote hinzugeben.

2. Spinat waschen, verlesen und in die Pfanne geben. Linsen mit Wasser abspülen.

3. Sobald der Spinat zusammengefallen ist, Linsen, 250 ml Wasser und Tomatensaft hinzugeben. Mit Salz, Pfeffer, Curry, Paprikapulver und Limettensaft würzen, ca. 15 Minuten kochen, bis die Linsen weich sind, und servieren.

Mit Graupen gefüllte Aubergine

Pro Portion: 371 kcal, 11 g Eiweiß, 10,8 g Fett, 53 g Kohlenhydrate, 8,3 g Ballaststoffe

Zutaten für 1 Portion:

240 g Aubergine
1 EL (10 ml) Olivenöl
Kümmel
Koriander
Kurkuma
Paprika
schwarzer Pfeffer
Salz
5 g Knoblauch, gepresst
60 g Perlgraupen
170 g Tomaten

1. Backofen auf 180 °C Ober-/Unterhitze vorheizen.

2. Die Aubergine längs in zwei Hälften teilen. Die Innenseite der Aubergine ca. 1 cm tief kariert einschneiden, dabei jedoch ca. 0,5 cm Abstand zum Rand halten. Die Aubergine mit 5 ml Öl, den Gewürzen sowie dem gepressten Knoblauch einreiben.

3. Mit der Schnittfläche nach oben in ein hitzebeständiges Gefäß legen und ca. 30 Minuten backen. Danach das Innere mit einem Löffel entfernen, dabei einen Rand von ca. 0,5 cm lassen.

4. Perlgraupen nach Packungsangabe zubereiten.

5. Eine Pfanne mit dem restlichen Öl erhitzen. Perlgraupen und die entfernte Auberginenmasse anbraten. Tomaten waschen, würfeln, hinzugeben, vermischen und noch 1 Minute gemeinsam erhitzen. Die angebratene Füllung in die Auberginenschiffchen geben und ca. 30 Minuten im Ofen überbacken.

Thai-Suppe

Pro Portion: 419 kcal, 27,8 g Eiweiß, 29 g Fett, 8,6 g Kohlenhydrate, 3,5 g Ballaststoffe

Zutaten für 2 Portionen:

200 g Hähnchenbrust
100 g Zwiebel
1 Knoblauchzehe
20 ml kaltgepresstes Rapsöl
1 kleines Stück frischer Ingwer, gerieben
400 ml Gemüsebrühe
200 ml Kokosmilch
100 g Limette, Saft daraus
Kurkuma
Kreuzkümmel
50 g Brokkoli
50 g Zucchini
50 g Porree
50 g grüne Bohnen (tiefgekühlt)
frischer Koriander

1. Hähnchenbrust in grobe Würfel schneiden. Zwiebeln und Knoblauch abziehen, Knoblauch hacken und Zwiebeln in feine Streifen schneiden. Öl in einer Pfanne erhitzen und die Zwiebeln glasig braten. Das Fleisch hinzufügen und 5 Minuten anbraten.

2. Ingwer und Knoblauch dazugeben, mit der Brühe ablöschen und 2 Minuten kochen lassen. Anschließend die Kokosmilch und den Limettensaft hinzugeben, mit Kurkuma und Kreuzkümmel würzen und alles noch einmal aufkochen lassen.

3. Brokkoli, Zucchini und Porree waschen, klein schneiden und mit den Bohnen in die Pfanne geben. Kochen, bis das Gemüse gar ist. Mit Koriander dekorieren und servieren.

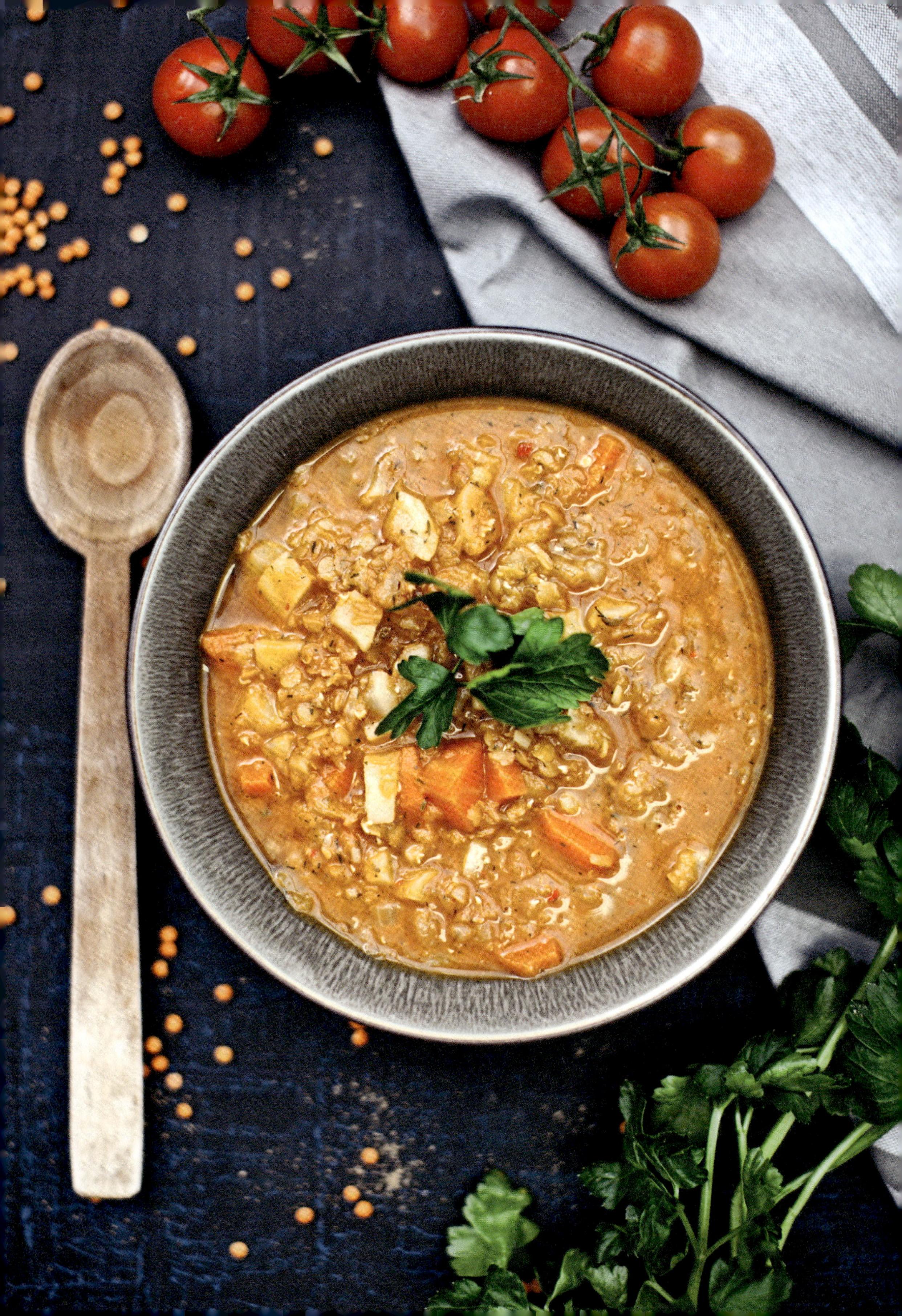

Linsensuppe

Pro Portion: 105 kcal, 3 g Eiweiß, 5 g Fett, 9 g Kohlenhydrate, 3 g Ballaststoffe

Zutaten für 1 Portion:

25 g Karotte
25 g Petersilienwurzel
25 g Wurzelsellerie
25 g Zwiebel
2 g Knoblauch, gepresst
5 ml Olivenöl
45 g rote Linsen
25 g Tomatenmark
Curry
Kreuzkümmel
Koriander
Paprika
Pfeffer
Salz
Zitronensaft
Petersilienblätter

1. Karotte, Petersilienwurzel und Sellerie schälen und in kleine Stücke schneiden. Zwiebel abziehen, in Würfel schneiden und in einem Topf zusammen mit Knoblauch und 1 EL Olivenöl anbraten.

2. Gemüsestücke, 250 ml Wasser und Linsen hinzugeben und 20 Minuten kochen. Tomatenmark und Gewürze hinzufügen. Mit Petersilie dekorieren und servieren.

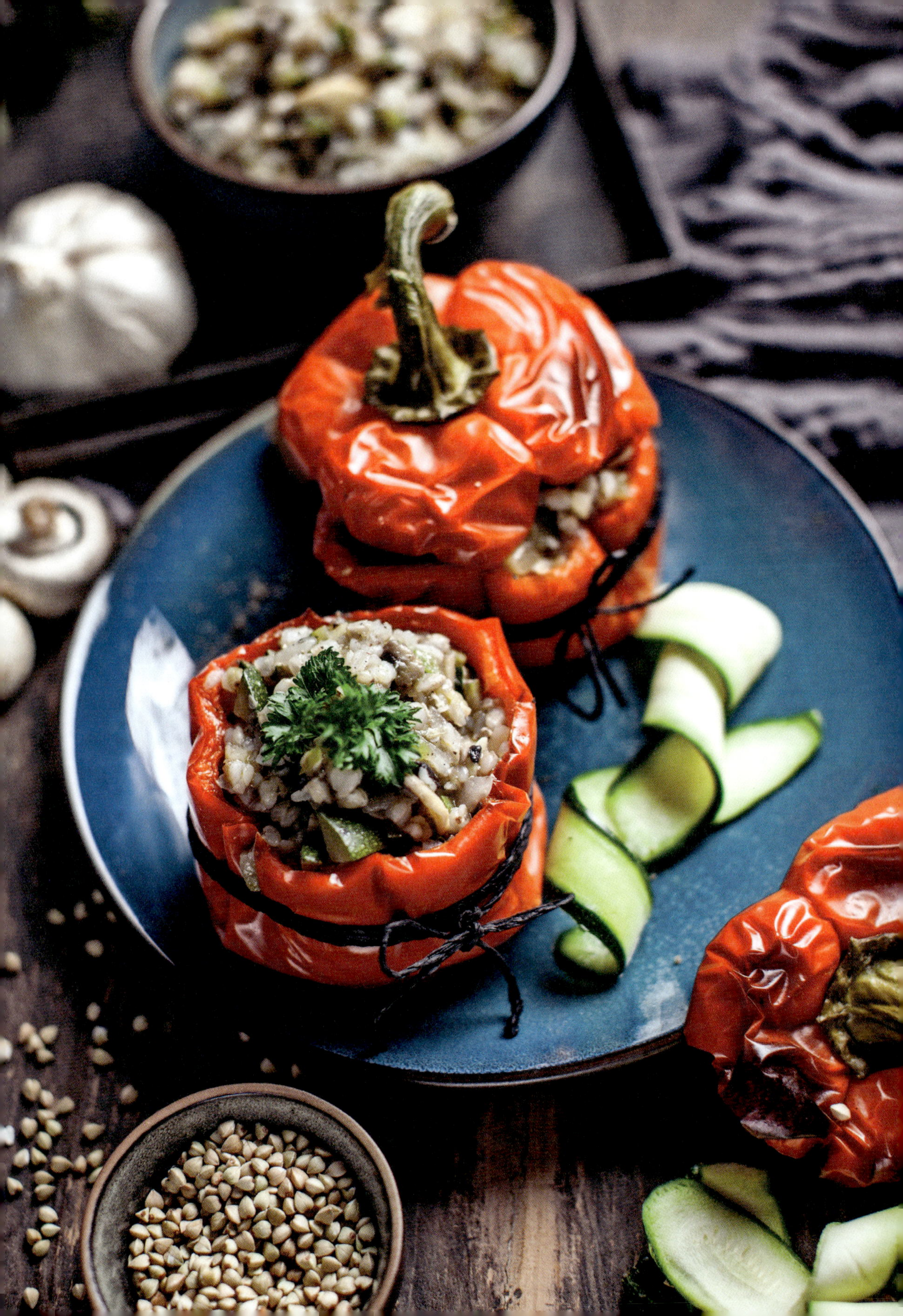

Gefüllte Paprika

Pro Portion: 455 kcal, 19 g Eiweiß, 13 g Fett, 62 g Kohlenhydrate, 19 g Ballaststoffe

Zutaten für 1 Portion:

50 g Buchweizen
230 g rote Paprika
100 g Zwiebel
30 g grüne Paprika
1 EL (10 ml) kaltgepresstes Rapsöl
200 g Champignons
250 g Zucchini
Salz
Pfeffer

1. Backofen auf 180 °C Ober-/Unterhitze vorheizen.

2. Buchweizen nach Packungsanweisung zubereiten.

3. Paprika waschen, auf der Höhe des Stiels halbieren und entkernen. Paprika in Alufolie wickeln und ca. 15 Minuten backen.

4. Zwiebel schälen, grüne Paprika waschen und beides klein schneiden. In einer Pfanne etwas Öl erhitzen und Zwiebel und Paprika dazugeben und einige Minuten anbraten.

5. Champignons putzen und in Scheiben schneiden, Zucchini waschen und würfeln. Beides in die Pfanne geben und mit Salz und Pfeffer würzen.

6. Nach wenigen Minuren etwas Wasser hinzugeben und garen bis das Gemüse weich ist. Zum Schluss Buchweizen zugeben und alles gut vermischen.

7. Paprika aus dem Ofen nehmen, mit dem Pfannengemüse füllen und wieder in die Folie wickeln. Weitere 40 Minuten im Ofen backen.

Jasminreis nach Thai-Art

Pro Portion: 406 kcal, 15 g Eiweiß, 16 g Fett, 58,8 g Kohlenhydrate, 8 g Ballaststoffe

Zutaten für 2 Portionen:

100 g Jasminreis
15 g Ingwer
20 g Chili
10 g Knoblauch, gepresst
70 g Porree
200 g Chinakohl
70 g grüne Paprika
40 g Schnittlauch
2 Eier
Salz
20 ml Olivenöl
25 g Basilikum (frisch)
25 g Minze (frisch)
1 Limette

1. Reis nach Packungsanweisung zubereiten.

2. Ingwer schälen und fein reiben. Chili und Knoblauch in sehr feine Streifen schneiden. Porree und Chinakohl waschen und in kleine Stücke schneiden. Paprika waschen und in Würfel schneiden. Schnittlauch diagonal schneiden samt dem weißen zwiebeligen Endteil.

3. Die Eier in eine Schüssel aufschlagen, mit Salz würzen und verquirlen.

4. In einer großen Pfanne das Olivenöl erhitzen und Ingwer, Chili und Knoblauch ein paar Minuten lang erhitzen, dabei immer wieder umrühren. Paprika und Porree zugeben und weitere 2–3 Minuten garen, bis das Gemüse weich wird.

5. Reis hinzugeben und 3 Minuten braten. Chinakohl und Schnittlauch dazugeben, vermischen und noch ca. 2 Minuten garen. Die Eiermasse zugeben und unter ständigem Rühren braten, bis die Eier stocken. Basilikum und Minze dazugeben und auf einem Teller servieren. Mit Limettensaft beträufeln.

Spiegeleier im Paprikaring mit Salat

Pro Portion: 546 kcal, 11,5 g Eiweiß, 48 g Fett, 5 g Kohlenhydrate, 9 g Ballaststoffe

Zutaten für 2 Portionen:

40 ml kaltgepresstes Rapsöl
230 g rote Paprika
2 Eier
Schnittlauch
Salz
Pfeffer
30 g getrocknete Tomaten
30 ml Olivenöl
5 g Knoblauch, gepresst
Basilikum (frisch)
200 g Eisbergsalat
70 g Avocado
170 g Tomate
16 g Radieschensprossen

1. Öl in einer Pfanne erhitzen. Paprika waschen und in dicke Ringe schneiden. 2 dicke Ringe in die Pfanne legen. In jeden Ring ein aufgeschlagenes Ei geben. Schnittlauch waschen, hacken und darauf streuen. Auf kleiner Stufe zugedeckt braten bis die Eier stocken. Mit Salz und Pfeffer würzen.

2. Getrocknete Tomaten, Olivenöl, Knoblauch und Basilikumblätter im Mixer zu einem Pesto verarbeiten.

3. Eisbergsalat waschen und zerpflücken, Avocado entkernen und das Fruchtfleisch mit einem Löffel herauslösen und in Würfel schneiden. Tomaten waschen und würfeln. Alles in eine große Salatschüssel geben und mit Pesto vermischen. Mit Radieschensprossen bestreuen und mit den Paprika-Eiern servieren.

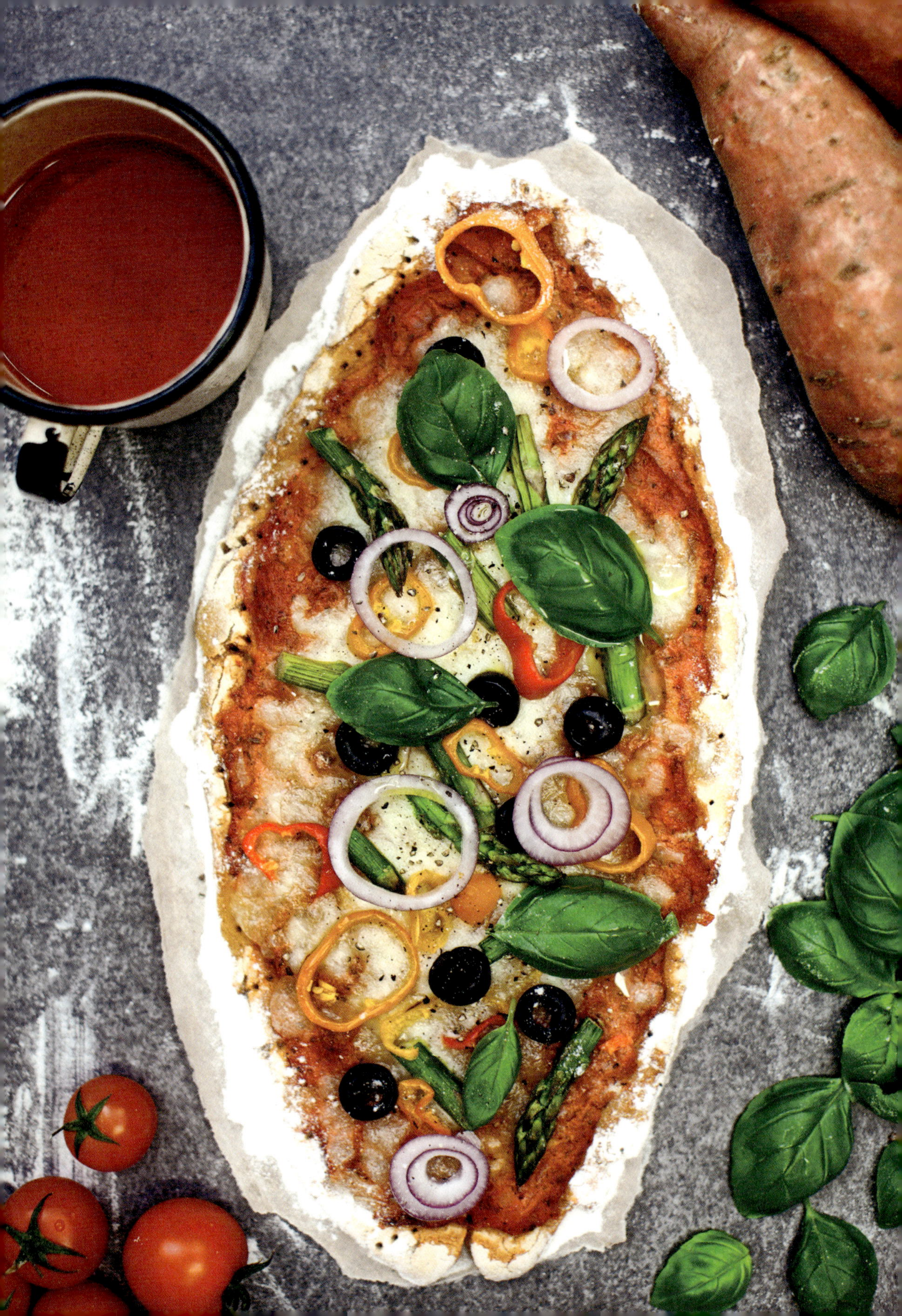

Süßkartoffelpizza

Pro Portion: 615 kcal, 24,6 g Eiweiß, 21,4 g Fett, 78 g Kohlenhydrate, 9 g Ballaststoffe

Zutaten für 3 Portionen:

400 g Süßkartoffel
130 g Buchweizenmehl

Für die Tomatensoße:
200 g Tomatenmark
1 Knoblauchzehe
1 TL (5 ml) Öl nach Wahl
Oregano
Basilikum
Salz
grob gemahlener Pfeffer

Für den Belag:
100 g Zucchini
100 g rote Paprika
30 g schwarze Oliven (ohne Stein)
250 g Mozzarella
20 g Rucola
50 g Cocktailtomaten
Oregano

1. Backofen auf 180 °C Ober-/Unterhitze vorheizen.

2. Süßkartoffel waschen und in Alufolie einwickeln, ca. 1–2 Stunden (je nach Größe) im Backofen garen. Abkühlen lassen, Folie entfernen und schälen. Süßkartoffel mit einer Gabel zerdrücken und in eine Schüssel geben. Mehl hinzugeben und zu einem Teig verkneten.

3. Ein Blech mit Backpapier auslegen und den Teig darauf zu einer ca. 30–35 cm runden Pizza formen. Mit der Gabel Löcher in den Teig stechen.

4. Bei 210 °C ca. 15 Minuten im Backofen backen.

5. Währenddessen alle Zutaten für die Soße vermischen. Zucchini und Paprika waschen und klein schneiden. Oliven halbieren und Mozzarella in Stücke schneiden. Tomatensoße auf dem gebackenen Teig verteilen und mit Zucchinischeiben, Oliven, Paprikastreifen und Mozzarella belegen. Weitere 8–12 Minuten backen.

6. Tomaten waschen und klein schneiden. Pizza aus dem Ofen nehmen und mit Rucola, Cocktailtomaten und Oregano garniert servieren.

Pfannkuchen nach mexikanischer Art

Pro Portion: 749 kcal, 57,4 Eiweiß, 28,8 g Fett, 61 g Kohlenhydrate, 15,5 g Ballaststoffe

Zutaten für 1 Portion:

1 Ei
60 g Vollkornweizenmehl
2 ml Kokosöl
80 g Tomate
70 g rote Kidneybohnen (Dose)
60 g Mais (Dose)
190 g Putenhackfleisch
30 g Tomatenkonzentrat
Salz
Cayennepfeffer

1. Ei, Mehl und 100 ml Wasser in eine Schüssel geben und gut verrühren.

2. Öl in einer Pfanne erhitzen, Teig hineingeben und Pfannkuchen darin ausbacken. Wenden und kurz von der anderen Seite braten. Aus der Pfanne nehmen.

3. Tomaten waschen und schneiden. Bohnen und Mais abgießen und abtropfen lassen.

4. Hackfleisch ohne Fett in der Panne anbraten, Tomate, Tomatenkonzentrat, Bohnen und Mais dazugeben. Mit Salz und Pfeffer würzen.

5. Pfannkuchen mit der Mischung befüllen und aufrollen.

Französisches Omelette mit Gemüse

Pro Portion: 335 kcal, 18,2 g Eiweiß, 20 g Fett, 19,4 g Kohlenhydrate, 7,8 g Ballaststoffe

Zutaten für 1 Portion:

2 Eier
20 ml Milch (1,5 %)
Salz
schwarzer Pfeffer
100 g Zwiebel
115 g rote Paprika
170 g Tomate
10 g Butter

1. Eier in eine Schüssel schlagen. Milch, Salz und Pfeffer dazugeben und alles kräftig mit einer Gabel verquirlen.
2. Zwiebel schälen, Paprika und Tomate waschen und alles klein schneiden.
3. Butter in einer Pfanne erhitzen und die Eimasse hinzugeben. Wenn die Masse stockt und Farbe bekommt, wenden.
4. Das klein geschnittene Gemüse auf das Omelette gegeben. Mit der anderen Hälfte zuklappen und noch ein wenig erhitzen.

Makrelen-Aufstrich

Pro Portion: 402 kcal, 32,8 g Eiweiß, 28 g Fett, 5,5 g Kohlenhydrate, 0,7 g Ballaststoffe

Zutaten für 1 Portion:

1 Ei
125 g geräucherte Makrele
50 g rote Zwiebel
60 g Salzgurke
20 g Naturjoghurt (1,5 %)
Salz
schwarzer Pfeffer

1. Ei hart kochen.
2. Aus der Makrele alle Gräten entfernen.
3. Ei, Zwiebeln und Gurke in feine Würfel schneiden und in eine Schüssel geben. Joghurt dazugeben und mit Salz und Pfeffer würzen. 30 Minuten im Kühlschrank ziehen lassen.

Heringssalat

Pro Portion: 291 kcal, 25 g Eiweiß, 18 g Fett, 6,2 g Kohlenhydrate, 3 g Ballaststoffe

Zutaten für 1 Portion:

100 g Hering (gesalzen)
75 g Radieschen
85 g Gurke
20 g Schnittlauch
40 g Naturjoghurt (1,5 %)
schwarzer Pfeffer

1. Den Hering in grobe Würfeln schneiden, Radieschen und Gurke waschen und in Stifte schneiden, den Schnittlauch waschen und hacken.

2. In einer Schüssel alle Zutaten mit Joghurt mischen und mit Pfeffer würzen. Mindestens 15 Minuten kalt stellen.

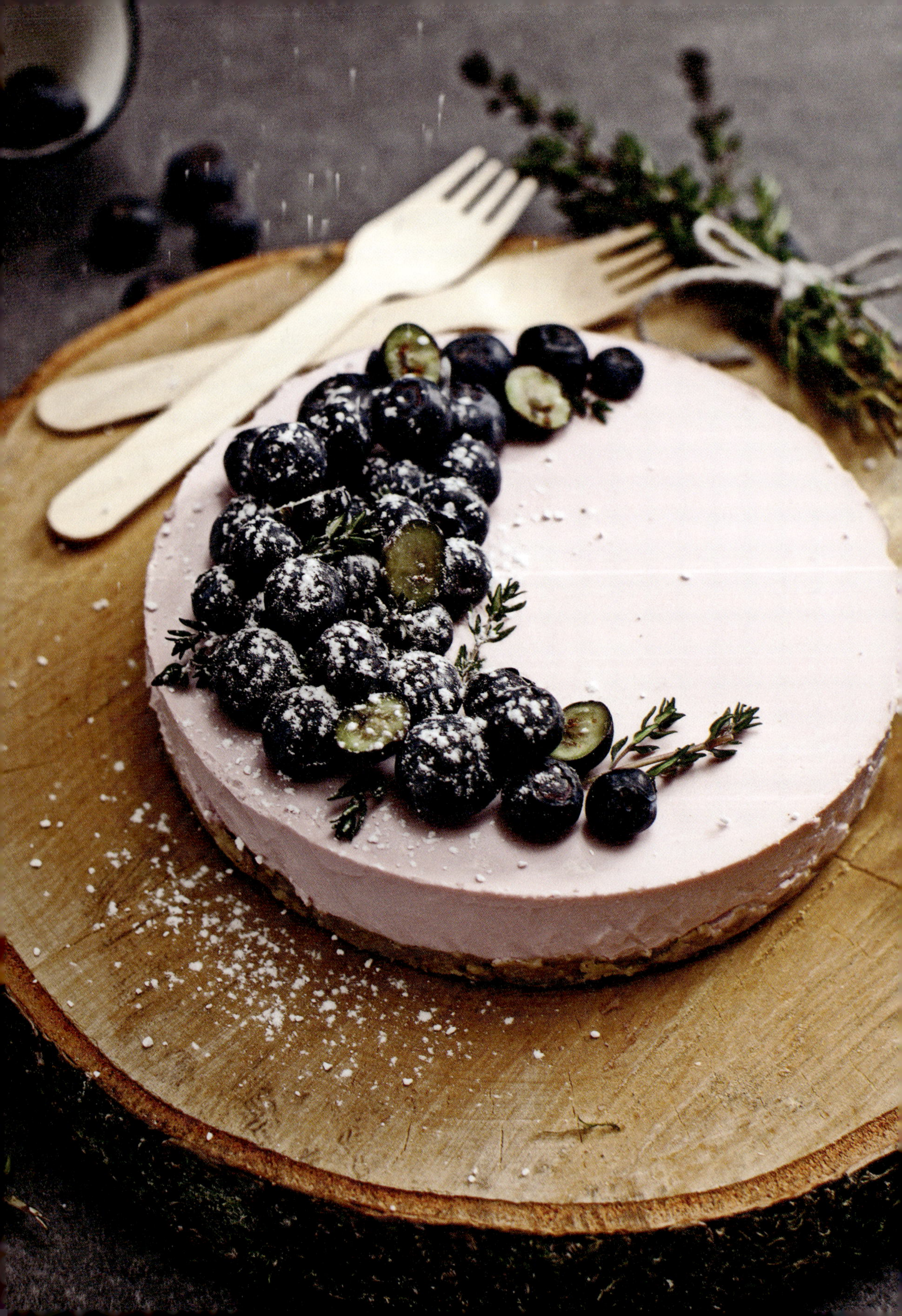

Kokostorte

Pro Portion: 284 kcal, 3,6 g Eiweiß, 26,4 g Fett, 9,2 g Kohlenhydrate, 1,3 g Ballaststoffe

Zutaten für 8 Portionen:

5 g Datteln
30 g kernige Haferflocken
1 EL (10 g) Mandelmehl
8 g Erdnussmus
10 g Cashewkerne
20 g Haselnüsse
10 g Pistazien
10 g Walnüsse
1 Prise Thymian
50 g Butter

Für den Belag:

Gelatine (optional Agar-Agar für mind. 0,5 l oder Erythrit nach Geschmack)
250 ml Kokosmilch (Dose)
30 g Erdbeeren
250 g Mascarpone (optional Kokosjoghurt oder mehr Kokosmilch)
100 g Blaubeeren
Erythrit-Pulver für die Dekoration

1. Datteln 5 Minuten in heißem Wasser einweichen. Aus dem Wasser nehmen und abtropfen lassen.

2. Datteln mit den restlichen Zutaten für den Boden – außer der Butter – in einen Mixer geben und zu einer glatten Masse verarbeiten. Butter schmelzen, dazugeben und vermengen.

3. Eine Kuchenform (ca. 18 cm Durchmesser) Backpapier ausgelegen und die Masse hinein geben. Die Form ins Gefrierfach stellen.

4. Gelatine nach Packungsanweisung einweichen. Kokosmilch im Topf erwärmen, optional süßen, danach Gelatine unterrühren. Kurz auskühlen lassen. Erdbeeren pürieren und zusammen mit der Mascarpone in die Kokosmilch geben. Alles gut mit einem Rührgerät verrühren.

5. Kuchenform aus dem Gefrierfach nehmen und Tortenmasse darauf geben. Über Nacht in den Kühlschrank stellen. Vor dem Servieren mit frischen Blaubeeren und Erythrit-Pulver dekorieren.

Spinat-Pancakes mit Kokosmilch

Pro Portion: 394 kcal, 16,3 g Eiweiß, 17 g Fett, 40 g Kohlenhydrate, 6,4 g Ballaststoffe

Zutaten für 1 Portion:

1 Ei
60 g Vollkorndinkelmehl
60 ml Kokosmilch (Dose)
2 g Backpulver
50 g Spinat (frisch)
4 ml Vanillearoma
10 g Minze (frisch)
Beeren zur Dekoration

1. Alle Zutaten außer Beeren und Minze in einem Standmixer zu einem glatten Teig verrühren.
2. In einer beschichteten Pfanne ohne Öl kleine Pancakes backen. Mit Beerenfrüchten und Minze dekorieren und servieren.

French Toasts mit Zimt als Waffeln

Pro Portion: 333 kcal, 14 g Eiweiß, 16,7 g Fett, 29,3 g Kohlenhydrate, 6,8 g Ballaststoffe

Zutaten für 1 Portion:

3 ml Kokosöl
1 Ei
1 g Zimt
80 g Vollkorndinkelbrot
Optional Beeren und/oder Zitrusfrüchte
frische Minze zum Dekorieren
7 g Kokosflocken

1. Waffeleisen mit Kokosöl einfetten und vorheizen.
2. Ei mit 1 EL Wasser und Zimt verquirlen. Brotscheiben in die Ei-Mischung tunken und im Waffeleisen 1–2 Minuten ausbacken.
3. Auf einem Teller servieren. Mit IR-konformem Obst wie Beeren oder Zitrusfrüchten sowie Minzblättern dekorieren. Mit Kokosflocken bestreuen.

Haferpfannkuchen mit Quark

Pro Portion: 313 kcal, 17,5 g Eiweiß, 13 g Fett, 28,7 g Kohlenhydrate, 14 g Ballaststoffe

Zutaten für 4 Portionen:

100 g Haferflocken oder Hafermehl
2 Eier
250 g Milch oder pflanzliche Milchalternative
50 g Vollkorndinkelmehl
Salz
20 ml Rapsöl
200 g Quark
15 g Xylitol
4 g Vanilleextrakt
50 g Naturjoghurt

1. Haferflocken im Mixer zu Mehl mahlen oder Hafermehl verwenden. In einer Schüssel Eier und Milch verquirlen, danach Hafermehl, Dinkelvollkornmehl und Salz hinzufügen. Alles zu einer glatten Masse verrühren und am Ende das Öl hinzufügen.

2. Pfannkuchenteig in einer mit Teflon beschichteten Pfanne ohne Fett gleichmäßig auf beiden Seiten ausbacken.

3. Währenddessen Quark mit Xylitol und Vanilleextrakt verrühren.

4. Die Pfannkuchen mit dem Quark bestreichen, zusammenfalten und mit Joghurt als Soße servieren.

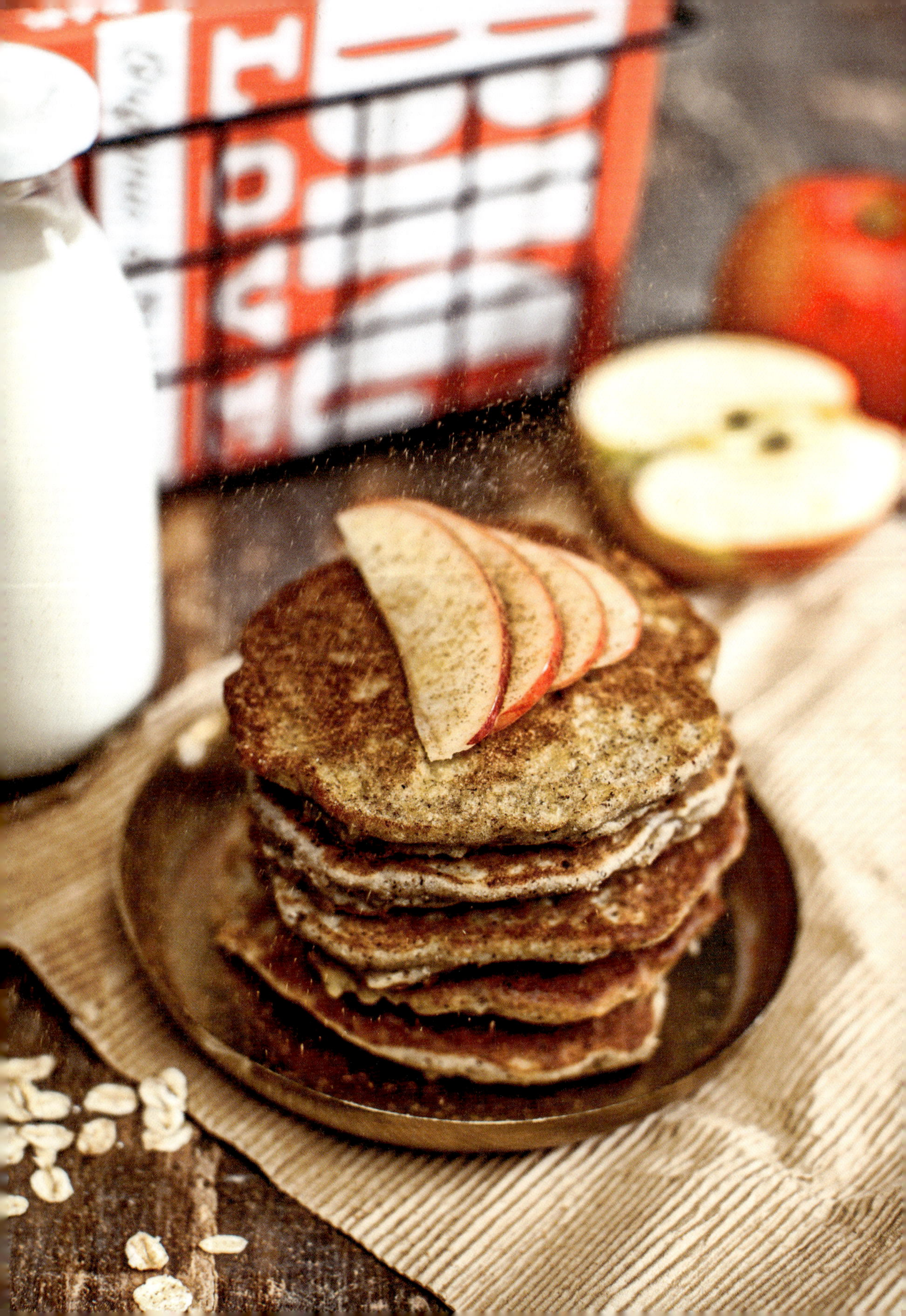

Mini-Buchweizen-Pfannküchlein mit Apfel und Zimt

Pro Portion (4 Pfannüchlein): 425 kcal, 11,5 g Eiweiß, 11,3 g Fett, 65 g Kohlenhydrate, 5,8 g Ballaststoffe

Zutaten für 2 Portionen:

250 g Apfel
100 g Buchweizenmehl
2 Eier
10 ml kaltgepresstes Rapsöl
4 g Zimt
20 g Xylitol
50 ml Milch oder pflanzliche Milchalternative
20 g Haferflocken
1 gestrichener TL Natron
1 Prise Salz

1. Apfel waschen, schälen, grob reiben und in eine Schüssel geben. Danach alle anderen Zutaten dazugeben und gut mischen.

2. In einer Pfanne ohne Fett bei mittlerer Hitze 8 kleine Pfannküchlein von beiden Seiten ausbacken.

Bounty-Cocktail

Pro Portion: 317 kcal, 3,2 g Eiweiß, 22 g Fett, 24,2 g Kohlenhydrate, 4 g Ballaststoffe

Zutaten für 1 Portion:

6 g Kokosraspeln
60 g Banane
20 g dunkle Schokolade
70 ml Kokosmilch (Dose)

Alle Zutaten in einem Standmixer gut mixen. In ein Glas füllen und servieren.

Bananen-Cocktail mit Blaubeeren

Pro Portion: 433 kcal, 25,6 g Eiweiß, 11 g Fett, 54,5 g Kohlenhydrate, 12 g Ballaststoffe

Zutaten für 1 Portion:

20 g Haferflocken
10 g Leinsamen
100 g Banane
90 g Blaubeeren (gefroren)
250 g Naturjoghurt (1,5 %)
40 g Quark (Halbfettstufe)

1. Haferflocken ca. 15 Minuten in 200 ml heißem Wasser einweichen.
2. Danach zusammen mit den restlichen Zutaten in einem Standmixer zu einem Cocktail mixen. In ein Glas füllen und servieren.

Quinoa-Mango-Dessert

Pro Portion: 345 kcal, 10,4 g Eiweiß, 8,2 g Fett, 53,6 g Kohlenhydrate, 7,4 g Ballaststoffe

Zutaten für 1 Portion:

40 g Quinoa
140 g Mango
Zimt
60 g Banane
10 g ganze Mandeln

1. Quinoa nach Packungsanweisung kochen.
2. Mango schälen, Kern entfernen und das Fruchtfleisch mit etwas Zimt in einem Standmixer pürieren. Mit dem gekochten Quinoa vermischen und in eine Schüssel geben.
3. Banane schälen und in Scheiben schneiden. Bananenscheiben und Mandeln auf dem Mango-Quiona-Dessert anrichten.

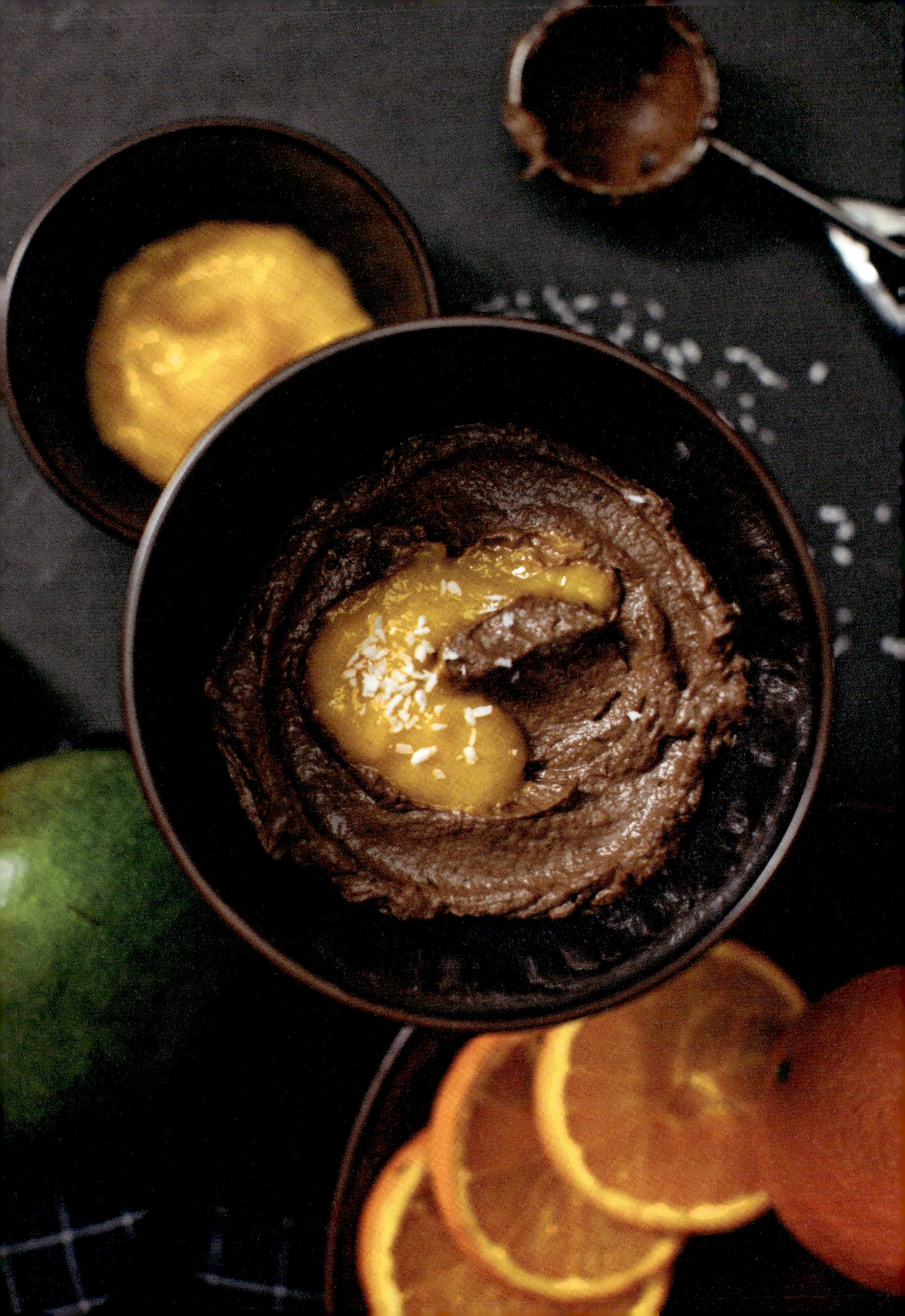

Schokoladen-Avocado-Mousse mit Orangen-Mango-Soße

Pro Portion: 424 kcal, 9,3 g Eiweiß, 29,4 g Fett, 25,6 g Kohlenhydrate, 12 g Ballaststoffe

Zutaten für 2 Portionen:

140 g Avocado
150 g Banane (darf noch leicht grün sein)
30 g Erdnussmus oder Cashewmus
20 g Kakaopulver (ohne Zucker)
70 g Mango
70 g Orange
5 g Kokosraspeln

1. Avocado halbieren, entkernen und das Fruchtfleisch mit einem Löffel herauslösen. Avocado zusammen mit Banane, Erdnussmus und Kakaopulver in einen Standmixer geben und pürieren.

2. Für die Orangen-Mango-Soße Mango und Orangen schälen (Orange muss gut von der weißen Haut getrennt werden, sonst wird es bitter) und den Kern der Mango entfernen. Mango und Orange im Mixer glatt pürieren.

3. Mousse in eine Schale geben, mit Orangen-Mango-Soße übergießen und mit Kokosraspeln bestreut servieren.

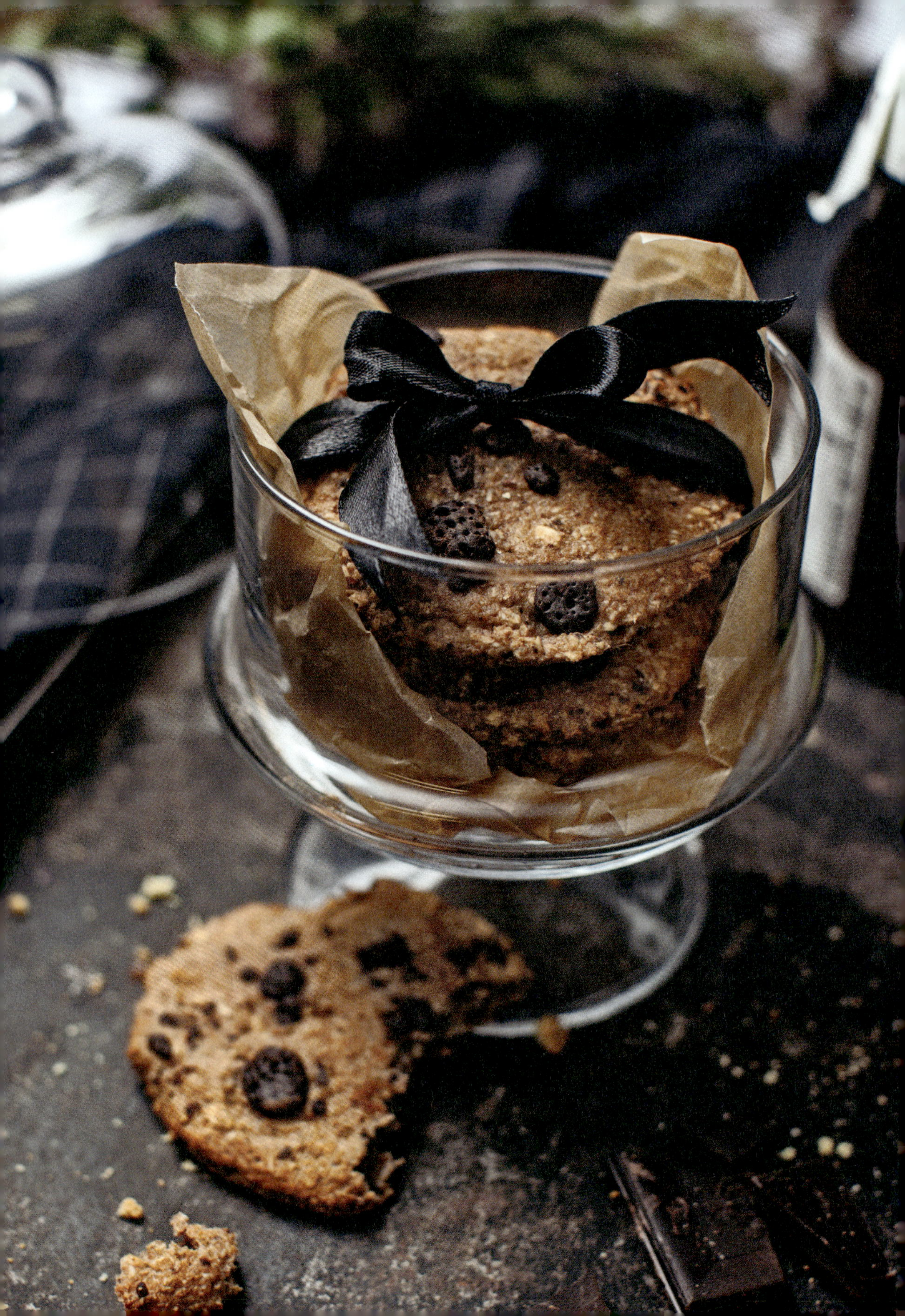

Hafercookies mit Banane

Pro Portion: 261 kcal, 7,8 g Eiweiß, 10,4 g Fett, 31,7 g Kohlenhydrate, 5,3 g Ballaststoffe

Zutaten für 1 Portion:

60 g Banane
5 g dunkle Schokolade
30 g Haferflocken
10 g Mandeln

1. Backofen auf 180°C Ober-/Unterhitze vorheizen.
2. Banane schälen, in eine Schüssel geben und mit einer Gabel zerdrücken.
3. Schokolade fein hacken und mit Haferflocken und Mandeln zur Banane hinzufügen und verkneten.
4. Mit den Händen zwei flache Cookies formen. Ein Backblech mit Backpapier auslegen. Die Cookies darauf legen und 15 Minuten backen.

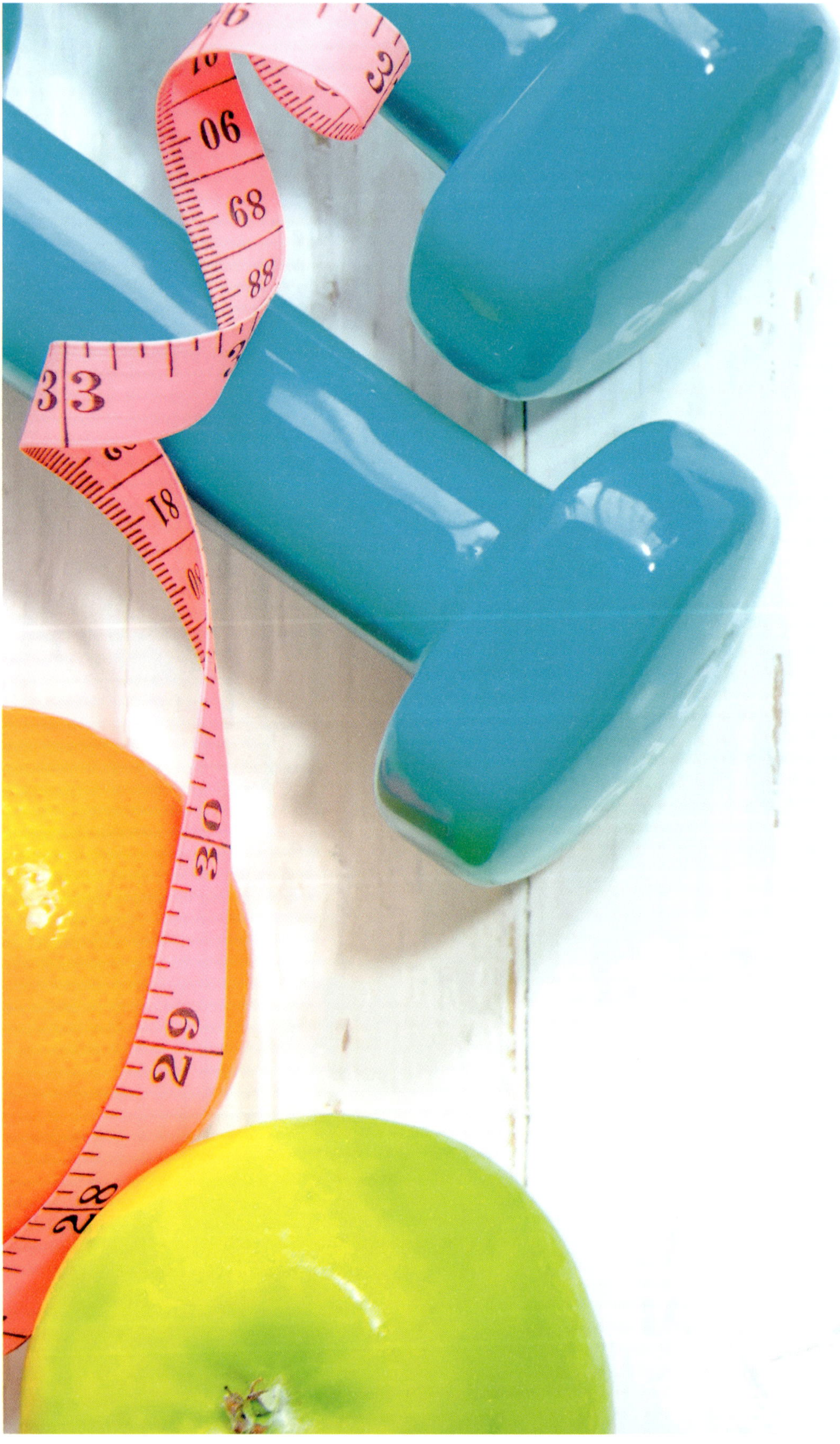

TEIL 5:

ERFAHRUNGSBERICHTE ZUM IR-KONFORMEN KONZEPT, SELBSTCHECK UND FAZIT

Erfahrungsberichte

Die folgenden Erfahrungsberichte beziehen sich auf das im Buch beschriebene IR-konforme Konzept von Alicja Kurzius. Über ihre Erfolge berichten hier Betroffene aus Alicjas Facebook-Selbsthilfegruppen.

UND SO FINDEST DU UNS:

insulinresistenz@gmail.com oder www.insulinresistenz.club

Unsere Selbsthilfegruppen auf Facebook:

»Insulinresistenz-Selbsthilfegruppe«
»Insulinresistenz – Gesunde Ernährung und Rezepte«
»Insulinresistenz – Kinderwunsch und Schwangerschaft«
»Insulinresistenz – Körperliche Aktivität«
»Insulinresistenz – Kinder und Jugendliche«
»Insulinresistenz – Konforme Ausnahmen«
»Insulinresistenz- Selbsthilfegruppe [Hyperinsulinämie]«

Gaby

Nach vier Jahren Abklärung aufgrund etlicher Symptome (Müdigkeit, Kopfschmerzen, enorme Gewichtszunahme bis auf 131 kg und daraus resultierend eine Diät nach der anderen, Infekte etc.) von einem Arzt zum anderen, erhielt ich Ende Juni 2018 eher zufällig die Diagnose IR (Wert 9,1). Was das aber bedeutete und was ich tun sollte, konnte mir keiner sagen. Die Ernährungsberater meinten nur: »Reduzieren Sie die Kohlenhydrate und essen Sie diese höchstens bis 14 Uhr.«

Ich fand dann die IR-Selbsthilfegruppe auf Facebook und lernte mit dem kostenlosen Lehrbuch, das zum Download bereitsteht, was Insulinresistenz bedeutet und worauf ich achten muss. Dass es hierbei nicht nur um die Reduzierung von Kohlenhydraten geht, sondern um weit mehr, erfuhr ich durch das Lehrbuch, den regen Austausch in der Gruppe und durch das erste Buch der Gründerin dieser Gruppe. Ich stellte meine bisherigen Gewohnheiten umgehend gemäß Konzept um und ernähre mich seither konform, treibe viel Sport und gehe achtsamer mit mir um.

Eine Kontrolle im Oktober 2018 zeigte, dass das Konzept äußerst begründet ist und für mich sehr erfolgreich. Ich hatte einen IR-Wert von 0,86 IR in Remission.

Anfang Februar 2019 dann eine weitere Kontrolle: IR nicht mehr nachweisbar. Kommentar der Ärztin: »Gratuliere, Sie haben sich selbst geheilt.«

Weitere erfolgreiche Aspekte: Ich habe über 50 kg weniger, ernähre mich rundum gesünder, bin fitter, die Müdigkeit ist weg ebenso wie die Infekte und die ständigen Kopfschmerzen.

Diese Gruppe und das Konzept haben mir sehr geholfen und mich da aufgefangen, wo die Schulmedizin mich im Regen stehenließ. Danke vielmals.

Steffi

Ich ernähre mich inzwischen seit Oktober zu 99 % konform. Ich schleiche Siofor ein und lebe ansonsten mein Leben ganz normal weiter. Ich bewege mich berufsbedingt viel, mache aber ansonsten keinen Sport. Mein Langzeitzucker hat sich verbessert, und auch der Nüchternwert ist besser. Ich habe 8,5 kg abgenommen. Erst langsam und mit Auf und Ab, inzwischen aber konstant. Gestern war ich shoppen – was soll ich sagen, Jeans eine Größe kleiner gekauft und die Auswahl war auch gleich größer!

Mit meinem Zyklus hatte ich nie große Probleme. Ich merke allerdings, dass sich alles stabilisiert. Weniger Haarwuchs an den falschen Stellen und bessere Haut.

Ich danke der Gruppe für die vielen und ständigen Anregungen. Liebe Admins, danke dafür, dass ihr diese Gruppe so fantastisch führt und so viel Zeit investiert!

Marzena

Als Insulinresistenz-Betroffene habe ich seit Jahren zur Behandlung nur Metformin eingenommen. Dies hat mir aber nicht wirklich dabei geholfen, das Gewicht zu verlieren oder die Blutwerte zu verbessern. Erst durch die Entdeckung des IR-Projekts und nach der Einführung in konformes Essen bin ich davon überzeugt, dass dieses Konzept der einzige und richtige Weg ist, um erfolgreich mit IR umzugehen.

Dank der Insulinresistenz-Selbsthilfegruppe auf Facebook habe ich Informationen, Rezepte und Bilder von konformen Produkten gefunden, sodass ich dazu inspiriert wurde, selbstständig dieses Konzept zu verfolgen. Ich fühle mich endlich nicht mehr so müde, habe schon 13 kg verloren, und meine Blutwerte sind immer besser geworden.

Jetzt bin ich so weit, dass ich selbst Bilder von meinen Mahlzeiten auf Facebook und Instagram (Insulinogram) posten kann, um andere damit hoffentlich zu inspirieren.

Sandra

Seit ca. sechs Monaten bin ich in den Selbsthilfegruppen von Alicja Kurzius, durfte viel Neues kennenlernen, konnte meine Ernährung umstellen und habe seither 16 kg verloren.

Vera

Ich habe IR und PCOS. Durch konforme Ernährung und Sport (anfänglich unterstützt von Metformin) habe ich innerhalb von vier Monaten 12 kg abgenommen und somit mein Normalgewicht erreicht. Dadurch habe ich auch endlich einen regelmäßigen Zyklus bekommen, der vorher über 14 Monate ausgesetzt hatte.

Ich freue mich riesig über diese Erfolge und bin dadurch motiviert, immer weiter am Ball zu bleiben. Mittlerweile machen mir die konforme Ernährung und Sport sogar Spaß, weil ich weiß, wie sehr meine Gesundheit davon profitiert!

Sandra

Mit knapp 25 Jahren bekam ich durch einen Zufall und nach langem Leidensweg die Diagnose IR. Anfangs stand ich alleine da, denn keiner konnte mir annähernd sagen, was dies für mich bedeutet. Nach unzähligen Diätversuchen und stundenlangem Abstrampeln im Fitnessstudio ging kaum etwas an Gewicht runter, aber stetig rauf. Ich habe gesund gegessen – meiner Meinung nach. Medikamente wurden mir empfohlen, die ich schlecht vertrug.

Nach meiner zweiten Schwangerschaft kam ich endlich durch Facebook auf die IR-Selbsthilfegruppe. Ich stellte meine Ernährung um und bewegte mich regelmäßig, und in knapp acht Monat waren 25 kg weg. Ich bin gewichtstechnisch noch lange nicht am Ziel, aber näher dran als letztes Jahr um diese Zeit. Wichtig war auch für mich, dass die zusätzlichen Symptome wie Schwindel, extreme Müdigkeit und Herzrasen verschwanden.

Romana

Im Jahr 2012 kam meine Tochter zur Welt, ich habe in der Schwangerschaft mit ihr 31 kg zugenommen. Wovon und warum konnte ich mir allerdings nicht erklären und die Ärzte auch nicht. Die Schilddrüse war in Ordnung, eine andere Idee, woran meine stetige Zunahme lag, hatte keiner! Ich nahm auch danach permanent weiter zu. Im Oktober 2013 war ich dann richtig verzweifelt und dachte mir, so möchte ich nicht bleiben!

Also nahm ich das Zepter selbst in die Hand und versuchte krampfhaft abzunehmen. Von Oktober 2013 (127 kg) bis April 2014 (115 kg) habe ich mir dann 12 kg runtergehungert! Jedes Kilo klebte förmlich an mir.

Ich wollte dann gerne noch ein zweites Kind, jedoch sagte mir mein neuer Frauenarzt, dass er dies für sehr bedenklich und die Chancen auf eine Schwangerschaft für sehr gering halte, da er ein stark ausgeprägtes PCOS festgestellt hatte. Dann kam ein oGTT, der eine IR bestätigte. Mein Arzt hat mir dann ans Herz gelegt, dass er als erste Prävention eine Reduzierung des Gewichts für wichtig und für unumgänglich halte, wenn ich gesund sein und schwanger werden wollte.

Ich bin also mit den Infos heimgegangen und habe erst einmal gegoogelt. Alles, was ich zum Thema finden konnte, habe ich mir zusammengetragen. Bezüglich der Ernährung habe ich stundenlang Foren durchstöbert, auf verschiedenen Seiten gelesen und recherchiert. Und ich habe angefangen, mich konform zu ernähren. So konnte ich mein heruntergehungertes Gewicht von 115 kg halten.

Im Juli habe ich mich dann im Fitnessstudio angemeldet und war regelmäßig, viel und oft beim Sport. Der Erfolg ließ nicht lange auf sich warten, die Kilos purzelten zwar nicht so schnell (durch das PCOS ist die Abnahme zusätzlich zur IR erschwert), aber stetig, und meine Blutwerte wurden deutlich besser. Der nächste oGTT Anfang 2015 war super. Im Juli 2015 war ich zur Kontrolle bezüglich des PCOS beim Frauenarzt, der uns grünes Licht bezüglich einer Schwangerschaft gab, da durch die Abnahme meine Eierstöcke nun auch wieder gut aussahen.

Ich habe somit von Juli 2014 bis August 2015 von 115 kg auf 85 kg abgenommen. Im August war unser erster Übungszyklus für Baby Nr. 2 – was soll ich sagen, schon im September habe ich positiv getestet!

Anke

Ich bin jetzt 40 Jahre alt und habe aufgrund meines Kinderwunsches vor zwei Jahren von meiner Insulinresistenz erfahren. Zugegeben, es war erst einmal ein Schock für mich!

Nachdem ich mich eingelesen und meine Ernährung Schritt für Schritt umgestellt hatte, habe ich schnell gemerkt, dass es mir gesundheitlich besser geht. Ich hatte zum Beispiel keinen Durchfall und keine Panikattacken mehr und konnte besser schlafen. Ich wurde ausgeglichener und nahm zwar langsam, aber stetig ab! Dadurch regulierte sich mein Zyklus, und ich bekam wieder einen Eisprung!

Schließlich wurde ich nach acht Jahren Kinderwunsch durch eine IVF schwanger und trage mein Wunschkind unter meinem Herzen.

Die konforme Ernährung bringt mich auch gerade super durch meine Schwangerschaft, da ich einen Gestationsdiabetes entwickelt habe. Ich schaffe es ohne Insulin, den Diabetes im Zaum zu halten! Es ist nicht immer leicht, aber es wird von Tag zu Tag leichter, und meine Gesundheit dankt es mir!

Karin

Heute möchte ich mal allen Mut machen! Vor einem Jahr wurde bei mir IR diagnostiziert, ich habe meine Ernährung umgestellt, den Sport, den ich schon machte, weiterbetrieben, es war nie einfach, teilweise die Hölle. Ich hab mich oft gefragt: Wozu, schaut ja so aus, als ob alle anderen immer alles dürfen, nur man selbst nicht!

Dank der Selbsthilfegruppen von Alicja Kurzius habe ich die Motivation gefunden und die notwendige Bestätigung, nicht alleine zu sein. Endlich Menschen, die mich verstehen!

Heute kann ich sagen, dass ich nicht nur das Fett los bin, das zu viel war, nein, auch meine Blutwerte sind wieder so wie bei einem gesunden Menschen! IR in Revision?! Mein Weg war der richtige! Dadurch geht es meinem Körper und letztlich auch meiner Seele besser.

Zurück zu alten Mustern? Nein, auf keinen Fall!

Inzwischen habe ich mich an den Lebensstil gewöhnt und meine Umwelt auch. Ich sage meinen Kindern immer, wenn du fleißig bist, bekommst du den Lohn dafür!

Claudia

Hallo, ich möchte euch eine kleine Geschichte erzählen, die vielleicht dem einen oder anderen Mut macht. Diese Geschichte handelt von mir, nächste Woche 38 Jahre alt. Ich bin seit Jahren übergewichtig. Das fing an, als ich Antidepressiva nehmen musste. Ich könnte gut und gerne 40 Kilo abnehmen, bin dann immer noch für manche ein Moppel, aber mit 40 Kilo weniger habe ich mich damals sehr wohl gefühlt und war auch sportlich. Als Erstes wurde bei mir eine Schilddrüsenunterfunktion festgestellt, als ich das erste Mal zunahm. Irgendwann nahm ich auch ab, dank meines damaligen Sportpensums und gesunder Ernährung. Hier möchte ich betonen, dass die Ernährung zwar gesund, aber nicht total zuckerfrei war, ich zum Beispiel bei Brot zwar Vollkornprodukte genommen habe, aber nicht auf Gerstenmalz etc. geachtet habe. Plötzlich ging mein Gewicht wieder hoch. Gut, ich hatte hier und da die Ernährung und Bewegung schleifen lassen, aber nicht für 25 Kilo. Irgendwann landete ich bei einem Diabetologen, der feststellte, dass mein Antidepressivum, welches ich insgesamt 4,5 Jahre einnahm, meinen Insulinhaushalt zerschossen hatte und ich nun eine Insulinresistenz mein Eigen nennen durfte. Wenigstens hatte ich kein erhöhtes Risiko für Diabetes und konnte nun komplett gegensteuern. Es dauerte noch ein Jahr, bis mein Gynäkologe zweifelsfrei PCOS diagnostizierte sowie Verdacht auf Endometriose.

Im Dezember letzten Jahres begann ich, meine Ernährung nach dem Konzept von Alicja umzukrempeln, im Januar habe ich dann nur noch konform gegessen. Im Februar hatte ich nach einem halben Jahr meine erste Regelblutung. Es war für uns vollkommen in Ordnung, als es hieß, ich könne ohne medizinische Hilfe keine Kinder bekommen. Wir hatten eh damit gerechnet und unser Leben anders geplant.

Im Februar habe ich Alicjas Projektangebot für eine Ernährungsberatung in Anspruch genommen, um meine Pläne zu optimieren, denn ich wollte nun endlich wieder abnehmen. Ich hatte auch schon fast 6 Kilo wieder runter, doch war mir die Kalorienmenge nicht geheuer, und ich habe es mir eher reingequält.

Ich hatte hier und da Probleme, habe aber generell konform gegessen. Ich habe mich an die 600 g Gemüse sehr streng gehalten, es war sogar nicht selten fast ein Kilo, das ich gegessen hatte.

Anfang Mai hatte ich das Gefühl, meine Tage zu bekommen, doch irgendwie kamen sie nicht. Da ich schon ein paar Jahre auf dem Buckel habe, wusste ich, was zu tun ist. Ich habe einen Test gemacht. Und noch einen. Und meinen Mann noch mal kurz vor Ladenschluss in den Laden gejagt. Alle das gleiche Ergebnis: Ich bin schwanger, trotz Schilddrüsenunterfunktion, trotz IR, trotz PCOS, trotz daraus resultierender locker 40 Kilo Übergewicht und trotz meines Alters. Lasst euch nicht von Diagnosen entmutigen. Achtet auf eure Ernährung und ausreichend Bewegung. Stresst euch nicht, wenn es mal ein paar Tage nicht klappt. Fangt an, euch selbst zu lieben. Der Rest wird dann folgen.

Meine eigene Geschichte: Alicja

Du hast gerade mein Buch gelesen, das ich allen Betroffenen widme. Ich selbst habe einmal nach einem solchen Buch gesucht und leider nie eines gefunden. Warum? Das erfährst du jetzt …

Ich heiße Alicja Kurzius, bin 33 Jahre alt und gelernte Ergotherapeutin sowie Mama einer kleinen Tochter, die zehn Jahre auf sich warten ließ. Dieses Buch widme ich auch ihr und hoffe, dass sie immer gesund bleibt und von Insulinresistenzsymptomen, die mir das Leben schwer gemacht haben, verschont bleibt.

Ursprünglich komme ich aus Polen, seit 2007 lebe ich in Deutschland. Meine Probleme mit dem Gewicht fingen schon im Grundschulalter an. Jeder war irgendwie kleiner und dünner als ich, ich habe das am Anfang gar nicht so gespürt. Aber den Unterschied sah ich irgendwann, und das beschäftigte mich. Wenn ich jetzt aber die Bilder von damals ansehe, war ich gar nicht dick und empfinde mich da als völlig normal im Vergleich zu meinen Klassenkameraden.

Mit 16 Jahren hatte ich jedoch schon diverse restriktive Diäten und Bulimie-Episoden hinter mir. Der Teufelskreis fing an.

Später, mit 19, kamen die ersten Hirsutismus-Symptome dazu. 2005 (mit 21 Jahren) war mir das schon sehr unangenehm. Mein Gewicht war normal, ich war aber fast nie zu Hause, hatte sehr viel Bewegung, machte fast jedes Wochenende Party und hatte erste Suchtmittelversuche hinter mir. War immer in Action und keine Zuhause-Hockerin. Mein Körpergewicht war somit ganz okay.

Dann hat sich mein Leben stabilisiert, und ich wurde ruhiger. 2009 – zwei Jahre, nachdem ich meinen Mann geheiratet habe – bekam ich im Rahmen einer Kinderwunschuntersuchung die PCOS- und Insulinresistenz-Diagnose. Wir hatten schon zwei Jahre geübt, und es hat nicht geklappt. Jetzt wussten wir, warum. Ich kann mich daran noch sehr gut erinnern, hatte gedacht: »Es wird schon schnell funktionieren!« – aber das hat es nicht! Mir wurde in der Kinderwunschklinik Metformin verschrieben. Da mein Frauenarzt es aber anders sah und mir Angst gemacht hat, habe ich es nicht genommen. Ich sollte es nicht nehmen, weil ich sonst ins diabetische Koma fallen könnte, so mein Frauenarzt! Es folgten Monate der Trauer, der Hoffnung, des Bangens und der Enttäuschungen bis hin zu Wut, dass es bei anderen ohne Probleme klappte, schwanger zu werden. Jeden Monat, wenn die Menstruation kam, war es wie ein Tod in der Familie für mich.

Jahrelang wurde ich in dieser Zeit von IR-Symptomen gequält, niemand konnte den Grund für meine Problematik erkennen. Durch eine gefühlte Unterzuckerungssymptomatik wurde ich falsch diagnostiziert. Die Psyche sei schuld, hieß es. Blutdruckschwankungen, sogar Herzrhythmusstörungen wurden festgestellt, innere Unruhe, Zittrigkeit, extreme Müdigkeit und ein diffuses Angstgefühl haben mich fast jeden Tag begleitet.

Meine Ausbildung machte ich paradoxerweise in einem Bezirkskrankenhaus auf einer Station für Depressionen, wo ich jeden Tag Patienten mit einem Lächeln begegnete, obwohl ich mich selbst schrecklich fühlte. Die Symptome, die sich durch den Stress noch stärker manifestierten, hatten mich auch nachts im Griff. Ich konnte nicht mehr schlafen.

Es folgten auf Anraten von Ärzten eine Psychotherapie und für eine sehr kurze Zeit auch eine psychopharmakologische Behandlung wegen meiner massiven Unruhe- und Angstsymptome. Jeder hat es nur auf die Psyche geschoben!

Bis mein Mann einen Zusammenhang zwischen meinem schlechten Befinden und dem Essen beobachtet konnte! Nach dem Essen waren die Symptome oft deutlich besser oder ganz verschwunden. Bis heute sagt er, wenn mir komisch ist: »Iss was!« – und das hilft!

Mein Staatsexamen habe ich trotz oft schlechten Befindens ziemlich gut gemeistert, wenn auch ein Jahr später als geplant. Da ich damals nicht wusste, wie ich essen sollte, hat es noch fast ein Jahr gedauert, bis sich mein Zustand zu 100 % stabilisierte.

Die Erlösung kam dann 2016, nach neun Jahren Kinderwunsch und starken Insulinresistenzsymptomen, durch das polnische Insulinresistenz-Webprojekt und dessen Konzept, das ich angewendet habe. Damit habe ich den Kampf gegen meine gesundheitliche Situation selbst aufgenommen, da die Ärzte alle nicht mehr weiterwussten.

Ich habe damals meinen kompletten Lebensstil verändert, 34 kg abgenommen und meine Werte so verbessert, dass die IR klinisch nicht mehr nachweisbar war und alle meine Symptome verschwunden waren!

Keine Angst und Panik mehr, kein Herzrassen. Ein neues, aktives, konformes Leben.

Ein Jahr später bin ich Mutter einer Tochter geworden. Die Schwangerschaft war alles andere als leicht. In der 8. Schwangerschaftswoche wurde bei mir eine sehr große Veränderung der Nebenniere gefunden und Krebs vermutet. Niemand hat es laut gesagt, ich wusste aber, dass eine Abtreibung erwogen wurde. Nicht für mich!

Es folgten Krankenhausaufenthalte, eine Schwangerschaft mit Bettruhe voller Sorgen, Ängste und der Unwissenheit, was kommt. Das Kind würde aller Voraussicht nach ein Frühchen werden, und die Überlebenschancen für das Baby waren auch dadurch gesenkt – Muttermundverkürzung, immer und immer wieder.

Krebs oder nicht? Die Gewissheit kam erst drei Wochen nach dem Kaiserschnitt nach und meiner OP zur Nebennierenentfernung. Zwar ohne Komplikation, aber weit weg vom

Neugeborenen und ohne Familie. Ein gutartiges Hämangiom – kein Krebs!

Danach haben mich mein Mann und meine Eltern drei Monate sehr unterstützt, damit ich zu mir komme. Die schwere Zeit, in der ich über Monate gedacht habe, ich hätte Krebs und müsste dann meinen Ehemann und mein Kind (wenn es gesund zu Welt kommt) alleine lassen, hat nicht nur Spuren in meiner Psyche hinterlassen, sondern auch den Zustand der Insulinresistenz verschlechtert. Ich bekam nach der Schwangerschaft eine Autoimmunerkrankung der Schilddrüse. Das alles hat mich sehr gezeichnet. Ich kämpfe heute aufs Neue, habe aber diesmal das Glück zu wissen, wie es geht!

Auch wenn ich heute dadurch mit einem Trauma zu kämpfen und wieder zusätzliche Kilos auf den Rippen habe, gibt es für mich nur einen Weg im Leben, wenn es um die Verbesserung meines gesundheitlichen Zustands geht, und das ist genau der Weg, den ich hier im Buch beschrieben habe. Ernähre ich mich konform und bewege ich mich mehr, bin ich ein ganz anderer Mensch, der das Leben genießen kann.

Heute: Fasziniert von diversen Möglichkeiten der Diättherapie und reicher an Erfahrung, unterstütze ich jeden Tag von Insulinresistenz betroffene Patienten in Deutschland. Als ehemaliges Mitglied der Insulinresistenz-Stiftung in Polen leite ich in Deutschland das Projekt »Insulinresistenz – der Weg zur Genesung«.

Ich bin sehr glücklich, dass es nun eine Anlaufstelle für Betroffene gibt, und freue mich über jeden Einzelnen, der mit unserer Hilfe wieder gesund und mit Selbstvertrauen im Leben steht, das habe ich über Jahre selbst sehr vermisst!

Selbstcheck

Der folgenden Test hilft dir, dich abschließend nochmals selbst zu überprüfen.

Anzahl an Kalorien: Kennst du deinen Kalorienbedarf?
Jede Ernährungsform, die zur Gewichtsreduktion führen soll, basiert auf einem Kaloriendefizit. Isst du zu viel oder zu wenig Kalorien am Tag, wirst du nicht abnehmen können. Vor allem am Anfang wäre es wichtig, herauszufinden, wie groß deine Portionen von bestimmten Lebensmitteln auf dem Teller aussehen sollten.

Ernährung: Isst du IR-konform?
Vielleicht antwortest du jetzt mit »Ja« – aber achtest du wirklich auf die Kohlenhydratmenge, die du verzehrst? Wiege am Anfang deine komplexen Kohlenhydrate, das hilft dir abzuschätzen, wie viel du tatsächlich isst. Finde heraus, wie viel Gramm pro Tag du essen kannst. Das ist abhängig davon, wie viel du dich bewegst.

Wie kombinierst du deine Mahlzeiten?
Findest du auf deinem Teller wirklich immer zu jeder Mahlzeit die konforme Kombination von Produkten? Wenn du auf deinen angerichteten Teller schaust – was siehst du da? Ist dein Teller mindestens zur Hälfte mit Gemüse und Salat bedeckt? Isst du immer zu den wenigen komplexen Kohlenhydraten Eiweiß und gutes Fett dazu, welche die glykämische Reaktion eindämmen?

Bei der Behandlung von Insulinresistenz reicht es nicht, nur auf konforme Produkte zu achten. Die Kombination der Produkte ist hier sehr wichtig. Es bringt dir nichts, Vollkornbrot zu essen, auf dem nur ein Stück Schinken liegt, weil es trotzdem durch die Kohlenhydratmenge eine höhere glykämische Reaktion auslösen wird.

Rohkost und Salat sollten ab heute deine besten Freunde sein. Wenn du dir nicht sicher bist, kannst du immer die glykämische Last der ganzen Mahlzeit ausrechnen. Es reicht aber, wenn du einfach auf die Verteilung auf deinem Teller achtest. Ein Stück Pizza? Ja – aber der Rest des Tellers sollte mit Salat gefüllt sein, am besten noch mit Öl als Dressing. Das alles hilft dir, den Blutzucker zu stabilisieren.

Ausnahmen?
Wie oft machst du diese? In welcher Behandlungsphase? Wenn du welche machst, sind es eher »gesündere« oder nicht? Wenn du etwas Nicht-Konformes zu dir nimmst, achtest du auf den Zeitpunkt? Isst du oft Zwischenmahlzeiten?

Es ist nämlich wichtig, wann wir uns Ausnahmen erlauben. Das ist es immer, am Anfang oder in der Remission von IR. Wichtig ist auch, ob du gleich nach einer konformen Mahlzeit sündigst oder zwischendurch. Wenn du zwischen den eigentlichen Mahlzeiten isst, kann deine Bauchspeicheldrüse nicht zur Ruhe kommen, es wird wieder zusätzliches Insulin ausgestoßen, was wir verhindern wollen. Jemand, der die ganze Woche »Diät« hält, am Wochenende aber viel Fast Food isst, nimmt einfach nicht ab. Die Kalorienzahl beziehungsweise das Defizit passt dann am Ende oft einfach nicht.

Wie oft isst du?
Wie viele Mahlzeiten isst du am Tag? Welche Pausen hältst du dazwischen ein? Isst du oft etwas zwischendurch?

Bei der Insulinresistenz-Behandlung werden fünf kleinere Mahlzeiten am Tag empfohlen. Alle sollen gut kombiniert sein. Eine Pause zwischen den Mahlzeiten von etwa vier Stunden sollte eingehalten werden. Manche Betroffenen fühlen sich besser und verbessern die Werte, wenn sie drei Mahlzeiten am Tag essen und fünf Stunden Pause dazwischen einhalten. Jemand, der schnell unterzuckert, sollte jedoch aufpassen und lieber häufiger etwas essen. Da passt das Modell mit fünf Mahlzeiten viel besser, um den Blutzucker stabil zu halten.

Wie viel isst du am Tag?
Isst du zu viel? Isst du zu wenig? Wie viele Kalorien am Tag nimmst du zu dir?

Ob du zu viel isst oder zu wenig, hat einen Einfluss darauf, ob du abnehmen kannst. Um dies zu kontrollieren, ist es hilfreich, den eigenen Bedarf zu kennen, also deinen Grund- und Leistungsumsatz. Es ist wichtig, dass du nicht unter deinem Grundumsatz isst. Im Netz findest du gute Rechner dazu.

Körperliche Aktivität
Wie sieht es bei dir mit Bewegung aus? Machst du Sport? Bewegst du dich jeden Tag ausreichend?

Damit ist nicht deine tägliche Arbeit gemeint, auch nicht Putzen, Kochen und Gartenarbeit. Das kennt dein Körper nun gut genug, und du hast trotzdem IR und bist eventuell übergewichtig. Es ist wichtig, dass du dir jeden Tag 30 Minuten Zeit für dich nimmst, auch für die Psyche, die bei IR einen großen Einfluss hat.

Psychisches Befinden
Hast du viel Stress? Setzt du dich unter Druck?

Wenn wir viel Stress haben, schüttet unser Organismus zu viel Cortisol aus, was einen negativen Einfluss hat auf unsere Fettzellen. Stress bringt unseren Körper in eine Notsituation, in der er völlig anders arbeitet und Energie speichert.

Entstresse dich! Egal, ob du im Wald spazieren gehst, ein Buch liest oder dich in der Badewanne entspannst. Manchen helfen Autogenes Training oder Fantasiereisen, es gibt dazu Bücher, CDs und YouTube-Filme. Auch der

Gang zum Psychologen ist sehr hilfreich, wenn man spürt, dass es nicht besser wird, man dauerhaft gestresst ist und sich Sorgen macht.

Andere Erkrankungen
Hast du andere Erkrankungen, die eine Gewichtsabnahme oder die Verbesserung von Werten hemmen könnten?

Wenn hier die Problematik zu finden ist und du noch mit anderen Krankheiten zu kämpfen hast, sei dir bewusst, dass es bei dir vielleicht nicht so einfach wird. Dass dein Weg zur Genesung länger wird als der von anderen. Dass es jetzt noch keine Wirkung zeigt, heißt aber nicht, dass es falsch ist. Lass dich durchchecken und behandeln. Wenn du gut eingestellt bist und deine anderen gesundheitlichen Probleme in den Griff bekommst, wirst auch du Erfolge feiern können.

Es kann sein, dass nur ein Punkt dieser Checkliste bei dir Probleme macht und dieser der Grund ist, warum du deine Werte nicht verbesserst und nicht abnehmen kannst.

Also, wenn du denkst: »Bei mir klappt es nicht, ich nehme einfach nicht ab!« – überprüfe dich doch einmal selbst und schaue, ob du wirklich alles machst, damit Insulinresistenzfolgen in deinem Leben nicht länger relevant sind. Dieser Selbstcheck soll dir dabei helfen, dich selbst zu reflektieren!

MOTIVATIONSKICK

Eine Zielformulierung ist wichtig, damit unsere Handlung zielgerichtet ist. Überlege dir, welches Ziel du erreichen willst. Woran merkst du, dass du an deinem Ziel angekommen bist? Was genau hat sich verändert, welche Veränderung nimmt deine Umwelt wahr? Notiere dir deine Gedanken dazu.

Übung für Fortgeschrittene: Was hast du für diese Veränderungen getan?

Abschließende Bemerkungen

Der Zustand der Insulinresistenz – auch wenn aus medizinischer Sicht (noch) nicht als Erkrankung qualifiziert – stellt in Europa immer größere Risiken für die Betroffenen dar. Es wird immer mehr Menschen geben, die das Risiko in sich tragen, an Diabetes Typ 2 zu erkranken, und die von Adipositas betroffen sind. IR entwickelt sich zur Epidemie unserer Zeit.

Eine IR-konforme Lebensweise ist wichtig – als Prophylaxe vor Erkrankungen, die das Leben wesentlich verkürzen können, und um wieder gesund zu werden. Sie ist nicht nur für dich gut, sondern auch für deine Familie und vor allem für deine Kinder. Gesunde Ernährung und Bewegung helfen nicht nur auf dem Weg zur Genesung, sie helfen auch bei vielen anderen körperlichen und psychischen Erkrankungen. Da auch in Deutschland immer mehr Menschen unter IR leiden, ist die Wahrscheinlichkeit groß, dass auch du oder jemand aus deiner Familie davon betroffen ist!

Wie du jetzt gelernt hast, ist die Behandlung an sich nicht sehr kompliziert, erfordert aber fast immer einen radikalen Wandel des Lebensstils. Das ist für viele Betroffene die größte Herausforderung, wenn sie den Zustand akzeptiert haben. Vielen Betroffenen aus unseren deutschen Selbsthilfegruppen ist es gelungen, mit der hier beschriebenen IR-konformen Lebensweise ihre Werte zu verbessern, abzunehmen oder schwanger zu werden und Diabetes Typ 2 zu vermeiden. Es gelingt auch dir!

Derzeit liegt in Deutschland bei der Behandlung von Insulinresistenz das Hauptaugenmerk auf einer schnellen Gewichtsreduktion. Vielen Patienten wird zur typischen Low-Carb-Ernährung und intermittierendem Fasten (IF) geraten, was den Zustand schnell verbessern soll und in vielen Fällen eine schnelle Gewichtsreduktion zur Folge hat. Beides kann aber zum Jojo-Effekt führen und sollte bei IR nicht pauschal durchgeführt werden.

Bei einer Low-Carb-Ernährung ohne komplexe Kohlenhydrate werden oft Nudeln, Kartoffeln und Brot verteufelt, auch als Vollkornvarianten. Patienten ernähren sich dann ausschließlich von Gemüse und oft im Übermaß von Produkten, die Milcheiweiß beinhalten und wenig Fett. Diese sind jedoch in Unmengen kontraindiziert bei einer IR. Diese Methoden können auch gefährlich für andere Körperorgane wie Nieren und Leber sein, wenn man sie als Laie anwendet und keine entsprechenden Untersuchungen durchführt. Viele Patienten können solche Methoden auch nicht ein Leben lang durchhalten, da sie zu restriktiv sind.

Die Gründe für Übergewicht werden hier aber häufig ignoriert. Warum können Patienten nicht aufhören, ungesund zu essen? Bestehen Essstörungen nach einer Restriktionsdiät, für die Patienten sich oft aus Unwissenheit entscheiden, durch die sich die IR aber noch verschlechtern kann? Mit einer Gewichtsreduzierung um ein paar Kilo, um einen schnellen Erfolg zu erzielen, ist es in sehr vielen Fällen nicht getan. Ganz im Gegenteil! Betroffene, die diese »schnellen« und immer moderneren Methoden verfolgten und sich nach der erwünschten Gewichtsabnahme dazu entschieden haben, wieder im normalen Rhythmus und kohlenhydratreicher zu essen, sind verhältnismäßig häufig vom Jojo-Effekt betroffen. Vielen ist es nicht möglich, diese Methoden dauerhaft zu halten – und das sollte bei IR die Ernährungsumstellung sein: dauerhaft! Vor allem, wenn sie eine solche Methode blind verfolgen, ohne zu verstehen, welche Ernährungsaspekte bei einer IR aus welchen Gründen wichtig sind. Das zeigt mir meine Erfahrung sehr deutlich.

Sehr viele Patienten in unseren Selbsthilfegruppen haben solche Modediäten hinter sich. Bei vielen hat sich der IR-Zustand aufgrund des Jojo-Effekts verschlechtert. Denn dann kommt es zur erneuten Gewichtszunahme, und oft wiegen sie dann weit mehr als noch vor der Diät. Dies führt wiederum zur Verschlechterung der Insulinresistenz an sich und zu einem Teufelskreis. Ein solcher Effekt beeinflusst auch die Psyche negativ, und nicht selten kommt es in der Folge zu gestörtem Essverhalten.

Eine unbehandelte oder falsch behandelte IR kann das Leben von Patienten verkürzen. Menschen, die an den Folgen einer IR leiden – dazu gehören Übergewicht, Hyperinsulinämie, die Bauchfettproblematik und vor allem Diabetes Typ 2 –, haben laut Studien ein erhöhtes Risiko für verschiedene Krebsarten. Obwohl der genaue biologische Zusammenhang dieser beiden Krankheiten noch nicht komplett erforscht ist, deuten einige Studien darauf hin, dass vor allem ein erhöhter Insulinspiegel und somit eine erhöhte Aktivität des Insulinrezeptors die Entstehung von Diabetes und auch von Tumoren fördert. Aus diesem Grund ist es wichtig, IR als Problem zu erkennen und diesen Zustand so zu behandeln, dass Patienten dauerhaft ihre Werte verbessern können. Auch wenn IR nur einen Zustand und keine Krankheit darstellt, sollten die möglichen Folgen im Fokus stehen.

Die Lösung liegt in der Ganzheitlichkeit: Im Mittelpunkt sollte die Behandlung von Psyche und Körper stehen, die bessere Aufklärung zum Thema IR-konforme Ernährung und zur Glykämie von Lebensmitteln statt restriktiver Ernährungsmethoden, deren Regeln viele Patienten oft nur aus dem Internet oder aus Zeitschriften kennen und sie nicht gründlich genug recherchieren, geschweige denn verstehen. Natürlich ist das keine Garantie, dass man dann keinen Jojo-Effekt erlebt, aber das einmal Erlernte und Verinnerlichte bleibt normalerweise. Auch wenn unsere Patienten wieder zunehmen, haben sie gelernt, viel gesünder zu essen als zuvor, und das hat positiven Einfluss auf ihren Gesundheitszustand.

Hilfe zur Selbsthilfe: Der Patient sollte seinen eigenen Zustand gut kennen und auf den eigenen Körper hören. IR-konforme Ernährung ist dann einfach besser für ihn, weil sie dauerhaft beibehalten werden kann. Viele Patienten lernen so sich selbst kennen und können oft ganz allein ihre Ernährung individuell an sich anpassen – das bringt dann auch größere Chancen auf dauerhafte Erfolge, und vor allem steigert es die Lust zum Weitermachen!

Es selbst zu verstehen, macht diese Methode auch nicht zu einer Mode-Diät für paar Monate, sondern zu einem an die persönlichen Bedürfnisse angepassten Lifestyle, bei dem man das isst, worauf man Lust hat, nur eben gesünder als zuvor.

Mit der blutzuckerstabilisierenden Ernährungsmethode und den Behandlungsgrundsätzen, die in diesem Buch beschrieben sind, kann man auch mit fünf Mahlzeiten am Tag und kohlenhydratreichen Lebensmitteln die Werte verbessern und abnehmen. Der Vorteil hier ist die Dauerhaftigkeit und die nur in Maßen vorhandene Restriktion, die vor allem für Patienten mit einer Essstörung besser ist. Wie restriktiv man die Methode verfolgt, wird individuell angepasst!

Diejenigen Betroffenen, die das Konzept und die Behandlungsgrundlagen des Insulinresistenzzustands verstanden und die erste Stabilisierungsphase hinter sich haben, können dann auch Lebensmittel essen, die an sich nicht konform sind – solange diese so kombiniert werden, dass die glykämische Last der ganzen Mahlzeit niedrig bleibt, das Kaloriendefizit angepasst wird und das Verständnis der gesunden Lebensweise sowie das entsprechende Verhalten fest im Bewusstsein verankert sind.

Damit kann die Mehrheit der Patienten den IR-konformen Lebensstil individuell anpassen und den Folgen einer IR und den damit verbundenen Risiken im besten Fall für immer entgehen.

Zum Schluss

Viele Patienten bestätigen bereits in unseren Selbsthilfegruppen, dass sie mit dem in diesem Buch beschriebenen Konzept ihre Werte verbessern, ihr Gewicht reduzieren, ihre Symptome abschwächen und so die Insulinresistenz in die Remission bringen konnten. Es gibt nicht nur einen Weg, diesen Zustand zu verbessern. Wir haben allerdings die Erfahrung gemacht, dass der Weg nicht zu restriktiv sein darf. Genau dies wird den Patienten jedoch leider immer wieder empfohlen. Diäten wie »No Carb«, intermittierendes Fasten mit nur zwei Mahlzeiten am Tag, restriktives »Low Carb« (weniger als 130 g KH/Tag) oder die Keto-Diät sollen schnelle Erfolge bringen und tun dies auf kurze Sicht auch. Das Problem ist, dass derartige Ernährungsweisen auf (lebens)lange Sicht nicht durchzuhalten sind. Führt man diese Diäten irgendwann nicht weiter und ernährt sich wieder weniger restriktiv, kommt es oft zum Jojo-Effekt, man nimmt wieder zu, und die IR und Hyperinsulinämie verschlechtern sich wieder.

Ernährungskonzepte als Therapie für Insulinresistenz sollen dauerhaft zu einer Änderung des Lebensstils führen und müssen in den Alltag integrierbar sein. Patienten sollen in erster Linie verstehen, was Insulinresistenz und Hyperinsulinämie bedeuten, und sollen lernen, was sie im normalen Alltag tun können, um diesen Zustand zu verbessern. Je besser die Informationen und Konzepte verstanden und verinnerlicht werden, desto bessere Chancen haben Betroffene, ihre Werte dauerhaft in den Griff zu bekommen und Risikofaktoren für Folgeerkrankungen zu reduzieren.

Autorin und Mitwirkende

ALICJA KURZIUS

Autorin

Gründerin des Projekts »Insulinresistenz – der Weg zur Genesung«, Ergotherapeutin mit Spezialisierung auf die Arbeit mit Insulinresistenz- und Hyperinsulinämie-Betroffenen. Gründerin des ersten Insulinresistenz-Projekts in Deutschland mit mehreren Selbsthilfegruppen auf Facebook. Ehemaliges Mitglied der polnischen Insulinresistenz-Stiftung. Selbst von Insulinresistenz, Hyperinsulinämie und PCOS sowie von Hyperandrogenämie betroffen. Gründerin der Informationswebseite www.insulinresistenz.club. Ausgezeichnet von der Polnischen Insulinresistenz-Stiftung »Insulinooporność – Zdrowa dieta i zdrowe życie« für ihren besonderen Einsatz und ihre Aufklärungsarbeit zum Thema Insulinresistenz.

PROF. DR. MIGUEL HINRICHSEN

International renommierter Reproduktionsmediziner. Seine wissenschaftliche Laufbahn hat im Umfeld des Nobelpreisträgers Prof. Dr. Federico Leloire in Argentinien begonnen. Viele kennen ihn aus Tübingen und München, wo er seine klinische Ausbildung durchlief und die akademische Laufbahn einschlug. Heute sind seine Lehrtätigkeiten und Expertise auch im Ausland gefragt, zum Beispiel an der Harvard Medical School. Prof. Dr. Hinrichsen betreibt in Deutschland mehrere reproduktionsmedizinische Praxen bzw. Versorgungszentren.

DR. MED. URTE REINHARDT

Fachärztin für Gynäkologie und Geburtshilfe, Gynäkologische Endokrinologie und Reproduktionsmedizin, Ärztliche Leiterin des Fertility Center Bayreuth. Näheres unter www.fertility-center-bayreuth.de.

SANDY KÄTZEL

Geschäftsführerin des Fertility Center Bayreuth, der ich für ihre besondere Unterstützung und ihren Glauben an mich und mein Projekt danken möchte.

MAŁGORZATA SŁOMA-KRZESLAK

Klinische Ernährungsberaterin, Universitätsdozentin, akademische Sprecherin auf internationalen wissenschaftlichen Konferenzen, Autorin von Publikationen zum Thema Ernährung. Mitgründerin der beiden Ernährungsberatungspraxen Luxdiet und Akademie für Klinische Diätetik in Polen. Ihre Schwerpunkte: Insulinresistenz, PCOS und Autoimmunerkrankungen. Doktorandin der Medical University of Silesia. Sie widmet ihre Doktorarbeit dem Thema Insulinresistenz bei Frauen.

ANIKA DREIER

(In diesem Buch Gastautorenschaft und zuständig für die Quellenauswertung.) Biologin, arbeitet als Technische Angestellte im Forschungslabor der Pädiatrischen Pneumologie der Medizinischen Hochschule Hannover.

ALINA MORITZ

Ökotrophologin, Ernährungsberaterin und Autorin. Mit den Artikeln in ihrem Blog www.nahrungsdschungel.com, ihren Büchern Kampf der Ernährungsformen, Lebensmittel unter der Lupe und professionellen, individuellen Coachings möchte sie Menschen dabei helfen, sich im »Nahrungsdschungel« besser zurechtzufinden, gesünder und fitter zu werden.

JUDITH GREIMEL

Diätologin und Buchautorin (B.Sc. Diätologie, M.Sc. Ernährungsmedizin). Unterstützt durch fundierte ernährungsmedizinische Beratung und Therapie ihre Klientinnen auf dem Weg zu einem gesünderen Leben. Den Schwerpunkt ihrer Arbeit hat sie auf die Themengebiete hormonelle Gesundheit (Endokrinologie), Stoffwechsel und Fruchtbarkeit gelegt. Damit deckt sie zum Beispiel das PCO-Syndrom, Insulinresistenz, Schilddrüsenerkrankungen, aber auch allgemeine Thematiken zur Ernährung bei Kinderwunsch(-behandlungen) ab. Ihre Leidenschaft für diese Themengebiete ist vor vielen Jahren zum Teil auch aus eigener Betroffenheit erwacht. Nun ist es ihr ein Herzensanliegen, für betroffene Frauen, Männer und Paare mit www.fertileaty.com ein Angebot für professionelle Information und Beratung zu schaffen.

ANETA STANEK-GONERA

Zertifizierte Spezialistin zum Thema IR und eine der Ernährungsberaterinnen der Insulinresistenz-Stiftung »Insulinooporność zdrowa dieta i zdrowe życie« in Polen. Sie betreibt eine eigene Praxis und ist Autorin von Ratgebern zum Thema »Therapie und Prophylaxe von Übergewicht und Adipositas bei Kindern« sowie »Übergewicht und Insulinresistenz bei Kind bekämpfen«. Näheres unter www.fitmisja.pl.

SEBASTIAN FRANKE

Fitnesstrainer für Calisthenics und Street Workout. Ernährungsexperte aus Berlin. Litt als einer der wenigen männlichen Hashimoto-Patienten selbst an IR, bekämpfte erfolgreich seine Östrogendominanz und nahm fast 50 kg ab. Er leidet außerdem an Glutenunverträglichkeit und widmet sich nun in seinem Blog und dem dazugehörigen YouTube-Kanal der ganzheitlichen Aufklärung, Behandlung, Ernährung und Optimierung des Immunsystems, des Stoffwechsels und der Hormone. Er berät und unterstützt daneben einige der größten Hashimoto-Gruppen auf Facebook als Admin. Näheres unter www.hashimoto-kampfansage.de.

NINA-RABEA WURZBACH

Studierte Psychologie (B. Sc.) und ist ausgebildete Trainerin und Coach. Ihr Ziel ist es, die reichhaltigen Ressourcen, die jeder von uns hat, ins Bewusstsein zu bringen, um diese gezielt nutzen zu können. Als berufstätige studierende Mutter und IR-Betroffene kennt sie die vielfältigen Anforderungen des Alltags an ein konformes Leben. Als Projektbeteiligte unterstützt sie Alicja Kurzius bei der Redaktion und sichert die psychologischen Inhalte.

MICHAEL SIEBENTRITT

Gründer der Facebook-Gruppe »Magnesium – Transdermal, oral, Öl, Wickel«. Er beschäftigt sich seit 2015 intensiv mit dem Thema Magnesium, studiert die Wirkungsweisen von Magnesium und die Zusammenhänge mit anderen Vitalstoffen ebenso wie die Auswirkungen von Krankheiten bei fehlendem Magnesium. Ein reger Austausch darüber findet in seiner Magnesiumgruppe statt, mit vielen Erfahrungsberichten. In seinem YouTube-Kanal stellt er »Das Wissen um Magnesium« in eigens gedrehten Videos anschaulich dar und zeigt, dass Magnesium für den Körper so wichtig ist wie Wasser.

JANINA HENZE

M.A. der Neueren Deutschen Literaturwissenschaft, Philosophie und Europäischen Ethnologie, Tätigkeiten in Public Relations als freie Texterin sowie Pressereferentin eines mittelständischen Unternehmens. Mutter zweier Kinder, die wegen PCOS und IR lange auf sich warten ließen. Erst 2017 mit der Diagnose IR konfrontiert und damit alleingelassen, konnte sie durch die Informationen auf der Website von Alicja Kurzius ihr Leben erfolgreich umstellen. Nach Gewichtsabnahme und Ernährungsumstellung ist heute ihre IR im klinisch nicht mehr nachweisbaren Bereich. Als Admin steht sie Alicja und den Hilfesuchenden der Selbsthilfegruppen mit Rat und Tat zur Seite und engagiert sich darin, Ärzte und Betroffene in ihrem Umfeld über Insulinresistenz aufzuklären.

KAROLINA PAROT

Fotografin und Geschäftsführerin von Boran & Parot GmbH, Werbeagentur für Markenkommunikation aus Bayreuth: www.boran-parot.com & www.karolina-parot.de

Mediale Partner

- Elina Martian:
  http://frau-vom-mars.de/
  https://www.instagram.com/frau_vom_mars/?hl=de
- Sebastian Franke:
  https://hashimoto-kampfansage.de/
  https://youtu.be/9Cqiudhkexg
- Alina Moritz:
  https://nahrungsdschungel.com/
  https://www.instagram.com/nahrungsdschungel/?hl=de
- Marzena:
  https://www.instagram.com/insulinogram/?hl=de
- Fertility Center Bayreuth
  https://www.fertility-center-bayreuth.de/cms/
- Ann Kathrin Hitzler
  https://www.instagram.com/annkathrinhitzler/

Danksagung

Dieses Buch ist entstanden mit der Unterstützung vieler Personen, die mein Projekt über viele Jahre hilfreich begleitet haben.

Ein besonderer Dank geht hier an Dr. med. Urte Reinhardt und Professor Dr. Miguel Hinrichsen für ihr Engagement und die Zeit, die sie in mein Projekt und dieses Buch investiert haben. Lieber Dank geht an Dominika Musiałowska (Gründerin der Polnischen Insulinresistenz-Stiftung), das Buch basiert unter anderem auf dem, was ich dank ihr und meiner ehemaligen Kooperation mit der Insulinresistenz-Stiftung gelernt habe. Sie hat mich vor Jahren ermutigt und unterstützt, in Deutschland ein eigenes Projekt zu diesem Thema zu starten. Ein großer Dank hier auch an alle Administratoren der Gruppen: Janina, Oya (Lea) und Christina, Gabriela, aber auch an die Admins und Moderatoren, die diese Funktion nicht mehr wahrnehmen, unter anderem Vera, Nina und Christiane und allen andern. Danke an alle Mitglieder unserer Selbsthilfegruppen und die Spezialisten, die mich jeden Tag begleiten und in meinem Vorhaben unterstützen. Hier ein liebes Dankeschön an Elina Martian und besonders an Anika Dreier, die mich immer, wenn ich sie gebraucht habe, beim Projekt, aber vor allem auch bei der Arbeit an meinem IR-Konzept und an diesem Buch unterstützt hat.

Großer Dank geht auch an Karolina Parot und Janina Henze, die jede Menge Arbeit und private Zeit investiert haben, damit dieses Buch zustande kommen konnte. Ich weiß, dass es nicht leicht war! Danke auch meinen Gastautoren für die sehr informativen Texte und eure investierte Zeit.

Ich danke auch von Herzen meinem lieben Ehemann Radek Kurzius, der sich, während ich Tag und Nacht an dem Buch gesessen habe, liebevoll um unsere kleine Tochter Milagros gekümmert hat. Diese Zeit war für uns beide nicht einfach und oft auch anstrengend. Danke für dein Verständnis und deine Unterstützung. Ohne dich hätte ich nicht die Möglichkeit gehabt, es überhaupt zu tun und zu wagen. Danke, dass du mich immer bei allem, was ich mir in den Kopf setze, begleitest. Ich weiß es sehr zu schätzen und bin dir dafür sehr dankbar. Meiner kleinen Tochter danke ich für die Geduld und Liebe, die ich so noch nie zuvor gespürt habe – Mutter-Tochter-Liebe, die mir jeden Tag so viel Kraft und Energie gibt, um weiter an meinen Zielen und Vorhaben zu arbeiten. Ich liebe dich über alles, mein kleines Wunder!

Ohne euch alle hätte ich dieses Buch nie im Leben schreiben können! Danke für alles und an jeden Einzelnen!

Bibliografie

Zitierte Literatur

Adedayo BC, Adebayo AA, Nwanna EE, Oboh G, Effect of cooking on glycemic index, antioxidant activities, α-amylase, and α-glucosidase inhibitory properties of two rice varieties. Food Sci Nutr 2018, 6(8):2301-2307.

Afshin A, Micha R, Khatibzadeh S, Mozaffarian D, Consumption of nuts and legumes and risk of incident ischemic heart disease, stroke and diabetes: A systematic review and meta-analysis. Am J Clin Nutr 2014, 100:278-288.

Almendros I, García-Río F, Sleep apnoea, insulin resistance and diabetes: the first step is in the fat. European Respiratory Journal 2017, 49:170–179.

Anderson JW, Smith BM, Washnock CS, Cardiovascular and renal benefits of dry bean and soybean intake. Am J Clin Nutr 1999, 70:464–474.

Aronne LJ, Segal KR, Adiposity and fat distribution outcome measures: assesment and clinical implications. Obes Res 2002, 1:14S-21S.

Atkinson FS, Foster-Powell K, Brand-Miller JC, International tables of glycaemic index and glycaemic load values: 2008. Diabetes Care 2008, 31:2281-2283.

Avena NM, Rada P, Hoebel BG, Evidence for sugar addiction: Behavioral and neurochemical effects of intermittent, excessive sugar intake. Neurosci Biobehav Rev 2008, 32(1):20-39.

Bar RS, Harrison LC, Muggeo M, Gorden P, Kahn CR, Roth J, Regulation of insulin receptors in normal and abnormal physiology in humans. Adv Intern Med 1979, 24:23-52.

Bell GI, Kayano T, Buse JB et al., Molecular biology of mammalian glucose transporters. Diabetes Care 1990, 13:327-413.

Bliss, M, The history of insulin. Diabetes care 1993, 13:4-7.

Bodinham CL, Smith L, Thomas EL, Bell JD, Swann JR, Costabile A, Russel-Jones D, Umpleby AM, Robertson MD, Efficacy of increased resistant starch consumption in human type 2 diabetes. Endocrine Connections 2014, 3:75-84.

Brand-Miller JC, Thomas M, Swan V, Ahmad ZI, Petocz P, Colagiuri S, Physiological validation of the concept of glycaemic load in lean young adults. Human nutrition and metobalism 2003, 133:2695-2696.

Bray GA, Lovejoy JC, Smith SR, et al., The Influence of different fats and fatty acids on obesity, Insulin resistance and inflammation. J. Nutr 2002, 132:2488-2491.

Cefalu, WT, Insulin resistance: cellular and clinical concepts. Exp Biol Med (Maywood) 2001, 226: 13-26.

Clark JL, Taylor CG, Zahradka P, Rebelling against the insulin resistance: a review of the proposed insuline-sensitizing action of soybeans, chickpeas and their bioactive compounds. Nutrients 2018, 10:434.

Dai Z, Lyu W, Xie M, Yuan Q, Ye H, Hu B, Zhou L, Zeng X, Effects of alpha-galactooligosacharides from chickpeas on high-fat-diet-induced metabolic syndrome in mice. J Agric Food Chem 2017, 65:3160-3166.

Davy BM, Melby CL, The effect of fibre-rich carbohydrates on features of Syndrome X. J Am Diet Assoc 2003, 103:86-96.

Deutsche Diabeteshilfe. [online] 07. Februar 2011. [Zitat vom: 19. März 2019] https://www.diabetesde.org/pressemitteilung/fuenfte-frau-normalgewicht-hat-insulinresistenz

Dineley KT, Jahrling JB, Denner L, Insulin Resistance in Alzheimer's Disease. Neurobiol Dis 2014, 72PA:92–103.

Dohm GL, Regulation of skeletacl muscle GLUT-4 expression by exercise. J Appl Physiol 2002, 93:782-787.

Ehteshami M, Shakerhosseini R, Sedaghat F, Hedayati M, Eini-Zinab H, Hekmatdoost A, The Effect of Gluten Free Diet on Components of Metabolic Syndrome: A Randomized Clinical Trial. Asian Pac J Cancer Prev 2018, 19(10):2979-2984.

Engin A, Non-Alcoholic Fatty Liver Disease. Adv Exp Med Biol 2017, 960:443-467.

Estrich D, Ravnik A, Schlierf G, Fukayama G, Kinsell L, Effects of co-ingestion of fat and protein upon carbohydrate-induced hyperglycemia. Diabetes 1967, 16:232-237.

Faude-Lang V, Hartmann M, Schmidt EM, Humpert PM, Nawroth P, Herzog W, Akzeptanz- und achtsamkeitsbasiertes Gruppenkonzept für Patienten mit fortgeschrittenem Diabetes Typ 2: Konzept und praktische Erfahrungen. Psychother Psych Med 2010, 60:185-189.

Flier JS, Kahn Cr, Roth J, Bar RS, Antibodies that impair insulin receptor binding in an unusual diabetic syndrome with severe insuline resistance. N Engl J Med 1979, 190:63-65.

Flier JS, Kahn Cr, Roth J, Receptors, antireceptor antibodies and mechanisms of insulin resistance. N Engl J Med 1979, 300:413-419.

Fruzzetti F, Perini D, Russo M, Bucci F, Gadducci A, Comparison of two insulin sensitizers, metformin and myo-inositol, in women with polycystic ovary syndrome (PCOS). Gynecol Endocrinol 2017, 33(1):39-42.

Gao Y, Yao Y, Thu Y, Ren G, Isoflavones in chickpeas inhibit adipocyte differentiation and prevent insulin resistance in 3T3-L1 cells. J Agric Food Chem 2015, 63:9696-9703.

Garg SK, Maurer H, Reed K, Selagamsetty R, Diabetes and cancer: two diseases with obesity as a common risk factor. Diabetes, Obesity and Metabolism 2014, 16:97–110.

Garg D, Tal R, Inositol Treatment and ART outcomes in women with PCOS. Int J Endocrinol 2016, 1979654.

Gavin JR, Roth J, Neville DM, de Meyts P, Buell DN, Insulindependent regulation of insulin receptor concentrations: a direct demonstration in cell culture. Proc Natl Acad Sci USA 1974, 71:84-88.

Ghodke SK, Ananthanarayan L, Health benefits of resistant starch. Agro Food industry hi-tech 2008, 19:1.

Giorgino F, Laviola L, Eriksson JW, Regional differences of insulin action in adipose tissue: insights from in vivo and in vitro studies. Acta Physiol Scand 2005, 183:13-30.

Glueck CJ, Salehi M, Sieve L, Wang P, Growth, motor, and social development in breast- and formula-fed infants of metformin-treated women with polycystic ovary syndrome. J Pediatr 2006 May;148(5):628-632.

Gluvic Z, Zaric B, Resanovic I, Obradovic M, Mitrovic A, Radak D, Isenovic ER, Link between Metabolic Syndrome and Insulin Resistance. Curr Vasc Pharmacol 2017, 15(1):30-39.

Gulino FA, Leonardi E, Marilli I, Musmeci G, Vitale SG, Leanza V, Palumbo MA, Effect of treatment with myo-inositol on semen parameters of patients undergoing an IVF cycle: in vivo study. Gynecol Endocrinol 2016;32(1):65-68. doi: 10.3109/09513590.2015.1080680. E-Pub 11. Sep. 2015.

Häring HU, Gallwitz B, Müller-Wieland D, Usadel KH, Mehnert H, Diabetologie in Klinik und Praxis. s. l., Thieme, 2001.

Hartmann M, Kopf S, Kircher C, Faude-Lang V, Djuric Z, Augstein F, Friederich HC, Kieser M, Bierhaus A, Humpert PM, Herzog W, Nawroth PP, Sustained effects of a mindfulness-based stress-reduction intervention in type 2 diabetes patients: Design and first results of a randomized controlled trial (the HEIDIS-Study). Diabetes Care 2012. [Epub ahead of print]

Harvard T.H. Chan, School of Public Health. The nutrition source. [online] [Zitat vom: 14. März 2019] https://www.hsph.harvard.edu/nutritionsource/healthy-weight/%20diet-reviews/intermittent-fasting/

Horne BD, Muhlestein JB, Anderson JL, Health effects of intermittent fasting: hormesis or harm? A systematic review. The American Journal of Clinical Nutrition 2015, 102(2):464-470.

Huang CC, Huang WC, Hou CW, Chi YW, Huang HY, Effect of black soybean koji extract on glucose utilization and adipocyte differentiation in 3T3-L1 cells. Int J Mol Sc 2014, 15:8280-8292.

Inaguma T, Han J, Isoda H, Improvement of insulin resistance by cyanidin 3-glucoside, anthocyanin from black beans through the up-regulation of GLUT4 gene expression. BMC Proc 2011, 5:21.

Jarosz M, Normy żywienia dla populacji Polski . s. l., Instytut Żywności i Żywieni, 2017, 978-83-86060-89-4.

Jenkins DJ, Wolever TM, Taylor RH, Barker H, Fielden H, Baldwin JM, Bowling AC, Newman HC, Jeninks AL, Goff DV, Glycemic index of foods: a physiological basis for carbohydrate exchange. The American Journal of Clinical Nutrition 1981, 362-366.

Kahn BB, Flier JS, Regulation of glucose-transporter gene expression in vitro and in vivo. Diabetes Care 1990, 13:548-64.

Kelsey MM, Zeitler PS, Insulin Resistance of Puberty. Curr Diab Rep 2016, 16:64.

Kim HK, Kim JN, Han SN, Nam JH, Na HN, Ha TJ, Black soybean anthocyanins inhibit adipocyte differentiation in 3T3-L1 cells. Nutr Res 2012, 32:770-777.

Kim Y, Keogh JB, Clifton PM, Benefits of Nut Consumption on Insulin Resistance and Cardiovascular Risk Factors: Multiple Potential Mechanisms of Actions. Nutrients 2017, 22;9(11).

Krauss RM, Siri PW, Metabolic abnormalities: triglyceride and low density lipoprotein. Endocrinol Metab Clin North Am 2004, 33:405-415.

Kutlubay Z, Engin B, Bairamov O, Tüzün Y, Acanthosis nigricans: A fold (intertriginous) dermatosis. Clin Dermatol 2015, 33(4):466-470.

Lebwohl B, Cao Y, Zong G, Long term gluten consumption in adults without celiac disease and risk of coronary heart disease: prospective cohort study. BMJ 2017, 357:j1892.

Lennerz B, Lennerz JK, Food Addiction, High glycaemic index carbohydrates and obesity. Clin Chem 2018, 64:(1):64-71.

Lichtenstein AH, Schwab US, Relationship of dietary fat to glucose metabolism. Atherosclerosis 2000, 150:227-243.

Lindsay RS, Loeken MR, Metformin use in pregnancy: promises and uncertainties. Diabetologia 2017, 60(9):1612-1619.

Ludwig, D, The glycaemic index. Physiological Mechanisms relating to obesity, diabetes and cardiovascular disease. JAMA 2002, 287(18):2414-2423.

Lyra e Silva NM, Lam MP, Soares CN, Munoz DP, Insulin Resistance as a Shared Pathogenic Mechanism Between Depression and Type 2 Diabetes. Front Psychiatry 2019, 10:57.

Ma J, Jacques PF, Meigs JB, Fox CS, Rogers GT, Smith CE, Hruby A, Saltzman E, McKeown NM, Sugar-Sweetened Beverage but Not Diet Soda Consumption Is Positively Associated with Progression of Insulin Resistance and Prediabetes. J Nutr 2016, 146(12):2544-2550.

Manson JE, Nathan DM, Krolewski AS, Stampfer MJ, Willett WC, Hennekens CH, A prospective study of exercise and incidence of diabetes among US male physicians. JAMA 1992, 268:63-67.

Marette, A, Mediators of cytokine-induced insulin resistance in obesity and other inflammatory setting. Curr Opin Blin Nutr Metab Care 2002, 5:377-383.

Marventano S, Vetrani C, Vitale M, Godos J, Riccardi G, Grosso G, Whole Grain Intake and Glycaemic Control in healthy subjects: a systematic review and meta-analysis of randomized controlled trials. Nutrients 2017, 9:769.

Mattes RD, Popkin BM, Nonnutritive sweetener consumption in humans: effects on appetite and food intake and their putative mechanisms. Am J Clin Nutr 2009, 89:1–14.

Meier RK, Polycystic Ovary Syndrome. Nurs Clin North Am 2018, 53(3):407-420.

Misra R, Balagopal P, Raj S, Patel TG, Red Meat Consumption (Heme Iron Intake) and Risk for Diabetes and Comorbidities? Current Diabetes Reports 2018, 18:100.

Moller DE, Flier JS, Insulin resistance – mechanisms, syndromes and implications. The new england journal of medicine 1991, 325(13):938-948.

Moltz L, Holl RW, Primäre und sekundäre Insulinresistenz: Konzentrationen von Glukose und Insulin bei normgewichtigen, anscheinend gesunden Probandinnen. Diabetologie 2010, 5:372-378.

Mukai T, Kishi T, Matsuda Y, Iwata N, A meta-analysis of inositol for depression and anxiety disorders. Hum Psychopharmacol 2014, 29(1):55-63.

Murphy MM, Barrett EC, Bresnahan KA, Barraj LM, 100 % Fruit juice and measures of glucose control and insulin sensitivity: a systematic review and meta-analysis of randomised controlled trials. J Nutr Sci 2017, 15;6:e59.

Nilsson AC, Ostman EM, Granfeldt Y, Bjorck IM, Effect of cereal test breakfasts differing in glycemic index and content of indigestible carbohydrates on daylong glucose tolerance in healthy subjects. Am J. Clin. Nutr 2008, 87:645-654.

Nizamutdinova IT, Jin YC, Chung JI, Shin SC, Lee SJ, Seo HG, Lee JH, Chang KC, Kim HJ, The anti-diabetic effect of anthocyanins in stretozotocin-induced diabetic rats through glucose transporter 4 regulation and prevention of insuline resistance and pancreatic apoptosis. Mol Nutr Food Rs 2009, 53:1419-1429.

O'Connor S, Turcotte AF, Gagnon C, Rudkowska I, Increased Dairy Product Intake Modifies Plasma Glucose Concentrations and Glycated Hemoglobin: A Systematic Review and Meta-Analysis of Randomized Controlled Trials. Adv Nutr 2019, 10(2):262-279.

Oh R, Uppaluri KR, Low carbohydrate diet. s. l., StatPearls Publishing, 2018.

Polak R, Phillips EM, Campbell A, Legumes: Health benefits and culinary approaches to increase intake. Clin Diabetes 2015, 33:198-205.

Pourafshar S, Akhavan NS, Kelli SG, Foley EM, Johnson SA, Keshavarz B, Navaei N, Davoudi A, Clarka EA, Arjmandi BH, Egg consumption may improve factors associated with glycemic control and insulin sensitivity in adults with pre- and type II diabetes. Food Funct 2018 9(8):4469-4479.

Kumar P, Khan K, Effects of metformin use in pregnant patients with polycystic ovary syndrome. J Hum Reprod Sci 2012 May-Aug; 5(2): 166–169. doi: 10.4103/0974-1208.101012PMCID: PMC3493830

Radetti G, Clinical aspects of Hashimoto's thyroiditis. Endocr Dev 2014, 26:158-170.

Reaven G, The metabolic syndrome or the insulin resistance syndrome? Different names, different concepts and different goals. Endocrinol Metab Clin North Am 2004, 33:283-303.

Reis CEG, dos S. Paiva CLR, Amato AA, Lofrano-Porto A, Wassell S, Bluck LJC, Dórea JG, da Costa THM, Decaffeinated coffee improves insulin sensitivity in healthy men. British journal of nutrition 2018, 119(9):1029-1038.

Rosen LA, Ostman EM, Bjorck IM, Effects of cereal breakfasts on postprandial glucose, appetite regulation and voluntary energy intake at a subsequent standardized lunch; focusing on rye products. Nutr J 2011, 10:7.

Sachs M, Langerhanssche Inseln. In: Haage BD, Keil G, Wegner W, Gerabek WE (Hg.), Enzyklopädie Medizingeschichte. Berlin/New York, DeGruyter, 2005.

Sakumoto T, Tokunaga Y, Tanaka H, Nohara M, Motegi E, Shinkawa T, Nakaza A, Higashi M, Insulin resistance/hyperinsulinemia and reproductive disorders in infertile women. Reprod Med Biol 2010, 9(4): 185–190.

Schwingshackl L, Hobl LP, Hoffmann G, Effects of low glycaemic index/low glycaemic load vs. high glycaemic index/ high glycaemic load diets on overweight/obesity and associated risk factors in children and adolescents: a systematic review and meta-analysis. Nutr J 2015, 14:87.

Seely EW, Solomon CG, Insulin resistance and its potential role in pregnancy-induced hypertension. J Clin Endocrinol Metab 2003, 88:2393-2398.

Shukla AP, Iliescu RG, Thomas CE, Aronne LJ, Food order has a significant Impact on postprandial glucose and insulin levels. Diabetes Care 2015, 38:e98-e99.

Slavin JL, Why wholegrains are protective: Biological mechanisms. Proc Nutr Soc 2003, 62:129–134.

Sortino MA, Salomone S, Carruba MO, Drago F, Polycystic ovary syndrome: insights into the therapeutic approach with Inositols. Front Pharmacol 2017, 8:341.

Spiegel K, Tasali E, Penev P, van Cauter E, Sleep curtailment in healthy young men is associated with decreased leptin levels, elevated ghrelin levels and increased hunger and appetite. Ann Intern Med 2004, 141:846-850.

Tabata I, Tabata training: one of the most energetically effective high-intensity intermittent training methods. J Physiol Sci 2019 Jul; 69(4):559-572. doi: 10.1007/s12576-019-00676-7. E-Pub 19. Apr. 2019.

Tuomilehto J, Lindstrom J, Eriksson JG et al., Finnish diabetes prevention study group. Prevention of type 2 diabetes mellitus by changes in lifestyle among subjects with impaired glucose tolerance. N Engl J Med 2001, 344:1343-1350.

Van den Berghe G, How does blood glucose control with insulin save lives in intensive care? J Clin Inves 2004, 114:1187-95.

Vorona RD, Winn MP, Babineau TW, Eng BP, Feldman HR, Ware JC, Overweight and obese patients in a primary care population report less sleep than patients with a normal Body-Mass-Index. Arch Intern Med 2005, 165:25-30.

Welch IM, Bruce C, Hill SE, Read NW, Duodenal and ilial lipid suppresses postprandial blood glucose and insulin responses in man: possible implications for the dietary management of diabetes mellitus. Clin Sci 1987, 72:209-216.

Wilcox G, Insulin and Insulin Resistance. Clin Biochem Rev 2005, 26:19-39.

Wolever TM, Vorster HH, Björck I, Brand-Miller J, Brighenti F, Mann JI, Ramdath DD, Granfeldt Y, Holt S, Perry TL, Venter C, Xiaomei W, Determination of the glycaemic index of foods: interlaboratory study. Eur J Clin Nutr 2003, 57(3):475-482.

Wolever, TM, Dietary carbohydrates and insulin action in humans. Br J Nutr 2000, 83:97-102.

Wouldes TA, Battin M, Coat S, Rush EC, Hague WM, Rowan JA, Neurodevelopmental outcome at 2 years in offspring of women randomised to metformin or insulin treatment for gestational diabetes. Arch Dis Child Fetal Neonatal Ed 2016 Feb 24. pii: fetalneonatal-2015-309602. doi: 10.1136/archdischild-2015-309602. [Epub ahead of print]

Zhang HM, Chen SW, Zhang LS, Feng XF, The effect of soy isoflavone on insulin sensitivity and adipocytokines in insulin resistant rats administered with high-fat diet. Nat Prod Res 2008, 22:1637-1649.

Weiterführende Literatur

Ambrose PJ, Nageotte MP, Padilla G, Wan S, Briggs GG, Excretion of metformin into breast milk and the effect on nursing infants. Obstet Gynecol 2005 Jun; 105(6):1437-1441.

Caio E, Reis G, Cicília L R, dos S. Paiva, Amato AA, Lofrano-Porto A, Wassell S, Leslie JC, Bluck JG, José G. Dórea JG, da Costa THM, Decaffeinated coffee improves insulin sensitivity in healthy men. British Journal of Nutrition, 1 of 10. doi:10.1017/ S000711451800034X

Cannata D, Fierz Y, Vijayakumar A, LeRoith D, Type 2 diabetes and cancer: what is the connection? Mt Sinai J Med 2010 Mar-Apr; 77(2):197-213. doi: 10.1002/msj.20167

Czyzyk A, Szczepanik Z, Diabetes mellitus and cancer. Eur J Intern Med 2000 Oct; 11(5):245-252.

De Palma G, Nadal I, Collado MC, Sanz Y, Effects of a gluten-free diet on gut microbiota and immune function in healthy adult human subjects. Br J Nutr 2009, 102(8):1154–1160.

Garg D, Tal R, Inositol Treatment and ART Outcomes in Women with PCOS. Int J Endocrinol 2016; 2016: 1979654. Published online 2016 Oct 4. doi: 10.1155/2016/1979654PMCID: PMC5067314

Gardiner SJ, Kirkpatrick CM, Begg EJ, Zhang M, Moore MP, Saville DJ, Transfer of metformin into human milk. Clin Pharmacol Ther 2003 Jan; 73(1):71-77.

Glueck CJ, Salehi M, Sieve L, Wang P, Growth, motor, and social development in breast- and formula-fed in- fants of metformin-treated women with polycystic ovary syndrome. J Pediatr 2006 May; 148(5):628-632.

Hale TW, Kristensen JH, Hackett LP, Kohan R, Ilett KF, Transfer of metformin into human milk. Diabetologia 2002 Nov; 45(11):1509-14. E-Pub 25. Sep. 2002 Sep.

Harvie M, Howell A, Potential Benefits and Harms of Intermittent Energy Restriction and Intermittent Fasting Amongst Obese, Overweight and Normal Weight Subjects—A Narrative Review of Human and Animal Evidence. Behavioral Sciences 2017 Jan; 19;7(1):4.

Haug E, Rasmussen M, Samdal O, Iannotti R, Kelly C, Borraccino A, Vereecken C, Melkevik O, Lazzeri G, Giacchi M, Ercan O, Due P, Ravens-Sieberer U, Currie C, Morgan A, Ahluwalia N, HBSC Obesity Writing Group Overweight in school-aged children and its relationship with demographic and lifestyle factors: results from the WHO-Collaborative Health Behaviour in School-aged Children (HBSC) study. Int J Public Health 2009 Sep; 54 Suppl 2:167-179. doi: 10.1007/s00038-009-5408-6

Jennersjö P, Ludvigsson J, Länne T, Nystrom FH, Ernerudh J, Östgren CJ, Pedometer-determined physical activity is linked to low systemic inflammation and low arterial stiffness in Type 2 diabetes. Diabet Med 2012 Sep; 29(9):1119-1125. doi: 10.1111/j.1464-5491.2012.03621.x

Johnstone AM, Fasting–the ultimate diet? Obesity Reviews 2007 May 1; 8(3):211-222.

Kaluza G, Renneberg B, Stressbewältigung. In: (Hg.) Bengel J, Jerusalem M, Handbuch der Medizinischen Psychologie und Gesundheitspsychologie. Göttingen, Hogrefe, 2009, 265-272.

Kaluza G, Vögele C, Stress und Stressbewältigung. In: Enzyklopädie der Psychologie, Themenbereich D Praxisgebiete, Serie II Klinische Psychologie, 1999, 331-388.

Kurth BM, Schaffrath RA, Übergewicht und Adipositas bei Kindern und Jugendlichen in Deutschland. Bundesgesundheitsbl 2010, 53:643-652.

Lazarus RS, Folkmann S, Stress, appraisal and coping. New York, Springer, 1984.

Lindsay RS, Loeken MR, Metformin use in pregnancy: promises and uncertainties. Diabetologia 2017 Sep; 60(9):1612-1619. doi:10.1007/s00125-017-4351-y. Epub 2017 Aug 2.

Meeking DR, Cavan DA, Alcohol Ingestion and Glycaemic Control in Patients with Insulin-dependent Diabetes Mellitus. Diabetic Medicine 1997, 14: 279–283.

Musiałowska D, Insulinresistenz – gesunde Ernährung. Gesundes Leben. Originaltitel: Insulinooporność – zdrowa dieta i zdrowe życie, Feeria, Lodsch/Polen, 2017.

Musiałowska D, Makarowska M, Insulinresistenz Diät. Originaltitel: Dieta w Insulinooporności, Feeria, Lodsch/Polen, 2018.

Pearlman M, Obert J, Casey L, The Association Between Artificial Sweeteners and Obesity. Curr Gastroenterol Rep 2017 Nov 21; 19(12):64. doi: 10.1007/s11894-017-0602-9

Shi X et al., Acute caffeine ingestion reduces insulin sensitivity in healthy subjects: a systematic review and meta-analysis. Nutrition Journal 2016, 15:103.

Soares FL et al., Gluten-free diet reduces adiposity, inflammation and insulin resistance associated with the induction of PPAR-alpha and PPAR-gamma expression. J Nutr Biochem 2013, 24(6):1105-1111.

Rahn S, Zimmermann V, Viol F, Knaack H, Stemmer K, Peters L, Lenk L, Ungefroren H, Saur D, Schäfer H, Helm O, Sebens S, Diabetes as risk factor for pancreatic cancer: Hyperglycemia promotes epithelial-mesenchymal-transition and stem cell properties in pancreatic ductal epithelial cells. Cancer Lett 2018, Feb 28; 415:129-150. doi: 10.1016/j.can-let.2017.12.004. E-Pub 6. Dez. 2017.

Stattin P, Björ O, Ferrari P, Lukanova A, Lenner P, Lindahl B, Hallmans G, Kaaks R, Prospective study of hyperglycemia and cancer risk. Diabetes Care 2007, Mar; 30(3):561-567.

Strickler HD, Wylie-Rosett J, Rohan T, Hoover DR, Smoller S, Burk RD, Yu H, The relation of type 2 diabetes and cancer. Diabetes Technol Ther 2001, Summer; 3(2):263-274.

Swartz AM, Strath SJ, Bassett DR, Moore JB, Redwine BA, Groër M, Thompson DL, Increasing daily walking improves glucose tolerance in overweight women. Prev Med 2003, Oct; 37(4):356-362.

Tan X, Li S, Chang Y, Fang C, Liu H, Zhang X, Wang Y, Effect of metformin treatment during pregnancy on women with PCOS: a systematic review and meta-analysis. Clin Invest Med 2016, Sep 11; 39(4):E120-131.

Tuka V, Daňková M, Riegel K, Matoulek M, Physical activity – the Holy Grail of modern medicine? Vnitr Lek 2017, Fall; 63(10):729-736.

Vanlalhruaii C, Dasgupta R, Ramachandran R, Mathews JE, Regi A, Thomas N, Gupta V, Visalakshi P5, Asha HS, Paul T, Thomas N, How safe is metformin when initiated in early pregnancy? A retrospective5-year study of pregnant women with gestational diabetes mellitus from India. Diabetes Res Clin Pract 2018, Jan 8; 137:47-55. doi: 10.1016/j.dia- bres.2018.01.002 [Epub ahead of print]

Vopel KW, Expressives Schreiben. Ein Programm zur seelischen Immunisierung. Salzhausen, iskopress, 2006.

Wouldes TA, Battin M, Coat S, Rush EC, Hague WM, Rowan JA, Neurodevelopmental outcome at 2 years in offspring of women randomi- sed to metformin or insulin treatment for gestational diabetes. Arch Dis Child Fetal Neonatal Ed 2016 Feb 24. pii: fetalneonatal-2015-309602. doi: 10.1136/archdischild-2015-309602. [Epub ahead of print]

Wu Y et al., Activation of AMPKα2 in adipocytes is essential for nicotine-induced insulin resistance in vivo. Nature Medicine 2015, 21:373–382.

Yamanouchi K, Shinozaki T, Chikada K, Nishikawa T, Ito K, Shimizu S, Ozawa N, Suzuki Y, Maeno H, Kato K et al., Daily walking combined with diet therapy is a useful means for obese NIDDM patients not only to reduce body weight but also to improve insulin sensitivity. Diabetes Care 1995, Jun; 18(6):775-778.

Index

Z

Bibliografische Information der Deutschen Nationalbibliothek
Die Deutsche Nationalbibliothek verzeichnet diese Publikation in der Deutschen Nationalbibliografie.
Detaillierte bibliografische Daten sind im Internet über https://dnb.de abrufbar.

Für Fragen und Anregungen
info@m-vg.de

Wichtige Hinweise

Dieses Buch ist für Lernzwecke gedacht. Es stellt keinen Ersatz für eine individuelle medizinische Beratung dar und sollte auch nicht als solcher benutzt werden. Wenn Sie medizinischen Rat einholen wollen, konsultieren Sie bitte einen qualifizierten Arzt. Der Verlag und die Autorin haften für keine nachteiligen Auswirkungen, die in einem direkten oder indirekten Zusammenhang mit den Informationen stehen, die in diesem Buch enthalten sind.

Ausschließlich zum Zweck der besseren Lesbarkeit wurde auf eine genderspezifische Schreibweise sowie eine Mehrfachbezeichnung verzichtet. Alle personenbezogenen Bezeichnungen sind somit geschlechtsneutral zu verstehen.

Originalausgabe
7. Auflage 2026

Türkenstraße 89
80799 München
Tel.: 089 651285-0

Redaktion: Stephanie Kaiser-Dauer
Umschlaggestaltung: Georg Feidl, Isabella Dorsch
Umschlagabbildung: © Karolina Parot
Foodstyling: Alicja Kurzius
Bildnachweis: Rezeptbilder ab S. 12f, S. 154–236: © Karolina Parot; S. 14: Shutterstock/ gritsalak karalak; S. 29, 33: Shutter-stock/ Proxima Studio; S. 31: Shutterstock/ MarShot; S. 36 f: Shutterstock/udra11; S. 40: Shutterstock/ goffkein.pro; S. 42: Shutterstock/Oleksandra Naumenko; S. 45: © Alicja Kurzius; S. 46: Shutterstock/pathdoc; S. 51: Shutterstock/ Dalaifood, stockcreations; S. 53: Shutterstock/ Alexander Raths; S. 54: Shutterstock/ Lisovskaya Natalia; S. 56: Shutterstock/ marilyn barbone; S. 59, 70: Shutterstock/Africa Studio; S. 64: Shutterstock/ Antonio Guillem; S. 78: Shutterstock/ Yuganov Kons-tantin; S. 86, 118 f: Shutterstock/ nd3000; S. 93: Shutterstock/ siam.pukkato; S. 104: Shutterstock/ G-Stock Studio; S. 109: Shutterstock/ izzet ugutmen; S. 110: Shutterstock/ Victor Moussa; S. 113: Shuterstock/ AndreyCherkasov; S. 132 f: Shutter-stock/ Romariolen; S. 239 f: Shutterstock/ me2724.
Layout und Satz: Müjde Puzziferri, MP Medien, München
Druck: Florjancic Tisk d.o.o., Slowenien
Printed in the EU

ISBN Print 978-3-7423-1095-8
ISBN E-Book (PDF) 978-3-7453-0731-3
ISBN E-Book (EPUB, Mobi) 978-3-7453-0732-0

Weitere Informationen zum Verlag findest du unter
www.rivaverlag.de
Beachte auch unsere weiteren Verlage unter www.m-vg.de